高职高专康复治疗技术专业教材

康复治疗技术导论

主编 薛秀琍 陈 红

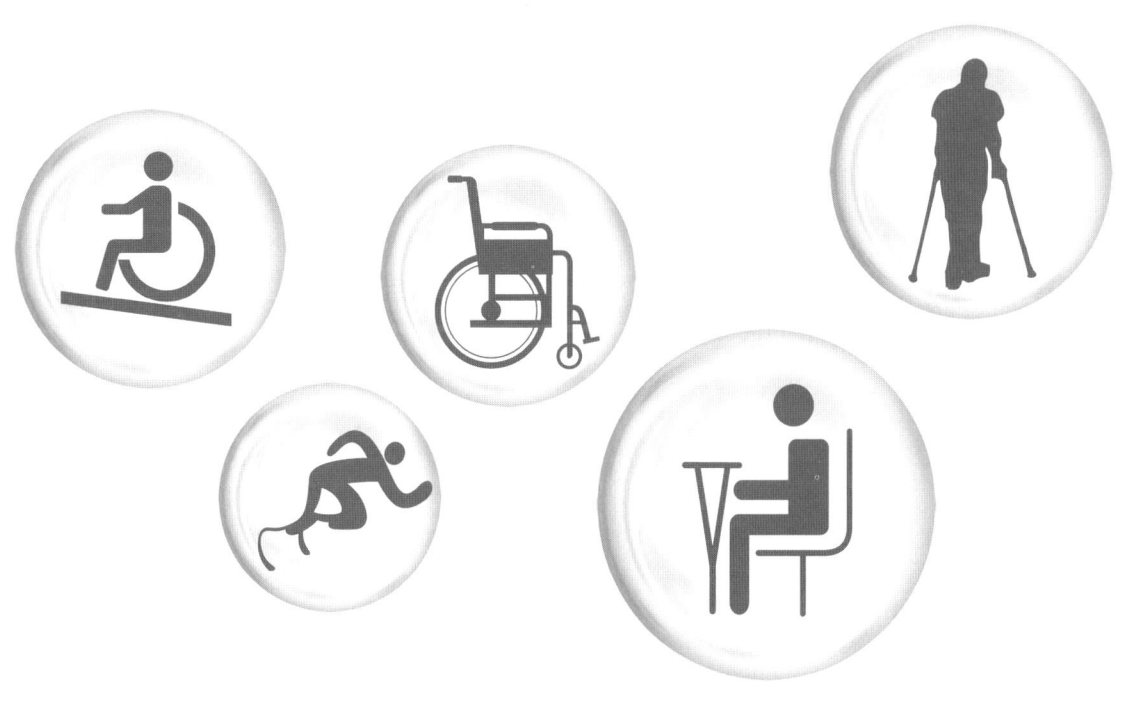

郑州大学出版社

图书在版编目(CIP)数据

康复治疗技术导论 / 薛秀琍, 陈红主编. -- 郑州 : 郑州大学出版社, 2025.6. -- (高职高专康复治疗技术专业教材). -- ISBN 978-7-5773-1066-4

Ⅰ.R493

中国国家版本馆 CIP 数据核字第 20250AB802 号

康复治疗技术导论
KANGFU ZHILIAO JISHU DAOLUN

策划编辑	陈文静	封面设计	苏永生
责任编辑	陈文静	版式设计	苏永生
责任校对	丁晓雯	责任监制	朱亚君

出版发行	郑州大学出版社	地　址	河南省郑州市高新技术开发区
经　销	全国新华书店		长椿路 11 号(450001)
发行电话	0371-66966070	网　址	http://www.zzup.cn
印　刷	河南龙华印务有限公司		
开　本	850 mm×1 168 mm　1 / 16		
印　张	14.25	字　数	420 千字
版　次	2025 年 6 月第 1 版	印　次	2025 年 6 月第 1 次印刷
书　号	ISBN 978-7-5773-1066-4	定　价	65.00 元

本书如有印装质量问题,请与本社联系调换。

高职高专康复治疗技术专业教材编审委员会

主 任 委 员 王左生

副主任委员 李贻能　薛秀琍

委　　　员（以姓氏笔画为序）

　　　　　　　王小井　王世广　刘　刚　刘　强

　　　　　　　李　娜　李冰华　李坤彬　李婉莹

　　　　　　　杨　峥　杨　曼　张体鹏　陈　红

　　　　　　　陈燕芳　侯小丽　彭晓松　薛晓菲

秘　　　书 薛秀琍（兼）

作者名单

主　编　薛秀俐　陈　红

编　委（以姓氏笔画为序）

　　　　　马璐瑶　郑州澍青医学高等专科学校

　　　　　李　蕊　济源职业技术学院

　　　　　李静梅　洛阳职业技术学院

　　　　　陈　红　南阳医学高等专科学校

　　　　　黄　纬　南阳医学高等专科学校

　　　　　薛秀俐　郑州澍青医学高等专科学校

序言

为贯彻全国教育大会、全国卫生与健康大会及全国中医药大会精神，落实《中国教育现代化2035》《国务院办公厅关于加快医学教育创新发展的指导意见》(国办发〔2020〕34号)要求，加快培养尚德精术的卓越医学人才，深化医学教育综合改革，创新医学实践教学体系，全面提升医学人才培养质量，持续推进新时代医学教育创新发展，我们在多年教学经验的基础上组织一线专家编写了本套高职高专康复治疗技术专业教材。

本套教材将"学科本位"改变为"能力本位"，体现了工作过程导向、任务引领的教学模式，体现了课程结构的均衡性、综合性和选择性，具有以下几点优势：①突出了实用型人才培养目标和工作岗位能力；②适应"岗、证、赛"对接，通过课程融通实现了课程内容由"繁、难、旧"向"新、特、精"的转变；③基础课程学科间知识技能有机整合，凝练精要知识，突出"必需、够用"；④专业基础课程与专业课程有机衔接，新医科视野统领医学的新知识、新技术、新方法与工作岗位需求有效结合，好学易懂，激发学习兴趣。本套教材共9种，具体特色如下。

《康复治疗解剖生理基础》是根据康复治疗技术专业人才培养要求，将人体解剖学、人体组织胚胎学、生理学及部分人体运动学知识的相关知识点，进行整合、凝练和精简，将运动系统、神经系统、心肺系统的内容编入到三本伤病康复治疗教材中。

《康复治疗医学基础》包含生物化学、分子生物学、微生物与免疫学、人体寄生虫学、病理解剖学和病理生理学内容，打破传统学科界限，淡化课程之间纵向联系，强调课程之间横向结合，以知识介绍为目标，为学生提供必需的、实用的导致人类疾病的原因，患病后的身体结构、生理、代谢等变化的相关知识。

《康复治疗临床基础》紧密结合康复治疗技术专业特点，整合症状学、体格检查、辅助检查、常用临床治疗技术、药理学的基本知识和技能，为学生提供疾病诊疗知识和为其后续专业课程学习奠定基础。

《康复治疗技术导论》是康复治疗技术专业入门课程，它改变传统教材固有思维模式，强化康复治疗技术专业必需的医学相关基础内容，弱化与康复医师有关的内容，强调了康复治疗及康复治疗师在现代康复医学中的地位和作用，从而加深学生对本专业的认识和了解，激发学习动力。

《运动治疗技术导论》和《作业治疗技术导论》是康复治疗的核心技术，重点介绍了各种治疗技术的基本理论、基本知识和方法，其相关技能操作在后续的三本具体常见伤病康复教材中介绍，使治疗技术与临床康复有机衔接，避免不必要的重复。同时引入常用有效的新知识、新技术和新方法，拓宽视野，获取前沿信息。

《神经伤病康复治疗》《骨关节伤病康复治疗》和《心肺与代谢疾病康复治疗》三本常见疾病康复治疗教材，是前沿课程知识与技能综合应用的课程。三本教材改变原有教材的知识本位、学科框架模式，对相关基础知识和治疗技术与伤病临床康复治疗进行有机整合和融合，构建了对接工作过程、贴近工作岗位的能力本位与知识体系，同时引入新知识、新技术，使学生既能熟练掌握疾病康复的系统知识与技能，又能在临床实习时快速进入准治疗师角色，实现与职业岗位无缝对接。

康复治疗专业是医学的一个重要分支，它来自医学，又有别于医学而自成体系，本套教材为职业教育改革创新教材，希望为培养新时代德医双修、仁心仁术的康复治疗师做出贡献。

本套教材编写人员，多为来自各高等院校的教师和医院临床一线康复医师和康复治疗师，在编写结构和内容上难免有不足之处，望各位专家和读者给予批评指正。

王左生

2021 年 10 月

前言

随着现代医学模式的转变,我国卫生服务体系和服务模式的不断变革,社区卫生服务体系的逐渐完善,人民群众日益增长的卫生服务需求,病、伤、残人口和慢性病患者数量的快速增长,老龄化趋势的不断加快等问题的出现,无疑都对康复医学教育的培养目标、培养模式、课程体系、教学方法与教学手段的改革,产生了深刻的影响,并提出新的要求。康复治疗技术作为康复医学的主要治疗手段与措施,四十多年来,在我国及相关部门的重视和支持下得到了快速发展与提高。

本教材作为康复治疗技术专业的入门课程,在编写过程中始终坚持贯彻落实党的二十大精神、党的教育方针和正确价值导向。遵守"三基五性三特定"的教材编写要求,适时吸收新理论、新知识和新技术。确保基本概念和专业术语的准确性,力求使其成为兼具经典性与适用性的新时期职业教育精品教材。

本版教材共分九章,第一章绪论,主要介绍康复医学的基本概念、发展史、主要内容、地位与作用及工作模式;第二章流行病学,主要介绍流行病学的意义及基本概念、流行病学在康复中的应用、残疾人概况及分布特征;第三章残疾学,主要介绍残疾学的基本概念、残疾的致残原因、残疾的分类与分级、残疾的评定、残疾的预防、残疾的康复目标与基本措施、残疾相关的政策法规;第四章功能障碍,主要介绍残损、活动受限和参与局限的基本概念,功能障碍的评定,制订和实施康复治疗计划的基本原则;第五章康复治疗技术,主要介绍康复治疗技术概述、物理治疗技术、作业治疗技术、言语听觉与吞咽障碍的康复治疗、中国传统康复技术、康复工程、康复心理治疗;第六章社会康复,主要介绍社会康复学的产生及内涵、社会康复的意义、社区康复与社区医疗、社会康复工作的发展前景;第七章康复医学与伦理,主要介绍伦理学的概述、医学伦理学的基本观点和理论、医患关系的伦理道德和康复伦理;第八章康复医学科的设置和常用设备,主要介绍康复医学科的设置和常用设备;第九章康复医学科诊疗工作常规,主要介绍康复医学科的病历和治疗处方书写常规、康复医学科工作常规和分层分级管理及转诊。本教材不仅可以作为康复治疗技术专业教材,也可作为其他相关康复专业及临床医师、护理人员的参考用书。

本教材在编写过程中,得到了各位编者所在院校及单位的大力支持,同时也参考了国内外部分相关著作、科研成果的部分内容,谨在此一并表示感谢!

本教材虽经各位编者的共同努力,但由于医学的快速发展和水平所限,书中不足之处在所难免,恳请各院校师生和广大读者在使用中提出宝贵意见,以便今后再版时修正不足,完善内容,提高质量。

薛秀琍 陈 红
2025 年 3 月

目录

第一章 绪论 ... 1
第一节 基本概念 ... 1
一、康复 ... 1
二、康复医学 ... 2
三、康复治疗技术 ... 2
第二节 康复医学发展史 ... 10
一、康复医学的形成与发展 ... 10
二、我国康复医学发展现状 ... 12
三、国际康复医学发展趋势 ... 14
四、康复医学的发展机遇与挑战 ... 15
第三节 康复医学的主要内容 ... 15
一、康复基础学 ... 15
二、康复预防 ... 16
三、康复功能评定 ... 16
四、康复治疗 ... 17
五、临床康复 ... 17
六、社区康复 ... 17
第四节 康复医学的地位与作用 ... 18
一、康复医学的地位与作用 ... 18
二、康复医学与其他医学的关系 ... 19
三、康复医学的效益 ... 19
第五节 康复医学的工作模式 ... 20
一、康复医学的基本原则 ... 20
二、康复医学的服务方式 ... 21
三、康复医学的工作模式 ... 22
四、康复医学的工作流程 ... 22
五、康复专业人员的工作职责 ... 24
六、康复专业人员培训及资质认证 ... 26

第二章 流行病学 ... 30
第一节 流行病学的意义及基本概念 ... 30
一、流行病学的基本概念 ... 30
二、流行病学的原理与作用 ... 32
三、流行病学的意义 ... 32

四、流行病学的研究方法 32
　第二节　流行病学在康复中的应用 34
　　一、疾病预防与全面康复 34
　　二、疾病(或残疾)的监测 34
　　三、疾病病因与影响流行的因素 34
　第三节　残疾人概况及分布特征 35
　　一、第一次中国全国残疾人抽样调查 35
　　二、第二次全国残疾人抽样调查 35
　　三、国外残疾人调查 37

第三章　残疾学 40

　第一节　残疾学的基本概念 40
　　一、残疾 40
　　二、残疾人 41
　　三、残疾学 41
　第二节　残疾的致残原因 41
　　一、先天性因素 41
　　二、后天性因素 42
　　三、社会心理性因素 43
　第三节　残疾的分类与分级 43
　　一、国际残损、残疾与残障分类 43
　　二、国际功能、残疾和健康分类 44
　　三、我国的残疾分类与分级 47
　第四节　残疾的评定 53
　　一、评定意义 54
　　二、评定步骤 54
　　三、评定内容 55
　　四、评定报告 60
　第五节　残疾的预防 61
　　一、疾病的三级预防 61
　　二、残疾的三级预防 62
　　三、现代医学对残疾预防的影响 63
　　四、康复治疗和预防残损 63
　第六节　残疾的康复目标与基本措施 63
　　一、康复目标 63
　　二、基本措施 63
　第七节　残疾相关的政策法规 64
　　一、国际相关的残疾政策与法令 64
　　二、我国相关的残疾政策与法令 66

第四章　功能障碍 70

　第一节　残损、活动受限和参与局限 70
　　一、残损 71

  二、活动受限 71
  三、参与局限 72
 第二节 功能障碍的评定 72
  一、ICF 指导下的功能障碍评定 72
  二、确定功能受限的因素 76
  三、确定功能受限的性质及程度 76
  四、确定现存和康复所要求的功能水平 76
 第三节 制订和实施康复治疗计划的基本原则 77
  一、临床症状的处理与功能障碍恢复的关系 77
  二、减少内在影响因素 77
  三、减少外在影响因素 78
  四、辅助器具的合理介入 78
  五、ICF 指导下功能障碍康复计划的制订 79

第五章 康复治疗技术 83

 第一节 概述 83
  一、康复治疗技术的基本概念 83
  二、康复治疗技术的基本作用 83
  三、康复治疗技术的分类 83
  四、康复治疗技术的发展趋势 84
 第二节 物理治疗技术 84
  一、概述 84
  二、运动治疗 84
  三、物理因子治疗 94
 第三节 作业治疗技术 103
  一、概述 103
  二、作业评定的内容 105
  三、作业评定的注意事项 106
  四、治疗性作业活动 107
  五、感觉统合治疗 108
  六、认知与感觉障碍康复 110
  七、辅助器具与助行器的使用 111
  八、压力治疗 114
  九、环境康复 116
  十、职业康复 117
 第四节 言语听觉与吞咽障碍的康复治疗 118
  一、概述 118
  二、构音障碍的治疗 119
  三、失语症的治疗 120
  四、语言发育迟缓的治疗 121
  五、口吃与耳聋的治疗 123
  六、吞咽障碍的治疗 125

第五节　中国传统康复技术 ……………………………………………………… 126
一、概述 ………………………………………………………………………… 126
二、针刺疗法 …………………………………………………………………… 127
三、灸类疗法 …………………………………………………………………… 127
四、推拿疗法 …………………………………………………………………… 127

第六节　康复工程 ………………………………………………………………… 129
一、概述 ………………………………………………………………………… 129
二、假肢 ………………………………………………………………………… 130
三、矫形器 ……………………………………………………………………… 131
四、残疾人辅助器具 …………………………………………………………… 132
五、辅助器具的制作材料与发展趋势 ………………………………………… 133

第七节　康复心理治疗 …………………………………………………………… 135
一、概述 ………………………………………………………………………… 135
二、康复患者的基本心理特征及基本干预理论 ……………………………… 135
三、康复过程中的社会人际关系及支持 ……………………………………… 136
四、常用康复心理评估方法 …………………………………………………… 136
五、常用康复心理治疗技术 …………………………………………………… 137

第六章　社会康复 …………………………………………………………………… 140

第一节　社会康复学的产生及内涵 ……………………………………………… 140
一、社会因素对健康的影响 …………………………………………………… 140
二、现代医学模式的转变 ……………………………………………………… 141
三、医疗制度改革的需要 ……………………………………………………… 144
四、社会康复学的基本内容 …………………………………………………… 144

第二节　社会康复的意义 ………………………………………………………… 147
一、基本概念 …………………………………………………………………… 147
二、社会康复的目的及意义 …………………………………………………… 147
三、社会康复的作用 …………………………………………………………… 148
四、残疾人的潜力与创造性 …………………………………………………… 149

第三节　社区康复与社区医疗 …………………………………………………… 151
一、社会康复与社区康复的区别 ……………………………………………… 151
二、社区医疗卫生工作存在的问题 …………………………………………… 152
三、社会工作促进社区医学的发展 …………………………………………… 153

第四节　社会康复工作的发展前景 ……………………………………………… 154
一、医务社会工作的"本土化"原则 ………………………………………… 154
二、医务社会工作的专业化 …………………………………………………… 155
三、如何面对市场经济 ………………………………………………………… 155
四、医务社会工作的展望 ……………………………………………………… 157

第七章　康复医学与伦理 …………………………………………………………… 161

第一节　伦理学的概述 …………………………………………………………… 161
一、伦理学及相关概念 ………………………………………………………… 161
二、伦理学的类型 ……………………………………………………………… 162

三、医学伦理学与相关学科的关系 ………………………………………………… 162
　　四、学习医学伦理学的意义和方法 ………………………………………………… 165
　第二节　医学伦理学的基本观点和理论 …………………………………………… 165
　　一、生命观与死亡观 ………………………………………………………………… 166
　　二、医学伦理学的基本理论 ………………………………………………………… 168
　第三节　医患关系的伦理道德 ……………………………………………………… 174
　　一、医德关系的模式 ………………………………………………………………… 174
　　二、其他医患关系模式 ……………………………………………………………… 174
　　三、影响医患关系的因素 …………………………………………………………… 174
　　四、建立健康的医患关系途径 ……………………………………………………… 175
　第四节　康复伦理 …………………………………………………………………… 175
　　一、康复治疗工作的特点 …………………………………………………………… 175
　　二、康复治疗的伦理要求 …………………………………………………………… 175

第八章　康复医学科的设置和常用设备 …………………………………………… 178
　第一节　康复医学科的设置 ………………………………………………………… 178
　　一、康复医学科的功能与作用 ……………………………………………………… 178
　　二、康复医学科设置的基本原则 …………………………………………………… 179
　　三、康复医学科的组成 ……………………………………………………………… 179
　　四、康复医学科的人员组成 ………………………………………………………… 179
　　五、诊疗场地与设施 ………………………………………………………………… 180
　第二节　康复医学科的常用设备 …………………………………………………… 180
　　一、设备分类 ………………………………………………………………………… 181
　　二、各治疗室的常用设备 …………………………………………………………… 181
　　三、康复治疗的新技术与新进展 …………………………………………………… 184

第九章　康复医学科诊疗工作常规 ………………………………………………… 186
　第一节　康复医学科的病历和治疗处方书写常规 ………………………………… 186
　　一、病历书写 ………………………………………………………………………… 186
　　二、治疗处方 ………………………………………………………………………… 189
　　三、康复治疗记录 …………………………………………………………………… 190
　第二节　康复医学科工作常规 ……………………………………………………… 199
　　一、门诊接诊工作常规 ……………………………………………………………… 199
　　二、治疗室工作常规 ………………………………………………………………… 200
　第三节　分层分级管理及转诊 ……………………………………………………… 200
　　一、分层分级管理 …………………………………………………………………… 200
　　二、转诊 ……………………………………………………………………………… 204

练习题　参考答案 …………………………………………………………………… 207

参考文献 ……………………………………………………………………………… 214

第一章 绪 论

★ **教学目标**
1. 掌握:康复、康复医学、康复治疗技术的基本概念;康复医学的基本原则、服务方式、工作模式和工作流程。
2. 熟悉:康复医学的地位与作用;康复医学的内容。
3. 了解:康复医学的发展史;康复专业人员的工作职责、培训和资质认证。
4. 能力目标:能够树立正确的专业思想和乐于奉献的职业精神;能够运用康复医学基础理论分析医学实践过程中的功能障碍问题;能够应用全面康复和整体康复的观点处理康复临床诊疗问题。

近年来,随着早期康复和专科康复的不断发展,使得康复医学和临床医学的关系更加密切。从医疗时间上看,康复医学不再仅是临床医疗的延续,而是应尽早和临床医疗同时进行。从医疗空间和范围上看,康复医学已深入临床治疗的各专科领域,形成了诸如神经康复学、骨科康复学、运动康复学、老年康复学、儿童康复学、心肺康复学等专科康复学,为临床急性期、恢复早期的病、伤、残患者提供专业的康复医学诊疗服务。目前,世界卫生组织(World Health Organization,WHO)已将全面医学定位为保健医学、预防医学、临床医学和康复医学4个领域。康复医学是全面医学不可缺少的组成部分。

第一节 基本概念

康复作为一个与人类功能障碍相关的概念,最初是伴随着骨科医师的临床工作出现的。"康复"一词早在1864年已由西班牙Torro在其著作中应用,但骨科医师Law首先将此概念应用于有关截肢处理的医学论文中,首次提出"战伤患者的康复问题"。从此,"康复"作为医学概念逐步推广应用于医学领域之中。

一、康复

康复(rehabilitation)一词最早来源于中世纪的拉丁语,具有"重新""恢复""恢复原来的良好状态"和"恢复原来的地位、权利、身份、财产、名誉、健康及正常生活"之意。我国内地将此翻译为"康复",香港则翻译为"复康",台湾翻译为"复健"。从20世纪40年代以来,康复的定义和内涵随着社会的不断发展和认识的加深,也在不断地延伸。世界卫生组织于1969年对康复做出如下定义:"康复是指综合地、协调地应用医学的、社会的、教育学的和职业的措施,对患者进行训练和再训练,使其活动能力达到尽可能高的水平。"随后,世界卫生组织医疗康复专家委员会于1981年对康复又做出了新的补充:"康复是指应用各种有用的措施以减轻残疾的影响和使残疾人重返社会。康复不仅是指训练残疾人,使其能适应周围的环境,而且也包括调整残疾人周围的环境和社会条件以利于他们重返社会。"我国康复学者认为"康复是综合、协调地应用各种措施,减少病伤残者身、心、社会功能障碍,以发挥其身体、解剖的最高潜能,使病伤残者能重返社会,提高生活质量"。

从以上的康复定义中可以明确康复的领域包括:医学康复,即利用医学手段促进康复;教育康复,即通过特殊教育和培训促进康复;职业康复,即通过职业培训恢复适当的就业能力;社会康复,即在社会层次上,采取与社会生活相关的包括法律的措施,为残疾人重返社会创造必要的条件。上述4个方面体现了全面康复的基本概念。

二、康复医学

根据美国1983年《康复医学辞典》的解释:"康复医学是涉及医疗康复所有方面的医疗专业。"中国康复研究中心缪鸿石教授依据国际传统观点认为"康复医学主要是利用医学的措施,治疗因外伤或疾病而遗留功能障碍导致独立生活有困难的躯体性残疾者,使其功能达到或可能达到的最大限度,为他们重返社会创造条件的医学分支"。WHO将康复医学定义为"康复医学是对身残者和精神障碍者,在身体上、精神上和经济上使其尽快恢复所采取的全部措施"。康复医学贯穿于疾病康复治疗的全过程。

康复医学涉及领域较为广泛,在实际工作中要完成康复治疗任务,依靠一个科室、一个领域是不现实的。因此,目前国际上通常所指的康复医学是指狭义的概念,即康复医学是以功能为导向,为了达到全面康复的目的,主要采用医学和康复工程的技术,研究有关功能障碍的预防、评定和处理的一门医学学科,其服务对象主要是躯体残疾者和各种有功能障碍的慢性病人及老年病人,改善其生理和心理的整体功能,在精神和职业上得到康复,为其重返社会创造条件。

康复医学来自医疗康复,是临床医学的一个重要分支。虽然,临床上常常将康复医学简称为康复,但二者不能等同,二者有着质的区别。从学术上来看,康复是一个事业,医学或医疗康复是一个领域,而康复医学则是一个具体的专业或学科,它有其自己的学科特点。简而言之,康复医学是以研究病、伤、残者功能障碍的预防、评定和治疗为主要任务,以改善躯体功能、提高生活自理能力、改善生存质量为目的的一个医学学科。

康复医学与临床医学不仅需要在康复过程中并存,而且在临床治疗过程中,需要康复早期和积极地介入。两者在疾病的急性期、亚急性期有着密切的联系和相互渗透。

康复医学与预防医学针对残疾,都强调积极进行三级预防,目标和内容高度一致,如通过健康教育和采取积极措施,以预防疾病的发生,为一级预防;在疾病发生后,通过有效的康复干预手段,避免发生合并症、继发性功能障碍和残疾,为二级预防;针对发生的严重功能障碍和残疾,积极采取康复治疗或功能替代等措施,以提高其功能和生活质量,为三级预防。

康复医学强调采取主动训练等康复措施,与保健医学强调的要通过人们积极的健身和锻炼,从而提高机体抵抗疾病的能力和对外界环境的适应能力是一致的。

三、康复治疗技术

康复治疗是康复医学的重要内容,是使病、伤、残者身心健康与功能恢复的重要手段,也是病、伤、残者综合治疗的重要组成部分,它常与药物、手术等临床治疗综合进行。康复治疗的内容丰富,包括运动治疗、作业治疗、言语治疗、物理因子治疗、中医疗法、康复工程等多种疗法。

(一)康复评定技术

1. 概念　康复评定是康复目标得以实现和康复治疗得以实施的基础,确定康复目标既要充分发掘病、伤、残者的潜能,又要切实可行。为了能正确确定这一目标,首先需要正确把握病、伤、残者的基本情况,如障碍的部位、性质、程度及其所造成的功能损害与预后,进而确定其可能和应当返回的社会生活环境。这种为确定康复目标而对各种资料进行收集、检查、分析及对残疾进行测定和分级的过程称为康复评定,又称功能评价或功能评估。

2.主要内容　康复评定主要对病、伤、残者的运动、感觉、知觉、言语、认知、职业、生活等方面的功能进行评定。评定是康复医学的重要组成部分,是康复医学流程的重要环节,没有评定就无法制订康复治疗计划,评价康复治疗效果。评定不同于诊断,但远比诊断细致而详尽。康复治疗始于评定,也止于评定。康复评定技术是康复医学众多治疗技术中最基础、最重要的一项专业基本操作技术。由于康复的范畴涉及医疗、职业、教育和社会等领域,因此,临床中常对病、伤和残者的躯体功能、精神(心理)功能、言语功能、社会功能4个方面及损伤、活动受限、参与限制障碍的3个层次进行评定。常采用访谈、问卷调查、观察、量表评定和设备检测等方法,对病、伤、残者进行人体发育评定、肌力评定、关节活动度评定、平衡与协调功能的评定、感觉评定、反射的评定、言语评定、日常生活活动能力的评定、步态分析、生活质量和社会功能评定。判断患者功能障碍的程度、分析患者的代偿能力、制订康复治疗计划、决定承担各种功能训练任务的专业人员、选择合适的康复治疗措施、指出康复服务过程中的注意事项等。

3.意义　康复评定是康复治疗的基础,为临床康复治疗提供安全保障,康复评定是临床诊断的延续和深入,是取得良好康复治疗效果的前提。

(二)物理治疗技术

1.概念　物理治疗技术是现代康复医学中的一类重要治疗技术,它和作业治疗技术、言语治疗技术并称为康复医学中三大治疗技术。临床上,以利用声、光、电、磁、水、温度和力等物理学因素来治疗患者疾病的方法叫作物理治疗(physical therapy,PT)。在物理治疗中利用声、光、电、磁、水和温度等各种物理学因素治疗疾病,促进患者康复的疗法,我们通常称其为物理因子治疗。以徒手及应用器械进行运动训练来治疗病、伤、残患者,恢复或改善功能障碍的方法(主要利用物理学中的力学因素)称为运动治疗,是物理治疗中的主要部分。

2.分类

(1)物理因子治疗:物理因子治疗是指利用各种物理因子的物理能,如电能、光能、热能、机械能等,通过神经、体液、内分泌等生理调节机制作用于机体,引起人体各种反应,借以促进、调节、维持或恢复各种生理功能,影响病理过程或克制病因,从而达到防治疾病的目的,也称理疗。理疗是一种非特异性的刺激疗法,为被动性的康复治疗技术,是由治疗师施加声、光、电、磁、热、冷等的一种治疗技术。

物理因子分为自然物理因子和人工物理因子两大类:自然物理因子有日光、空气、海水、矿泉、鲜花、泥土、热沙、高山、森林等,人工物理因子有电、光、热、声、磁等。

1)物理因子的分类:包括以下几种治疗方法。①电疗法:包括直流电疗法(直流电离子导入法),低、中频电疗法,高频电疗法(共鸣电火花疗法、短波电疗法、超短波电疗法、微波疗法、射频疗法)等。②光疗法:包括红外线疗法、紫外线疗法、可见光疗法、激光疗法、电光浴疗法等。③超声波疗法:包括低频超声波疗法、高频超声波疗法、超声复合疗法等。④磁疗法:包括静磁场疗法、动磁场疗法、交变磁场疗法、脉冲磁场疗法等。⑤水疗法:包括淡水浴、药物浴、淋浴、涡流浴、槽浴、步行浴和水中运动等。⑥冷疗法:包括寒冷低温疗法、冷冻疗法等。⑦温热疗法:包括蜡疗法、泥疗法、泥沙疗法、拔罐疗法、灸法等。

2)物理因子的治疗作用:①消炎作用,如各种慢性炎症可以选用磁疗和低、中频治疗;各种化脓性炎症可以选用紫外线和抗生素离子导入治疗。②镇痛作用,可缓解因各种原因引起的疼痛,如损伤、炎症、缺血、痉挛等。③杀菌作用,如紫外线可对金黄色葡萄球菌、溶血性链球菌、炭疽杆菌等均有杀菌作用。④缓解痉挛,热能缓解痉挛,降低肌张力。如作用于浅部组织的可见光、红外线;作用于深部组织的短波、超短波、微波等。⑤软化瘢痕、消散粘连,如石蜡疗法、碘离子导入疗法、超声波疗法、各种温热疗法等。⑥加速伤口的愈合,如应用小剂量紫外线照射,在防止和控制伤口感染的同时,还能刺激肉芽组织生长,促进上皮细胞增殖和创口的愈合。⑦加速骨痂形成,如脉冲磁场、干扰电疗法、超短波等。⑧增强机体免疫机制,如紫外线、红外线、磁场、短波、超短波等。⑨兴奋神经-肌肉,如低、中频电流,神经肌肉损伤治疗等。⑩脱敏作用,如紫外线照射。

3)物理因子的应用范围:物理因子治疗以其收效快、无痛苦、不良反应小、疗效持久等特点而被广泛应用,如外科、内科、儿科、五官科、神经科、妇科和皮肤科等方面。可治疗炎症性疾病、创伤性疾病、功能性疾病、疼痛性疾病、血管痉挛及末梢循环障碍性疾病、变态反应性疾病及多种皮肤病等。

(2)运动治疗:运动治疗主要是采用"运动"这一机械性的物理因子,来缓解患者症状或改善功能而进行的全身或局部的运动以达到治疗目的的一类方法,是物理治疗的主要方法之一。在通常的物理治疗康复工作中,运动治疗占绝大比重。运动治疗技术多为主动性的康复治疗技术,即在治疗师的指导和监督下,由患者主动地进行运动治疗活动,如各种运动训练、行走功能训练、轮椅使用训练等。

1)运动治疗的分类:包括以下几种。

● 常规运动治疗:如在治疗师的帮助和指导下,利用运动来维持关节活动度、增强肌力和肌肉耐力、增强肌肉协调能力、恢复平衡功能和增强心肺功能等运动治疗技术。

● 神经生理学治疗(neurophysiological therapy,NPT):包括Bobath技术、Brunnstrom技术、PNF技术、Rood技术。

Bobath技术:是当前世界各国治疗脑瘫及一切肢体功能障碍的主要方法,它是由英国学者Kalel Bobath和Beda Bobath夫妇在20世纪50年代时共同创造的治疗方法。运动发育的未成熟性和运动发育的异常性,是Bobath认识脑瘫的两个基本观点,Bobath认为尽管脑瘫被定义为"是非进行的",但是如果不及时中断患者的异常姿势、异常运动,病情仍然是不断进展的。所以Bobath指出:"脑瘫的临床症状至少在早期是进行的。"Bobath强调,应抓住有利时机,进行早期治疗,尽早切断恶性循环,激活中枢神经系统的功能。Bobath技术的这种观点,改变了神经组织不能再生,损坏了就不能恢复,脑瘫是不治之症的陈旧观念。Bobath主要采用抑制异常姿势、促进正常姿势的方法治疗脑瘫,取得了显著的治疗效果。在美、英、德、日等发达国家被广泛采用。

Brunnstrom技术:是由20世纪70年代的瑞典物理治疗师Signe Brunnstrom创立的一套中枢神经系统损伤后针对运动障碍的治疗方法。主要依据患者运动功能恢复的各个不同阶段,提出了"恢复六阶段"理论:即肌张力由低逐渐增高,联合反应、共同运动、痉挛状态逐渐显著,随着共同运动的完成,出现分离运动、精细运动等,直至完全恢复正常。此技术利用各种运动模式诱发运动反应,再从异常运动模式中引导、分离出正常运动的成分,达到恢复患者运动功能的目的。Brunnstrom技术主要包括体位摆放及床上训练、坐位训练、引导联合反应和共同运动、分离运动、行走训练、日常生活练习等。

PNF技术:PNF技术又称本体神经肌肉促进技术,是20世纪40年代由美国内科医师和神经生理学家Her-mankabat医师发明的。PNF技术是以人体发育学和神经生理学原理为基础,根据人类正常状态下日常生活的功能活动中常见的动作模式创立的。它强调多关节、多肌群参与整体运动,而不是单一肌肉的活动,PNF技术增强了关节的运动性、稳定性、控制能力及如何完成复合动作的技巧,同时利用了运动觉、姿势感觉等刺激,增强有关神经肌肉反应和促进相应肌肉收缩的锻炼方法。其特征是肢体和躯干利用对角线和螺旋形的主动、被动、抗阻力运动,并主张通过手的接触、语言口令、视觉引导来影响其运动模式。PNF技术治疗原则是按照正常的运动发展顺序,运用适当的感觉信息刺激本体感受器,使某些特定的运动模式中的肌群发生收缩,促进功能性运动产生。

Rood技术:Rood技术又叫多种感觉刺激治疗法或皮肤感觉输入促通技术,由美国学者Margaret Rood提出。此技术的主要特征是在特定皮肤区域内,利用轻微的机械刺激或表皮温度刺激,影响该区的皮肤感受器,来获得局部促通作用。Rood 技术适合于任何有运动控制障碍的患者。Rood 技术治疗时通常是依照一定的顺序进行:如由颈部开始至尾部结束;由近端开始向远端进行;由反射运动开始过渡到随意运动;先利用外感受器,后利用本体感受器;先进行两侧运动,后做一侧运动;颈部和躯干先进行难度较高的运动,后进行难度较低的运动。四肢是先进行难度较低的运动,后做难度较高的运动;两侧运动之后进行旋转运动。Rood 技术常用的诱发刺激的手段主要有快速接触、刷擦、快速伸张、振动、冰等,轻轻地持续伸张、嗅、痛、快速摇动、关节挤压等;抑制刺激的手段主要有使用冰、冰袋,行温水浴,持续伸张,轻轻地伴随改变运动方向的伸张、挤压、骨叩击、压迫、轻轻地摇动、振动等。本治疗技术主要应用皮肤、本体等刺激诱发肌肉反应和利用感觉刺激来抑制肌肉反应。

- 运动再学习法(motor relearning program,MRP):运动再学习是由澳大利亚物理治疗师 Carr 和 Shepherd 提出的一种运动治疗方法。MRP 的基本观点是:脑卒中后患者丧失了在发病前已掌握并能熟练运用的日常生活活动的能力,此方法重点强调要对患者进行早期康复,并鼓励患者主动参与反复训练,尤其是在早期尽可能开始训练患者重新学习丧失了的运动功能,并掌握这些运动的技巧。Carr 等把中枢神经系统损伤后运动功能的恢复训练看作一种再学习或再训练的过程。这个理论是依据生物力学、运动科学、认识心理学、神经科学等为基础,并把作业和功能动作看成是它的向导,按照科学的运动学习方法对患者进行再教育、再训练,让患者尽早恢复运动功能。此法主要用于脑卒中患者,也可用于其他运动障碍的患者。

- 麦肯基力学疗法:McKenzie 技术是由澳大利亚学者 Robin McKenzie 独创的一种专门治疗颈、肩、腰、腿痛的技术。是目前治疗颈、肩、腰、腿痛的最新非手术疗法。具有安全、见效快、疗程短、容易预防复发的特点。McKenzie 先生认为坐姿不良和反复低头弯腰是造成颈、肩、腰、腿痛的重要因素。因此,正确姿势的维持和有针对性的运动会消除患者颈、肩、腰、腿痛的症状。为此他设计了一套完整的评估量表,通过详细的体格检查和运动试验,以确定适合患者的姿势、运动手段或适宜的手法,并施以治疗,健康运动指导,患者的疼痛、麻木、发胀等症状会在数天之内缓解甚至消失,其间不需要服用任何药物或是手术治疗。McKenzie 认为在患者掌握了适合自己的运动方式后,即使以后因为劳累而导致颈肩腰痛,也不必马上去医院,自己在家做一些特定的运动就可以缓解症状。

- 引导式教育(Peto):引导式教育是由匈牙利学者 András Peto 通过不断的探索,于 20 世纪 20 年代所创建。该疗法的理论基础是指通过他人对患者进行引导、诱发和教育,并采用综合的康复手段,调动患者的自主运动等各方面的潜力,以娱乐性和节律性来激发患者的兴趣和参与意识,以此来促进功能障碍者的改善。引导式教育不是单纯的康复技巧或治疗方法,而是一个以教与学互动为本,从而达到功能康复的一个复杂而完整的体系。该法适合于不同年龄段的脑瘫患儿,尤其是对 3 岁以上小儿脑瘫效果最好,是国际公认最有效的方法之一。有些国家也常用 Peto 法来治疗成人的偏瘫、帕金森病、多发性硬化症、认知障碍症和各种神经系统疾病的后遗症等,均取得了显著的效果。在发达国家,他们将 Peto 法融合在幼儿园、中小学文化课教育和康复训练当中,均取得了明显的疗效,深受家长及社会欢迎。此法在欧美、日本及中国香港等地非常盛行,近年来,我国内地也取得了长足发展。

- 其他:如医疗体操、按摩疗法、水中运动、牵引疗法等。

2)运动治疗的应用范围:作为运动治疗技术的服务对象,适用疾病的范围大致可包括以下几个方面。①神经系统疾病:如脑卒中、颅脑外伤、脊髓损伤、脑性瘫痪、周围神经疾患、帕金森病、多发性硬化症等。②骨科疾病:如骨折、截肢、肩周炎、颈椎病、关节炎、腰椎间盘突出症、人工髋(膝)关节置换等。③内脏器官疾病:急性心肌梗死、慢性阻塞性肺疾病、糖尿病、高血压。④肌肉系统疾病:如肌营养不良、重症肌无力等。⑤其他:如外伤后功能障碍、烧伤后关节挛缩等。

康复医学是功能医学,运动治疗是康复医学重要的治疗技术之一。为了达到治疗目的,运动治疗师在工作过程中需与患者建立良好的交流和信赖关系,在训练中鼓励患者,提高其训练欲望和主动训练的积极性,以提高治疗效果。

(三)作业治疗技术

1. 基本概念　作业治疗(occupational therapy,OT)是在1914年由美国医师George Edward Barton提出的。Occupation一词所表达的意义就是人们为了生存所要进行的诸多方面的活动,作业即是作业活动的总称。这里所进行的劳动、运动和娱乐是治疗的主要手段,早期主要用于精神病患者的综合治疗,它构成了作业治疗的基础。但回顾作业治疗的演变过程,可以看出作业治疗的定义是在第二次世界大战以后,随着医学知识的进步、新药的出现、医学护理的改善,伤残者的需求被社会所广泛认识。特别是随着康复医学的兴起和发展,全面康复概念的提出,作业治疗不论是在治疗观念、技术还是知识上,逐渐将重点转移到功能障碍的康复上来,并着眼于躯体功能的恢复及日常生活活动和职业能力的恢复。并分别于1986年、1989年和1994年由美国治疗师协会、英国《作业治疗》杂志和世界作业治疗师联合会对作业治疗不断进行补充和完善,最终定义为:"作业治疗是让人们通过具有某种目的性的作业和活动,来促进其健康生活的一种保健专业。"其目的是,通过促进患者必需的日常生活能力的恢复、维持其功能,预防残疾。作业治疗最重要的一点是,在作业治疗的过程中使患者积极地参与活动。不能促进功能恢复的活动不能算是作业治疗。但该定义包含的范围较为广泛,是广义的作业治疗。

由此可见,作业治疗的内涵包括:作业治疗应以患者为中心,选择和设计有目的性的作业活动,并随着治疗对象的不同阶段的需求而改变;作业治疗应是一种创造性作业活动,需协调、综合地发挥躯体、心理、情绪及认知等因素的作用,并且每种作业活动应符合患者的需求,并能被患者所接受,使患者能积极主动地参加;作业治疗应以治疗患者躯体和精神疾病为主,其目的是着眼于帮助患者恢复或取得正常、健康、独立而又有意义的生活方式和生活能力。所以说作业治疗是一座桥梁,是一座使患者从医院回归家庭正常生活,重返社会的桥梁。

作业治疗和物理治疗同属康复治疗技术,都遵循相同的生物力学和神经生理学原理,但治疗目标、范围、手段、重点、治疗时机和患者参与等都有所区别。伤病早期患者尚无自主活动能力时,即可开始物理治疗,此时物理治疗的工作量大。当患者基本功能逐渐恢复到一定程度时,即逐渐减少物理治疗量,而作业治疗的工作量逐渐增大,成为治疗的主要手段。作业治疗近年来发展迅速,在作业治疗的基础理论、作业分析和选择、新的治疗性作业的理论和计划的开拓,作业治疗的纵向分科以及作业治疗在保健和康复中的应用等方面,都有了显著的进展,已成为康复治疗的重要手段之一。

2. 分类　作业治疗的种类很多,过去一些国家主要将其分为木工、编织和黏土三大类。但随着社会的发展及康复医学的不断完善,一些新的内容不断地被引入到作业活动中。根据其目的、内容、性质、对象和实际要求的不同,有以下分类。

(1)按作业名称分类:如木工作业、黏土作业、编织作业、制陶作业、手工艺作业、日常生活活动、书法、绘画和园艺、认知、电器装配与维修、治疗性游戏等。

(2)按作业活动对象和性质分类:如功能性作业治疗、精神疾病作业治疗、心理性作业治疗、老年人作业治疗、儿童作业治疗等。

(3)按治疗目的和作用分类:增强肌力作业治疗、增强耐力作业治疗、减轻疼痛作业治疗、改善关节活动范围作业治疗、增强协调能力作业治疗、调节精神和转移注意力作业治疗、用于改善整体功能的作业治疗等。

(4)按实际要求分类:如维持日常生活所必需的基本能力作业治疗、消遣性作业活动或文娱活动作业治疗、能创造价值的作业治疗、矫形器和假肢的训练活动、教育性作业活动等。

3. 应用范围 作业治疗是康复医学的一个组成部分,广义上说,只要患者存在功能障碍就是康复治疗对象。但根据作业治疗本身的特点,又决定了它对一些疾病的康复有着特殊重要的意义。因此,狭义上它又具有一些特殊的或主要的服务对象。

(1) 神经科疾病:如脑卒中、脊髓损伤、脑外伤、周围神经病变、肌肉病变、帕金森病和老年性痴呆患者等。

(2) 骨科疾病:如骨折、截肢、关节疾病、手外伤患者等。

(3) 外科疾病:如手术后瘢痕、烧伤后瘢痕及关节挛缩、变形和功能受累患者等。

(4) 内科疾病:如冠心病、心肌梗死、慢性阻塞性肺气肿、糖尿病患者等。

(5) 儿科疾病:如脑性瘫痪、发育迟缓、小儿麻痹后遗症患者等。

作业治疗的核心是源于生活,并在生活中创造性应用的"活动"。使患者最终达到维持现有功能、最大限度发挥残存的功能,提高其日常生活活动的自理能力。同时,为患者设计及制作与日常生活活动相关的各种辅助用具,提供患者职业前技能训练和强化患者的自信心并辅助心理治疗。

(四) 言语治疗技术

1. 基本概念 言语治疗技术是康复医学治疗的重要组成部分,是针对有言语障碍和交流障碍患者进行评定、治疗和研究的一种治疗技术。临床上,常将构成言语的各个环节受损或发生功能障碍(如听、说、读、写)称为言语障碍。除言语障碍之外,还伴随有不同程度的书面语和手势语等交流的缺陷。

2. 言语障碍分类

(1) 失语症:由大脑损伤引起的言语功能受损或丧失(如脑出血、脑梗死、颅脑外伤等),表现为听、说、读、写、计算等方面障碍的失语症。失语症是由后天性脑损伤引起的,是言语获得后的一种言语障碍。

(2) 构音障碍:由神经肌肉病变、先天或后天原因所致构音器官的形态结构异常或心理、环境、社会等因素导致的,用词正确但发音不清楚的构音障碍。

(3) 语言发育迟缓:由大脑功能发育不全、脑瘫、孤独症等原因导致的语言发育落后于实际年龄的儿童语言发育迟缓。

(4) 发声障碍:由呼吸或喉头调节存在器质或功能异常(如声带或喉部的炎症)导致的发声障碍。

(5) 口吃:在言语发育过程中不慎模仿或与遗传和心理因素等有关,导致的口吃。

(6) 其他:患者由于存在听力障碍所致不能感受和学习语言而引起的言语障碍。

3. 治疗方法 言语治疗的方法是言语治疗师依据行为疗法"刺激-反射"原理,应用一定的技术手段,促进患者言语交流能力的获得和再获得的过程。就是言语治疗师给患者施以某种刺激,患者反应正确时,给予正强化,反应错误时给予负强化,这样反复进行的一个过程。

(1) 训练与指导:如对有听觉、理解、表达、构音功能障碍的患者。

(2) 手法介入:如对运动性构音障碍或重度神经性吞咽障碍的患者进行的针灸和按摩等。

(3) 使用辅助具:如戴腭托以改善鼻音化构音。

(4) 替代:如使用手势、交流板、言语交流器等。

在使用以上治疗技术时,除充分调动患者的主观能动性外,还必须遵循以下治疗原则:设定训练课题、制订训练程序和及时强化与反馈三大原则,方能达到满意的治疗效果,另外,需要强调的是在平常的人际交往中,人们往往将言语和语言等同起来,而忽略其真正的含义。但在言语治疗中,尤其是言语治疗师,却不能忽略它们之间的区别。因为,从言语病理学的角度看,言语和语言具有各自的含义。言语一词泛指说话,而定义上"言语"一词偏重在"言",即"说",为口语交流的机械部分,需要相应的神经肌肉的协调活动;"语言"一词强调的是"语",即"话"是通过应用符号达到交流的能力,除包括口头的、书面的符号(文字)外,还应包括姿势语言(手势、手语或哑语)。万不可混淆,贻误治疗。

(五)康复工程技术

1.基本概念　康复工程技术指工程技术人员在康复医学临床中,运用工程技术的原理和各种工艺技术手段,对人体的功能障碍进行全面评定后,通过代偿、替代或辅助和重建等方法来矫治畸形,弥补功能缺陷,预防和改善功能障碍,使有功能障碍的患者最大限度地实现生活自理和改善生活质量,重返社会的一项技术。对由于脑血管意外和脊髓损伤,以及意外损伤造成的肢体伤残者,借助工程手段是主要的,有时甚至是唯一的康复方法。如对各种原因造成的截肢的患者,他们肢体功能的恢复和代偿将只能依靠康复工程的方法来实现。因此,康复工程在康复医学中占有重要地位,起着不可替代的作用。从这层意义上来说,一个国家康复医学水平的高低与康复工程技术的发展水平有着密切的关系。

康复工程技术的主要手段是提供能帮助残疾人独立生活、学习、工作、回归社会、参与社会的产品,即康复工程产品或称残疾人用具,如假肢、矫形器、轮椅、自助具、助行器及其他康复器具。康复工程技术产品的应用是从残疾人实际康复中提出问题,界定问题,提出设计,进行试制,临床试用,使用效果信息反馈,产品鉴定到批量投产,产品咨询,产品使用指导,是一个系统的连贯性工作。

2.康复工程技术产品的功能

(1)代偿失去的功能:如截肢者装配假肢后,可以像健全人一样行走、骑车和负重劳动。

(2)提高减弱的功能:如佩戴助听器能够使具有残余听力的耳聋患者重新听到外界的声音。

(3)恢复和改善功能:如足下垂者配置足托矫形器能够有效地改善步态,偏瘫患者能够通过平行杠、助行器等康复训练器具的训练恢复其行走功能。

3.康复工程技术产品的作用

(1)自理生活的依靠:辅助器具涉及起居、洗漱、进食、行动、如厕、家务、交流等生活的各个层面,是发挥功能障碍者潜能、辅助自理生活的重要工具。

(2)全面康复的工具:辅助器具涉及医疗康复、教育康复、职业康复和社会康复的各个领域,是康复必不可少的工具。

(3)回归社会的桥梁:个人因素和环境因素对残疾的发生和发展,以及对功能的恢复和重建都有密切关系,其中环境因素对残疾人康复和参与社会生活具有重要作用。如社会向截瘫者提供了轮椅,他们可以走出家门;当他们走出家门面对一个出行有坡道,上下楼梯有升降装置的无障碍环境,才能实现正常参与社会生活的愿望,因此辅助器具是构建无障碍环境的通道和桥梁。

4.康复工程技术产品的分类

(1)按国家标准规定分类:如个人医疗辅助器具、技能训练辅助器具、矫形器和假肢、生活自理和防护辅助器具、个人移动辅助器具、家务辅助器具、家庭和其他场所使用的家具及其配件、通信和信息及讯号辅助器具、产品和物品管理辅助器具、用于环境改善的辅助器具和设备、工具、机器和休闲娱乐辅助器具。

(2)按使用人群分类:如肢体残疾人辅助器具、听力残疾人辅助器具、言语残疾人辅助器具、视力残疾人辅助器具、精神残疾人辅助器具和智力残疾人辅助器具。

(3)按使用用途分类:如移动类辅助器具、生活类辅助器具、信息类辅助器具、训练类辅助器具、教育类辅助器具、就业类辅助器具和娱乐类辅助器具。电子产品的出现使许多训练方法和辅助器具变得更科学,比如电脑对智能和语言的训练,遥控器对残疾人控制各类开关,机器人调控患者肢体训练的强度和频率,机器人甚至改变了残疾人的生活环境,使他们的康复和重返生活、重返社会变得更加容易。

康复工程技术与康复医学有着密切的联系,两者的共同目标都是帮助功能障碍者消除功能障碍,回归社会和生活。康复医学为康复工程技术提供了目标和方向指导,并能直接观察康复工程产品的效果。康复工程技术为康复医学提供了技术和工程方法,解决了一些原来康复医学范围内无法解决的问题。在实际临床过程中,落实医工结合的理念是康复工程技术取得康复疗效的关键之一。

(六)心理康复技术

1. 基本概念　康复几乎是与残疾的发生同时进行的,而心理干预也应该贯穿于康复的全过程,康复不仅要改善残疾者的躯体功能,还应重视其心理及行为方面的康复。针对患者在康复治疗过程中出现的各种心理变化及心理问题,心理治疗师(或心理咨询师)运用系统的心理学理论与方法,从"生物-心理-社会"角度出发,对患者的损伤、残疾和残障问题进行心理干预。患者在遭受残疾的过程中,多伴有不同程度的心理障碍,如错误认知、不良情绪、不良行为和不健全人格等。看问题容易走向极端,往往把残疾的影响和范围扩大化,而忽视自己尚存的功能,从而影响康复治疗。如何理解残疾、对待残疾及在心理上积极地克服残疾,重新保持其心理与环境、社会之间的平衡等,则是残疾人康复过程中的一个关键问题。所以应及时地给予处理,以保证康复治疗的顺利进行。心理治疗师(或心理咨询师)在治疗的过程中所采取的干预措施,我们将其称为心理康复技术,主要有心理测验、认知疗法、行为疗法、人本主义疗法、心灵重塑疗法、家庭治疗、团体心理治疗和生物反馈疗法等。

在心理康复治疗中,要着重调整残疾人的价值观和思想方法,帮助他们冷静、全面地看问题。使他们认识到残疾的局限性和自己尚存的功能、能力和内在价值,认识到尽管外表遗留下缺陷,但功能通过训练是可以改善的,从而找到自己努力的方向,尽快地投入康复训练中去。应帮助他们认识到通过康复训练以后,可学到科学地克服残疾的方法,达到生活自理、重返社会的目的。在患者康复的整个过程中,心理测验是不可缺少的手段,它不仅能为临床诊断、治疗和康复技能训练提供科学的依据,还可以对康复的效果予以客观的评估。在患者康复后,心理治疗师还要从心理学角度,对其职业选择提出恰当的建议。

2. 临床应用　目前,随着社会的发展,心理康复技术服务已逐步从医疗机构走向社区和家庭,为各类残疾人及以下患者提供心理康复咨询和治疗,包括口头的、书面的符号(文字)外,还应包括姿势语言(手势、手语或哑语)。万不可混淆,贻误治疗。

(1)神经系统疾病:如脑血管意外、脊髓损伤、周围神经损伤、帕金森病患者等。

(2)运动系统疾病:如截肢后、骨折后患者等。

(3)心血管系统疾病:如高血压、冠心病患者等。

(4)代谢和营养疾病:如糖尿病、肥胖症患者等。

(5)临床常见病症:如疼痛、压疮、睡眠障碍患者等。

(6)其他疾病:如烧伤、恶性肿瘤患者等。

(七)其他康复治疗技术

1. 传统康复治疗技术　自20世纪80年代以来,在我国有计划地引进和发展现代康复医学的同时,中国传统康复技术凭借其独具风格的康复医疗方法,构建起一个理论与实践相结合的康复医疗体系,与现代康复紧密地结合在一起,成为我国康复医学的重要组成部分,构建了有中国特色的康复医学体系。在临床上用于疾病治疗时称为中医治疗技术,用于疾病康复时则称为传统康复治疗技术。

中国传统康复治疗技术历史悠久,内容丰富,许多传统疗法对患者康复有着良好的效果。如我国的推拿、针灸、太极拳、气功等在康复领域上的显著作用和特色,已为世界康复医学界所瞩目。中药、刮痧、导引、吐纳、足部按摩等其他传统康复保健方法在常见疾病康复中也表现不俗。而介于现代康复治疗和传统康复治疗两种方法之间,在中西医领域具有较悠久历史的一些方法,如文体疗法、药物疗法、饮食疗法等,在临床康复上也得到了广泛的应用。

由于,以上传统疗法与现代康复治疗技术有着较强的互补性,目前,正逐步被世界人民所接受,已引起国际医学界的重视,并对其开展了相关研究工作,中国传统康复治疗技术正在为人类的康复事业做出新的贡献。

2. 社会康复　康复不仅是医学问题,也是社会问题,社会要为残疾人提供生活和社会活动的环境,为他们提供政策、法律、就业、社交、生活、心理的条件,让他们能有一个相对平等的身份进入社会,这就是社会康复。社会康复是社会工作者从社会的角度,运用社会工作方法帮助残疾人补偿自身缺陷,克服环境障碍,采取各种有效的措施为残疾人创造一种适合其生存、创造性发展、实现自身价值的环境,使他们平等地参与社会生活、分享社会发展成果的一项专业活动。社会康复的最终实现,一方面要依靠残疾人自己的努力,另一方面更要依靠社会的大力支持。

社会康复能调动社会各个方面的力量,包括患者家属积极参与康复工作,比较适合中国的国情,在家庭伦理、社会意识和经济等方面都有积极的意义。同时,社会康复工作在改善医患关系方面也起着非常大的作用,从而可以有力地推动现代医学的发展,体现医学人文精神,促进了社会的精神文明建设和人类的进步。所以,在康复社会学的理论指导下,从致残原因的社会因素来考虑,从解决社会问题入手,大力开展社会康复工作,是今后康复工作的重要内容。

3. 医务社会工作　我国的医务社会工作是在社会学和专业社会工作重新恢复和开展之后兴起的。1988年10月,中国康复研究中心的建立标志着残疾人康复事业进入了全面发展的新里程。改革开放后我国第一批医务社会工作者开始探讨全面康复工作在现代医学模式转变过程中的意义与作用,他们从帮助解决患者的家庭问题和社会问题入手,与心理医师密切配合,同时与康复医师、康复护士、运动治疗师、作业治疗师、康复工程技术人员等共同组成治疗小组,使患者得到全面的康复医疗服务,并取得了很大成效。

经过十几年的探索与发展,进入21世纪之后,北京、上海、广州等地的一些大型医疗康复机构逐渐开展了对患者的社会服务工作,一些非政府机构也开始尝试进行专业化的社会康复服务。

第二节　康复医学发展史

一、康复医学的形成与发展

康复医学作为一门新兴医学学科,正式诞生于20世纪40年代,迄今只有80余年的历史。然而就其包含的内容及各种康复治疗手段来看,在古代中、西方就已萌芽,都曾有使用过一些简单的康复疗法的记载。从世界范围看,康复医学的发展大致可分为以下4个时期。

（一）萌芽期(1910年以前)

在公元前,人们已经认识到一些自然因子能用来治疗疾病、例如,温泉、日光、砭针、磁石、泥土、海沙和鲜花等方法分别可以用来治疗风湿、慢性疼痛、劳损等疾病。中国古代武术是早已为世界公认的运动治疗。现代康复医学中的放松疗法的起源和发展也深受我国古代气功——"坐禅"的影响。由汉末名医华佗模仿虎、鹿、熊、猿、鸟五种动物的动态编成的"五禽戏",用以治疗疾病、健身延年,对后世也有较大影响。此外,《吕氏春秋·古乐篇》《庄子·刻意篇》《黄帝内经》《诸病源候论》《金匮要略》《温泉赋》等均载有不少康复医学的内容。

在国外,从古希腊开始就有了关于运动治病的记载。16世纪西方文艺复兴时期,已有人提出,运动可以单纯为运动,也可以作为工作。为某种需要而运动,这是最早期的作业治疗。到了19世纪末,随着物理学的发展,一些物理因子(光、电、磁等)在一些西方工业国家的医学界开始应用。在此阶段,初期的运动治疗、作业治疗、电疗法和光疗法开始萌芽,残疾者的职业培训、聋人与盲人的特殊教育、精神障碍患者的心理治疗、患者的社会服务等工作亦已开始。由于历史条件的限制,萌芽期的运动治疗、作业治疗、电疗法和光疗等主要作为临床治疗学内容的一部分,很少被用来作为改善某种功能状态的措施。此阶段的主要治疗对象为风湿性疾病患者、轻型外伤后遗症患者、聋人与盲人(特殊教育如应用盲文、手语)等。

(二)形成期(1910—1945年)

从1910年开始,康复一词才开始正式应用在残疾者身上。1917年美国陆军成立了身体功能重建部和康复部,这成为最早的康复机构。1942年,在美国纽约召开的全美康复会上给康复下了第一个著名的定义。在此期间,由于第一次与第二次世界大战后的战伤、截肢、脊髓和周围神经损伤,加上20世纪20—30年代的脊髓灰质炎的流行,人们对不同原因导致的各种功能障碍引起了高度重视,例如在康复评定方面出现了手法肌力检查等方法,在治疗方面出现了增强肌力的运动治疗、代偿和矫正肢体功能的假肢和矫形器等。随着物理治疗、作业治疗的形成,电诊断应用、言语障碍的评定和治疗、文娱治疗等方法亦增添到康复治疗中来。由此,一门新的、跨学科的专业逐渐应运而生,也标志着人们在医学观念上的进步,从只关注器官与系统变化,到对患者局部和整体功能的恢复与提高。在此阶段,主要面对的病种有骨折、截肢、脊髓损伤、脊髓灰质炎后遗症、周围神经损伤、脑卒中后偏瘫、小儿脑瘫等。第二次世界大战后遗留的伤残,又进一步促进了社会对康复医学重要性的认识,从而更加有力地促进了康复医学的形成。

(三)确立期(1946—1970年)

1946年,现代康复医学之父Howard A. Rusk博士将第二次世界大战时,试行的康复治疗经验,开始运用在综合医院设立的康复医学科。此时的康复治疗已初步贯彻全面康复的原则,即重视身体上和心理上的康复,对术后或伤病恢复期早期进行功能训练。1948年,世界卫生组织在其章程中明确提出"健康"的概念,即"健康是指身体上、心理上和社会生活上处于完全良好的状态,而不仅仅是没有疾病或衰弱"。这一概念强调了全面健康的理念,是康复医学理论基础的一个组成部分。之后,康复医学观念和原则逐步为医学界所认识,从1949年起美国住院医师的专科培训增加了康复医学这一学科。同年,美国物理医学会改名为美国物理医学与康复学会。1950年,国际物理医学与康复学会成立。在此期间,随着科学技术的进步和经济的发展,康复医学作为一门新兴学科迅速成长以回应社会的需求。在学科本身,系统的理论和特有的技术使之能成为一个独立的学科并屹立在学科之林。1958年,Rusk博士主编的《康复医学》正式面世,这是世界上康复医学专业第一本权威性的经典著作,内容丰富,主要包括康复医学的基本理论、康复评定方法、各种康复治疗技术,以及各种常见损伤、疾病的康复治疗。是一本系统的、完整的教科书,对康复医学人才的培养、学科知识普及以及临床康复治疗的指导,都发挥了重要的作用。该书多次再版,受到全世界康复医学界推崇。

此阶段,为康复医学概念和成为一门独立学科的确立期。标志着康复医学已臻成熟,并走向世界,逐步得到世界人民和医学界的公认。

(四)发展期(1970年以后)

1970年以后,世界各国的医疗、教育都有了较快的发展。在医疗方面,一些先进的国家,康复病床的数量及从事康复治疗的专业人员都已具有一定的规模。不少康复中心和康复科已因成绩显著而闻名于世,如由 Rusk 博士建立的美国纽约大学医疗中心康复研究所(Institute of Rehabilitation Medicine,IRM),成为世界著名的康复医学中心和康复专业人才培训基地。1982 年,康复医学学科建设在占世界人口数量四分之一的中国开始启动。同年 5 月,Rusk 博士率"世界康复基金会代表团"访问中国并讲学,介绍康复医学基本理论和方法,促进了康复医学在中国的发展。之后的两次国际康复医学学术交流大会,不仅介绍了大量康复医学临床研究的成果,而且展示了在康复医学的基础方面所做的大量研究。这一切再次验证了康复医学作为一门成熟的学科所显示的水平和影响,以及在学术上和技术上所取得的进步。在这一时期,康复医学学科体系已较完整地确立起来,康复医学的分科已经形成,如儿科康复学、神经科康复学等。以脑血管病的治疗为例,世界各国正在建立一种"康复网络",即以"急诊医院+康复专科医院(康复中心)中的机构康复+社区康复"为特征的康复网络。康复医学被认为对改善患者的独立生活能力、提高生活质量有独特的作用。康复医学服务已在世界不少国家成为基本医疗服务内容之一。康复医学的理论和康复原则对保健学、预防学和治疗学发生着影响,对其他临床治疗医学学科也具有相互渗透的作用。随着计算机技术、工程技术和行为医学对康复医学的不断介入,康复医学的新领域如信息康复学、康复工程学、心理-社会康复学等也正在兴起和发展。

现代康复医学被引入我国是在 20 世纪 80 年代,1983 年成立了中国康复医学会,标志着我国康复医学学科的正式形成。1996 年我国原卫生部明确要求综合医院必须建立康复医学科,为临床二级学科,从而明确了康复医学学科的定位。21 世纪,我国的康复医学飞速发展,2009 年发布的《中共中央、国务院关于深化医药卫生体制改革的意见》提出预防、治疗、康复三结合的方针;2010 年康复治疗正式纳入国家医保的范畴;2011 年实施康复医疗服务体系建设,颁布《综合医院康复医学科基本标准(试行)》和《综合医院康复医学科建设与管理指南》;2012 年颁布康复医院建设基本标准;2015 年《全国医疗卫生服务体系规划纲要(2015—2020)》强调实施分层级诊疗、分阶段康复,各地新型康复医疗机构不断涌现。2014—2016 年,我国学者励建安教授担任了国际物理医学与康复医学学会主席,为首位华人在国际学会中担任主席,标志着我国康复医学全面走向国际,并在国际学术上占有重要地位。

二、我国康复医学发展现状

(一)康复医学教育现状

1.起步阶段(1984—1999 年) 我国康复医学专业人才培养自 20 世纪 80 年代初开始,经过了从短期培训(时间 1 个月至 1 年不等)到学历教育,从摸索培养到规范教育的发展历程。1989—1996 年,国内开始出现中专、大学专科和本科层次的康复专业教育,如原中山医科大学、南京医科大学、安徽医科大学、首都医科大学等院校,开设了五年制本科和三年制专科康复治疗专业,还有一些中等专业卫生学校,如湖北咸宁卫生学校开设了中专层次的康复技术专业。1989—1996 年我国原卫生部与 WHO 香港康复合作中心合作,在原同济医科大学校内举办了"WHO 康复医师培训班",共举办 7 届,学员来自全国 30 个省、自治区、直辖市的康复医师 315 人,大多数学员回原单位后,积极开展康复医学工作,成为当时国内康复医学事业的中坚力量,极大地促进了我国康复医学事业的发展。1996 年建立的康复资源中心主要为康复专业人员提供康复信息、康复资料及更新知识等服务,已成为在职专业人员继续教育的"充电站"。自 1983 年起,同济医院康复医学科开始招收培养硕士研究生,1987 年被国务院学位委员会批准为硕士授予点,中山医科大学康复医学教研室于 1987 年确立为世界卫生组织康复合作中心,同济医科大学附属医院也被 WHO 亚太地区确定为康复资源中心。

2. 发展阶段(2000—2010年)　2000年以后,康复治疗专业开始纳入国家全日制高等教育计划,开始有了不同层次教育,华夏出版社和复旦大学出版社分别出版了我国第一套康复治疗专业本科和专科教材,统一了教学计划和教学大纲;有关部门和组织制订了康复治疗技术岗位的任务要求,并对我国未来十年康复治疗技术人才需求情况进行了预测,制定了设置本科康复治疗专业教育教学条件及康复治疗专业技术人才培养标准等。2004年,华中科技大学同济医学院与香港理工大学联合举办了两年制物理治疗硕士班,培养了一批具有现代康复理念和掌握现代最新康复治疗技术的高级专业人才。同年,经教育部批准与香港理工大学联合举办的"国际物理(康复)治疗专业硕士研究生班"开班,它是国内首个国际认可的正规培养康复治疗师的硕士研究生班,填补了我国医学教育的空白。

3. 规范阶段(2014年至今)　目前,我国共开设有康复治疗学、听力与言语康复学、康复物理治疗、康复作业治疗、中医康复学、康复治疗技术、教育康复学、运动康复、社区康复和康复工程技术10个康复相关专业,共计555所高校。其中,本科院校264所,高职高专院校291所。现有中山大学、南京医科大学、昆明医科大学和福建中医药大学及香港理工大学等开展了研究生教育,可授予康复医学与理疗学硕士和博士学位。

2012年11月,教育部委托高职高专教学指导委员会编制了《高等职业学校专业教学标准(试行)》,对康复治疗技术专业名称、专业代码、招生对象、学制与学历、就业面向、培养目标与规格、职业证书、课程体系与核心课程、专业办学基本条件和教学建议、继续专业学习深造建议等10个方面提出了具体要求。

2013年,由中国康复医学会康复医学教育专业委员会组织内地和香港康复治疗教育专家、物理治疗教育和作业治疗教育专家编写了《物理治疗与作业治疗教学指南》,成为我国开展物理治疗师和作业治疗师专业教育的一个重要里程碑和转折点。为我国顺利进入与国际PT、OT教育标准相衔接的轨道打下了坚实的基础,为培养植根我国,并具有国际专业水平的物理治疗师和作业治疗师做出了积极的贡献。目前,我国开展康复物理治疗专业的本科院校有6所,开展康复作业治疗专业的本科院校有4所。

2018年,教育部制定了《普通高等学校本科专业类教学质量国家标准》——康复治疗学、听力与言语康复学专业教学质量国家标准。同年,又制定了《高等职业学校康复治疗技术专业实训教学条件建设标准》和《中等职业学校康复技术专业实训教学条件建设标准》,对康复治疗专业实训教学场所、实训教学设备、实训教学管理与实施进行了规范。

(二)康复专业人才现状

1. 康复需求　根据中国残疾人联合会发布的数据显示,2018年我国残疾人总数超过8 500万人,约占当年全国人口总比例的6.09%,仅有10%的残疾人能够得到康复医疗服务。我国慢性病发病人数达到3亿人,还有超过1.6亿的老年人,其中,在1 242万名脑卒中患者中,有3/4存在不同程度残疾,需要康复治疗。但仅有4.66%的国民具备慢性病预防素养;需要康复的患者超过6 000万人。

2. 康复机构　根据《2020年残疾人事业发展统计公报》统计,全国现有3288家综合医院设置有康复科,占全国综合性医院总数的24.6%,但是只有一半的康复科有病床;有各类康复医院338家,编制床位52 047张,仅占全国卫生机构床位数的1.18%;有残疾人康复机构10 440个,其中残联系统康复机构2 550个;康复床位从2009年约5万张,到2020年增加到约26万张。

3. 康复专业人员　根据1998年世界各国物理治疗师人数与人口的比值在0.2~145.63/10万人口,平均为56.7/10万人口,2000年作业治疗师平均为16.5/10万人口,合计大约为70/10万人口(言语治疗师、假肢矫形器师未计算在内)。根据2016年公布的数据,我国每10万人口中仅有

1.4名康复专业技术人员,远远低于每15/10万人口以上物理治疗师、8~10名作业治疗师的国际标准。

根据原卫生部医政司和中国康复医学会联合进行调查报告显示,我国现有康复医师、护士、治疗师总数达13.2万人,按照国际标准的要求是至少需要30万人;康复机构在岗人员达29.5万人,其中,管理人员3.1万人,业务人员21.3万人,其他人员5.1万人。但对于我们这样一个拥有14亿多人口和8 000多万残疾人的大国,康复治疗师与相关康复专业人数与社会需要相比差距巨大。

三、国际康复医学发展趋势

随着人类疾病谱的变化、医学模式的转变和人民群众对健康需求的提高,康复医学在世界范围内日益受到重视,正逐渐向多极化方向发展并向临床各学科延伸,并呈现以下蓬勃发展趋势。

1. 深化ICF理念　国际功能、残疾和健康分类(international classification of functioning, disability and health, ICF)是21世纪康复医学领域最重要的关键词,ICF是世界卫生组织推行的第二本字典,是世界各国进行相关功能、残疾和健康问题的共同语言和工具。ICF采用核心组合的方式,在特定健康问题和特定环境的前提下,作为康复临床、科研评定和医保的基本工具。目前,ICF的核心组合已经在以下12个病种中得到确认,如脑卒中、慢性缺血性心脏病、慢性全身性疼痛、骨质疏松、骨性关节炎、类风湿性关节炎、腰痛、阻塞性肺疾病、乳腺癌、糖尿病、肥胖和抑郁。我国从2009年开始应用ICF,但如何进行更多病种的ICF标准化,如何在我国康复医疗、管理和医保体系中加以应用,则是我们必须要面对的挑战。

2. 专业多元化发展　随着现代医学的快速发展,对康复治疗专业及其亚专业的研究已经越来越成熟,专业多元化发展已成定势,如心肺康复、认知康复、老年康复、手功能康复、肿瘤康复、儿童康复、烧伤康复、精神康复等亚专业已成为热门领域,受到了各级康复机构及广大患者的欢迎。在"生物-心理-社会"医学模式下,一种新的治疗理念——加速康复外科(enhanced recovery after surgery, ERAS)逐渐成为热点话题,并在胃肠外科、肝胆胰外科、骨科、泌尿外科、妇科等领域都有所应用,并获得了较好的临床效果。

3. 多学科合作　康复医学强调与临床医学、预防医学、保健医学、材料工程学、计算机应用等学科的有机结合;强调"预防为主,早期介入,综合治疗"康复治疗理念;强调将康复预防的观念贯穿于疾病的发生、发展和转归过程中,促进患者早日回归社会。

4. 新技术应用　①移植技术:增加晚期、疑难、重症患者恢复功能的机会。②微创技术:将极大减少手术风险,提高手术效果,增加手术适应证。③基因工程:为疾病的防治提供依据和解决问题的途径。④干细胞技术:为组织修复提供新的途径和思路。⑤组织工程:为器官和组织移植奠定了重要基础。⑥康复工程:在多种情况下,帮助、代偿和放大患者减弱的功能,或者替代患者消失的功能或者缺失的组织。⑦康复机器人:辅助或者替代患者的运动功能,或者进行远程康复训练,以实现千万次标准化的重复动作,促进神经功能重塑,从而恢复患者的运动及运动控制能力。以上技术的应用为康复医疗开辟了新的治疗路径,使患者得到最高程度的恢复。

5. 中国传统康复技术的应用　中国传统康复技术在康复医疗中占有十分重要的地位。针灸和中药已经逐步影响了世界。中国气功的意守与现代康复医疗的时髦技术——意念性运动异曲同工,都是用意念的运动来促进身体功能的恢复。中国传统医学的整体观、诊断与治疗的辩证思维模式以及"治未病"的思想将对西方医学产生重大影响。东西方医学的结合将是21世纪不会淡化的主题。

四、康复医学的发展机遇与挑战

(一)康复医学发展机遇

进入21世纪,康复医学作为一门独立的学科,在医学体系中的作用和地位将会显得更加突出和重要,将会迎来空前的发展机遇。国际康复医学界的有识之士普遍认为,21世纪将是康复医学为人类医疗保健卫生事业作出更多、更杰出贡献的世纪,而关键点就在于如何培养出优秀能干的康复治疗技术专业人才。

从国际发展趋势和康复医学本身发展来看,已呈现出向亚专业、亚专科化发展的态势,如神经康复、盆底康复、心肺康复、疼痛康复等。我国也在《"健康中国2030"规划纲要》(以下简称《纲要》)中明确指出,要将预防和康复相结合,从而实现"全人群、全生命周期的慢性病健康管理"。此外,《纲要》还表达了对心理健康和残疾人健康的关注,指出要分别通过"推进精神障碍社区康复服务"和"精准康复"策略,为心理疾病患者和残疾人提供康复服务。同时,随着医疗体制改革的进一步深入,以及康复工程技术的不断突破,尤其是生命科学、生物医学和材料科学的快速发展,都必将加速推进康复医学发展的进程。康复医学专科建设将不断得到加强,康复医学也将成为每一位临床医务人员所必须掌握的专项基础知识和技能,康复医学与各临床医学领域的密切联系与合作,将成为今后临床医疗工作的常态化模式。

业内专家表示,康复医学在健康中国远景规划中占据着重要地位,在大力发展医疗卫生保健的大环境下,康复需求持续扩大,康复治疗师与相关技术专业人才的重要性更加凸显,因此,康复治疗师就业前景十分乐观。

(二)康复医学面临的挑战

近年来,随着人民群众生活水平的逐渐提高和对生命质量的不懈追求,以及国家对康复医疗保健卫生事业的不断支持,人们对"康复"一词有了更深层次的认识与了解,对病、伤、残后的健康恢复充满了迫切需求。为此,我国越来越多的院校开设了康复治疗及相关专业,但每年新增康复专业毕业生的数量还远远不能满足庞大的康复医疗需求。同时,培养的康复专业人才队伍结构也存在有局限性,如从事肢体残疾、盲聋哑等传统康复服务的人较多,而能够提供心理、精神等方面服务的人才则严重匮乏。为打破此种局面,我国康复医疗行业还将面临四大挑战:一是人们对于康复医疗的意识相对薄弱,对于康复的概念和重要性的理解还过于浅薄,这就意味着需要加强对康复医学宣传的普适性;二是医院对康复医学科重视程度还有待提高,康复医学科在各个医院的发展仍然需要时日,在医院所占比重难以在短期内得到较大改观;三是基层康复服务机构相对短缺,且存在软件和硬件方面的巨大缺口,现有基层康复医疗机构在结构上还不能满足作业治疗的需求;四是服务内容简单、投入不足、设备落后,在适用疾病的发掘、治疗方法的细化以及高精尖仪器的引进方面还有很长的路要走。

第三节 康复医学的主要内容

康复医学的主要内容包括:康复基础学、康复预防、康复功能评定、康复治疗、临床康复和社区康复6个方面。

一、康复基础学

康复基础学是康复医学的理论基础,主要包括与康复功能训练,特别是与主动训练有关的人体解剖学、运动生理学、运动生物力学、运动生物化学、人体发育学、人体运动学,以及与患者生活和社会活动密切相关的环境改造等。

1. 人体解剖学　是研究正常人体形态与结构的科学。可分为系统解剖学和局部解剖学。系统解剖学是按人体功能系统分别研究各个器官的形态与结构,所涉及的康复基础包括运动系统、神经系统、循环系统、呼吸系统、内分泌系统、泌尿生殖系统等。局部解剖学是研究人体各局部器官的形态结构。

2. 运动生理学　是研究人体在体育活动和运动训练影响下结构和功能的变化规律,探讨运动对人体功能发展变化的影响,掌握不同年龄、性别,不同运动项目和不同训练水平的运动特点,从而能科学地指导体育锻炼和运动训练,更好地为康复治疗服务。

3. 人体发育学　是研究人生发育全过程的一门科学,它包括发育成长各个阶段的人体运动功能、智能、心理功能、社会功能和人格特征等发育。

4. 环境改造　是针对残疾人在社会活动和家庭日常生活中可能遇到的障碍而实施的一项系统性建设工程,主要包括社会无障碍设施、居家建筑环境和居家活动环境3个方面的改造。帮助和解决残疾人由于身体障碍和环境限制,在居家生活、活动交流等方面面临的实际困难,使其能顺利地返回家庭和融入社会。

二、康复预防

1. 一级预防　是指预防可能导致残疾的各种损伤或疾病,避免发生原发性残疾的过程。如,通过从青少年开始进行积极的运动锻炼和生活方式的调整,可减少或预防高血压、糖尿病、肥胖症或心脑血管疾病等的发生,从而预防因心脑血管意外或代谢性疾病导致残疾的发生。

2. 二级预防　是指疾病或损伤发生以后,采取积极主动的措施防止发生合并症、功能障碍或继发性残疾的过程。如在脑血管意外之后,早期对患者进行体位摆放,可有效避免肢体痉挛、畸形;被动活动患肢可预防关节挛缩;定时翻身、叩背,预防发生压疮和肺部感染等。

3. 三级预防　是指残疾已经发生,要积极采取各种措施以防止残疾继续恶化的过程。这是康复医学工作中涉入最深、最多的内容。采取的主要措施如,通过积极的功能训练,来提高或改善患者的躯体功能和心理功能;通过适应、代偿和替代途径,提高患者的生活自理和自立能力,恢复工作、学习及社会适应能力;通过职业咨询和相应的职业训练,帮助患者重返家庭和社会。

三、康复功能评定

康复功能评定是指在临床检查的基础上,对病、伤、残者的功能状况及其水平进行客观的、定性或定量的描述,并对结果作出合理解释的过程,又称为功能评定。康复功能评定的目的是制订相应的康复目标和治疗方案,康复的最终目标是使患者最大可能地获得独立,改善其生活质量,减少对个人,以及对家庭和社会的负担。制订康复目标时,应遵循SMART原则,即特异性(specific)、可测性(measurable)、可获得性(achievable)、相关性(relevant)和时间性(time-bound)。康复功能评定是客观地、系统地对个体功能水平进行评定(表1-1),主要包括以下方面。

表1-1　康复评定与临床检查的区别

项目	康复评定	临床检查
对象	具有功能障碍的病、伤、残患者	急慢性、重症、危症患者
病情	生命体征平稳、波动小	复杂、多变

续表1-1

项目	康复评定	临床检查
目的	有无功能障碍及其程度、残存的功能、挖掘潜力、改善功能、提高日常生活活动能力及生存质量	寻找病因、了解病理过程、治疗疾病
检查手段	测量、询问、个人-家庭-社会	实验室、仪器检查、器官-组织-细胞-分子
处理原则	功能训练、代偿、替代、环境改造或功能适应	药物、手术

1. 躯体功能评定 如姿势反射与原始反射、关节功能、肌力与肌张力、协调与平衡功能、上肢与下肢功能、脊柱功能、步态功能等评定。
2. 认知功能评定 如感觉、知觉、注意力、记忆力、执行力、心理状态和智力评定等。
3. 言语吞咽功能评定 如构音障碍、失语症、语言发育迟缓、听力、发音功能测试等。
4. 社会功能评定 如家庭关系、社会支持、与人交往、就业情况、经济状况、社会整合和社会角色等。
5. 特殊问题的评定 如压疮、疼痛、二便和性功能等的评定。

康复功能评定能够使"诊断"更精确、更细化，并将功能水平进行量化，从而制订有效、适合的康复治疗计划。

四、康复治疗

康复治疗是一个主动的、动态的过程，是帮助残疾人或功能障碍者将残疾与残障降低到最低程度，并获得知识和技能，同时最大程度地恢复其躯体、精神和社会功能。康复采取的主要方法包括3个基本方面：一是减轻残疾的方法；二是设计获得新的技能和决策能力，从而减少残疾影响的方法；三是帮助改变环境，使残疾人适应环境，将导致残障的可能降到最低的方法。康复治疗主要包括物理治疗技术、作业治疗技术、言语听觉与吞咽障碍、中国传统康复治疗技术、康复工程和康复治疗等。

五、临床康复

在临床上，各系统的疾病在不同阶段中，都需要康复不同程度的介入。康复介入的越早，治疗效果越好。目前，已形成多个临床康复亚专业，如肌肉骨骼康复学、神经康复学、内外科疾患康复学等。

1. 肌肉骨骼康复学 是研究人体肌肉骨骼疾病的临床处理、功能评定和康复治疗的一个分支专业。主要疾病包括骨折、软组织损伤、截肢、关节置换术、骨关节炎、颈椎病、脊柱侧弯、腰椎间盘突出症、骨质疏松症和烧伤等。
2. 神经康复学 是研究人体中枢和周围神经系统疾病的临床特点、功能评定、康复治疗和功能结局的一个分支专业。颅脑损伤疾病主要包括脑卒中、脑外伤、脑性瘫痪、多发性硬化、帕金森病、阿尔茨海默病等；脊髓损害疾病主要包括脊髓损伤、脊髓炎、脊髓空洞症等；周围神经损伤的疾病主要包括脊神经病变、神经丛和神经干损伤等。
3. 内外科疾病康复学 是研究内科系统疾病，如心肺疾病、原发性高血压、糖尿病、肿瘤等；外科系统疾病，如下肢静脉曲张、乳腺炎、前列腺炎等的临床特点、康复评定和治疗的一个分支专业。

六、社区康复

WHO于1981年对社区康复(community-based rehabilitation, CBR)做出如下定义："在社区的层次上采取的康措施，这些措施是利用和依靠社区的人力资源而进行的，包括依靠有残损、残疾、残障的人员本身,以及他们的家庭和社会"。社区康复是WHO在20世纪70年代所倡导的一种行之有效的康复服务形式。CBR确保残疾人能充分发挥其身心能力,能够获得正常的服务与机会,能够完全融入所在社区与社会之中。CBR强调的是充分利用社区资源,鼓励病、伤、残者及其家庭的积极参与,使病、伤、残者及其家庭受益。社区康复计划必须包括转介服务部分。一些康复技术需由上级机构,即机构康复(Institution based rehabilitation,IBR)的指导;而一些难于在社区解决的困难问题,又必须向上级机构转送。这种上下转介系统是CBR的重要内容。CBR就是在社区的范围内,依靠社区的行政领导和群众组织,依靠社区人力、物力、信息和技术,在基层条件下,以简便实用的方式向残疾人提供全面康复服务。CBR的优点就是服务面广、实用易行、方便快捷、费用低,有利于残疾人回归家庭和社会,应大力推广,以解决部分残疾人的康复问题。

IBR与CBR是相辅相成的。没有IBR,CBR人员就缺乏临床进修和培训的基地,复杂疑难的康复问题就得不到有效的指导和解决;没有CBR,广大残疾人的康复效果则不能得到有效保证和最大化持续受益,康复的意义将大打折扣。

社区康复与社会康复的概念有着质的区别,社会康复是残疾人全面康复的组成部分,它是指从社会的角度来推进医学康复、教育康复、职业康复等工作,积极动员社会各界、各种社会力量,为残疾人的生活、学习、工作和社会活动创造良好的社会环境,使他们能够享有与健全人同样的权利和尊严,平等参与社会生活并充分发挥自己的潜能,自强自立,为社会履行义务,做出贡献。社区康复则是与机构康复同向并行的一种康复途径,与机构康复一样都包括医疗、教育、职业、社会四大方面,即遵循全面康复的原则。

第四节　康复医学的地位与作用

一、康复医学的地位与作用

1. 促进医学模式转化　20世纪70年代,由美国罗切斯特大学医学院精神病学和内科学教授Engle提出"生物-心理-社会"的新医学模式被迅速得到认可,成为现代医学的指导思想。新的医学模式强调整体医学观,不仅要从生物、生理、病理上考虑患者的医疗,还应从相关的内部和外部因素考虑,新医学模式的指导思想与康复医学的内涵保持高度一致。

2. 现代疾病谱的变化　现在许多疾病不再是由以前常见的细菌、病毒和各种理化因素所引起的,取而代之的是不断源于人为灾害(如意外伤害、交通事故、战争等)和自然灾害(如洪灾、地震、海啸等)所造成的疾病、损伤和残疾。因此,在生物-心理-社会医学模式指导下,对健康和伤病进行了重新定位。医学的基本理论在变,在发展,人们的健康观、疾病观、预防观、诊断治疗观和康复观也都在快速改变,医疗卫生服务的内涵也随之发生变化。

3. 新型医患关系的建立　现代医学模式的参与主体是患者,主导是医生,医学临床实践在新的医患关系模式,即生物-心理-社会医学模式的基础上,在医学伦理道德要求下,对医务人员提出新的要求:大力弘扬医学人道主义精神,尊重患者的生命价值、尊严、地位和自主权,平等对待每一位患者,塑造并维护医患之间的平衡、平等的关系。康复医学的基本医患模式就是强调以病、伤、残者为中心,充分调动其在康复治疗时的主观能动性,重视其社会心理因素在康复中的作用,从而达到加快患者早日康复的目的。

4. 完善现代医院功能　从世界卫生组织对现代医院"预防、治疗、康复和保健"四大功能的定位来看,康复是现代医院重要功能组成部分。然而实际上许多大医院的康复医学科非常薄弱,甚至是空白,真正的康复专科医院很少。社区康复医疗服务又受到政策、人才、设备和场地的局限,亟待大范围促进和发展。这是当前我国医学系统的短板。如果不弥补这个短板,我们的医学体系就是不完善的体系。

5. 加大医疗卫生改革　根据2021年国家卫生健康委《关于印发加快推进康复医疗工作发展意见的通知》文件精神。我们可以看到如下与康复医学发展相关的重要信息。①健全完善康复医疗服务体系:加强康复医院和综合医院康复医学科建设,加强县级医院和基层医疗机构康复医疗能力建设,完善康复医疗服务网络。②加强康复医疗人才培养和队伍建设:加强康复医疗人才教育培养,强化康复医疗专业人员岗位培训,加强突发应急状态下康复医疗队伍储备。③提高康复医疗服务能力:包括完善康复医疗工作制度、服务指南和技术规范,加强康复医疗能力建设,提高基层康复医疗能力,提升中医康复服务能力。④创新康复医疗服务模式:逐步推进康复与临床多学科合作模式,积极发展社区和居家康复医疗,推动康复医疗与康复辅助器具配置服务衔接融合。⑤加大支持保障力度:统筹完善康复医疗服务价格和医保支付管理,调动康复医疗专业人员积极性,加强康复医疗信息化建设,推动康复医疗相关产业发展。

二、康复医学与其他医学的关系

1. 与预防医学的关系　康复医学强调的三级预防内容和理念,与预防医学的内容高度重合,都是通过采取积极措施,防止各种疾病的发生、发展和转归。

2. 与临床医学的关系　康复治疗过程也是伴随着临床治疗的一个过程,而且在临床治疗过程中也需要康复治疗的积极介入。康复医学的生命力就表现在其积极渗透到各种疾病治疗的成效中,成为临床医学工作中的基本组成部分。临床医学与康复医学在疾病的急性期和亚急性期,总是互相交织,同时进行的。

3. 与保健医学的关系　保健医学强调的是通过人们积极的健身和锻炼,从而提高机体抵抗疾病的能力和对外界环境的适应能力,与康复医学强调的主动训练等康复措施是一致的。但是,保健医学服务的对象也需要临床医学、预防医学和康复医学的共同服务。因此,保健医学是一门介于临床、预防和康复之间的交叉学科。

4. 与物理医学的关系　物理医学的治疗主体是运动和理疗,主要是针对各种临床疾病,达到消炎、止痛、改善躯体功能等目标。康复医学则强调采用综合措施,针对患者或残疾者的功能障碍进行以改善、适应、代偿和替代为主要特征的治疗,达到提高生活独立能力和回归社会的目的。为了突出康复医学在物理治疗及功能康复方面的特征,美国及西方许多国家将其命名为"物理医学与康复"作为学科名称,但是,在更多国家的学术界,习惯将其称为"康复医学"。其实,两个名称的实质与内涵并没有本质上的区别。需要注意的是,我国所说的"理疗"与国际上的"物理医学"概念,是不能画等号的,因为我国的理疗没有涵盖运动治疗,应避免概念上的混淆和误解。

三、康复医学的效益

1. 功能效益　随着医学科学的快速发展与卫生事业的不断进步,帮助伤病患者达到理想的功能康复,将作为一项衡量医疗保健工作水平的指标之一。因而要求社会为此提供各种条件,来帮助伤病患者以最佳的功能状态重返社会。康复医学医疗服务的结果提高了患者生活自理的能力及从事适当工作的能力,使一部分伤病患者从社会供养的消费者转变为社会的生产者,大大减轻了患者家庭和社会的负担。这正是康复医学的功能效益之所在。

2. 医疗效益　早期康复介入能够有效预防废用综合征和误用综合征的发生,实践证明临床上大多数废用综合征可以通过积极的康复训练而得到预防,误用综合征如在患病早期开始正确的训练,就可完全或部分预防发生这种异常症状。早期康复介入还可以减少许多可能发生的并发症,这些并发症往往会影响患者的预后。以脊髓损伤患者为例,并发症对脊髓损伤患者的死亡率、住院时间和远期疗效的影响极为关键。长期卧床易发生肺部感染、泌尿系统感染、下肢深静脉血栓、压疮等多种并发症,而早期接受康复训练的患者发生这些并发症的概率则大大减少。另外,脑卒中后抑郁也是不容小觑的脑卒中后并发症,抑郁、焦虑情绪常导致患者在治疗过程中依从性差,缺乏主动性,从而影响患者运动功能、认知功能等多种功能的恢复。而早期进行合理的心理干预,患者则表现出较好的精神状态,会以有效的方式去处理所面临的困难或挫折,进一步提高了战胜疾病的信心,从而加强了主动性康复训练,有利于患者认知、运动和神经等多种功能的恢复。大幅度的减少并发症的发生,实际上也是大大节省了医疗费用。

3. 管理效益　康复医学的管理效益体现在通过科学的管理能够减少急诊医院的临床治疗负荷和病床周转率,促进卫生资源的协调和合理利用。目前,我国社会医疗资源还不充足,需要合理利用。如三级甲等医院,集中了社会上现有的最佳医疗技术与设备,理应高速运作,让更多的患者享受到现代医疗的最新成果。因此,综合或专科医院中康复医学科能够及时地接受急诊病床转来的患者,缓解手术病床的紧张,一定程度上促进这些急诊科室的高速运转,同时患者也及时得到康复治疗,功能得到最大程度的恢复。

4. 社会效益　康复医学医疗服务的最终目的就是满足患者优质、高效、方便的康复医疗服务需求,也就是如何合理利用有限的医疗资源和条件,最大程度地提高康复医学医疗服务的水平,改善患者的功能,提高他们的生活质量。随着社会的发展和经济生活水平的提高,患者对医疗服务的要求已不满足于以往的对伤病的临床治愈,而是进一步提出要求对功能的改善与恢复以及生活质量的提高。康复医学正是适应了这种需求,提高了患者的生活自理能力和从事适当工作的能力,使一部分残疾人从社会供养的消费者,改变为社会的生产者,大大减轻了患者家庭和社会的负担。实践证明,康复医学医疗服务的社会效益很大,这一点已被社会所公认。

5. 经济效益　经济效益是指劳动与服务成果之间的比值,成本投入与产出之间的比值。经济效益是市场经济的一根杠杆,它同时也是社会效益赖以长期保持的基础。平常一些康复医院所说的康复医学医疗服务效益不高,通常指的是经济效益。这是由于医疗工作的本质和我们国家的制度所决定的,所以康复医学医疗服务坚持社会效益第一是完全正确的。但由于康复医学医疗服务的经济价值被低估和少估,其真实的经济效益反而被部分忽视了。首先,经济效益的多少与高知识化技术的价值和设备投入的大小有关,这些都是康复医学医疗服务的直接或间接成本。由于成本相对较低,不少收入几乎为康复医院或科室的净收入,这点和临床医学科室的主要收入来源(仪器检查费和药费),有着很大的区别,被许多医院所忽略。其次是积极开展早期康复医疗服务,使各临床科室的病床周转率明显提高,节约了大量的人力、物力和医疗资源成本,又为医院增加了一笔可观的间接经济效益,是对医院的一项巨大贡献。

第五节　康复医学的工作模式

一、康复医学的基本原则

康复医学的三大基本原则是"功能训练、全面康复、回归社会"。康复医学强调疾病早期康复评定、康复训练与临床诊治同步进行,鼓励患者主动参与康复训练而不是被动地接受治疗。对于功能缺失、无法或较难恢复的患者要进行功能重建,以康复团队方式对患者进行多学科、多专业、多方面进行综合评价和处理,提高所有患者的生活质量并能重返社会。

1. 功能训练　康复医学关注的不是伤病本身,而是伤病引起机体的功能变化,着眼于恢复人体的正常功能活动。这对于一直关注伤病本身的传统医学模式而言是一个全新的视角,所以康复医学又被称为"功能医学"。功能训练的原则就是采取各种方法与手段,以提高患者在运动、感知、心理、言语、日常生活、职业活动和社会参与等方面的能力,为其重返社会创造条件。

2. 全面康复　全面康复是康复遵循的准则和方针,使患者心理、生理和社会功能实现全面的、整体的康复。全面康复包含两方面的含义:一是从医学角度上采取多学科、多专业合作的方式,针对伤病带来的各种问题进行处理;二是通过医学、教育、职业、社会等各种康复措施,使患者全面恢复生理和社会能力。

3. 回归社会　回归社会是康复医学追寻的最终目标。正如WHO所指出的那样:"健康是身体上、精神上、社会生活上的完美状态,而不仅仅是没有疾病或衰弱的现象。"这种以重返社会为根本目标的康复医学是新的"生物-心理-社会"医学模式的最好体现。

二、康复医学的服务方式

WHO提出康复服务的方式有3种,即机构内康复、社区康复或基层康复和上门康复服务,这3种康复服务方式相辅相成,互为补充。

1. 机构内康复(institution based rehabilitation,IBR)　是指集中专门的康复专业技术人员,在康复医学研究机构、专门康复机构、综合医院的康复医学科、康复中心、特殊教育部门等地,利用先进的医疗设备和较高的专业技术,对康复对象开展身体功能、心理疏导、社会适应等多方面的康复。机构康复可以采取门诊或住院的形式,为康复对象提供优良的、系统的康复治疗。

我国现有以下几种不同类型的康复医疗机构:综合医院康复医学科或康复医学部、康复医院或康复中心、康复门诊、疗养院、老年福利院和儿童福利院。各类康复机构具有不同的康复服务层次和技术水平,主要服务的康复对象也不尽相同,需要进行合理的布局,并分工合作,以满足康复对象的各种康复需求。各康复机构之间应保持密切的联系,使康复医疗具有系统性和连贯性。

2. 社区康复(community based rehabilitation,CBR)　是WHO倡导的一种康复服务形式,主要是为了扩大康复覆盖范围,使更多功能障碍者能够享有康复服务,是一种行之有效的康复服务方式,尤其适合人口众多、康复资源有限的发展中国家。社区康复的精髓是扩大康复服务对残疾者的覆盖面,它不仅是帮助残疾者的方法,也是加强包括残疾者及其家属在内的社区成员共同参与的过程,社区康复是社区发展战略计划的一部分。开展社区康复服务要遵循以下原则,即支持社会化工作原则、社区为本,立足社区原则、低成本,广覆盖原则、因地制宜,分类指导原则、采用适宜的康复技术原则、结合中国传统疗法原则和康复对象主动参与原则。面向社区康复患者开展残疾预防、残疾普查、医疗康复、教育康复、职业康复、社会康复和独立生活指导,使康复患者身心得到康复,使残疾者能享有均等的机会,成为社会平等的一员。

3. 上门康复服务(out reaching rehabilitation service,ORS)　是介于机构内康复和社区康复之间的一种过渡形式,由具有一定水平的康复人员,走出机构到病、伤、残者(如失智、失能、高龄老年人、慢性病患者等)的家庭或居住的社区中开展康复服务。为有迫切康复医疗服务需求的人群提供居家康复医疗、日间康复训练、康复指导和健康宣教等服务。同时可以对患者家属及照护者进行康复训练指导,缓解患者长期的康复治疗需求。

随着不断增加的康复服务需求,分级诊疗政策的落地实施和对基层康复资源的需求迅速扩大等发展趋势来看,慢性病社区居家康复、上门康复服务已成为终端康复医疗发展的主流趋势,终端社区居家康复将是康复医疗发展的明天。

三、康复医学的工作模式

康复医学的工作模式是采用多学科和多专业合作的团队方式开展工作的。

1. 学科间团队　指与康复医学密切相关的学科,如神经内科、神经外科、骨科、心血管内科、心血管外科、内分泌科、老年医学科、儿科等。

2. 学科内团队　指康复医学机构内部各专业技术人员,如康复医师、物理治疗师、作业治疗师、言语治疗师、假肢/矫形技师、康复护士、心理治疗师和社会工作者等之间的合作。

团队工作模式一般是在康复医师的召集下,由各专业或各学科医护人员和治疗师分别针对患者的功能障碍性质、部位、严重程度、发展趋势、预后、转归等提出近、中、远期的康复治疗对策和措施。

四、康复医学的工作流程

现代医学认为,康复医疗活动是按照医学客观规律开展的一项系统工程,具有自身学科特定的服务流程,要有步骤、有计划地进行。患者的康复治疗是由一个团队来完成的,是将多专业康复诊疗技术融合,为患者提供"一站式"康复诊疗服务,实践证明,康复治疗工作开展得越早,其功能恢复的就越好。因此要求康复治疗必须从疾病早期进行,最大限度地挖掘患者残存的潜能,使其获得最大活动能力和社会参与能力,直至患者回归家庭,回归社会。

1. 康复病房工作流程　康复病房作为医院康复的综合康复工作平台,一般拥有一支专业化的康复团队,其团队成员分工较细,专业技术水平较高,有着较强康复诊疗实力,康复对象大多是病情不稳定、功能障碍较重的患者。患者从入院到出院按照康复规律进行工作,其康复流程见图1-1。即患者入院后,首先由康复医师通过问诊、体格检查进行信息采集,了解患者的一般情况、全身状况、心理状态、认知能力等。然后建立病案,成立康复工作组。随后,对患者进行功能评定(即初期评定),掌握患者功能障碍程度、致残原因、残存功能和康复潜力等信息;根据评定结果,预测患者康复预后情况;召集康复工作组成员共同拟定行之有效的个性化康复治疗方案,确定短期和长期治疗目标;组实施系统化的康复治疗。康复治疗到一定阶段后,组织康复工作组成员,再次对患者进行功能评定(即中期评定),评定前期治疗效果,修改短期康复目标,调整康复治疗计划,完善现有康复治疗方案,然后继续进行康复治疗。如此循环往复,直至患者恢复或达到最佳功能状态。治疗结束后,再次对患者进行一次全面的康复功能评定(即末期评定),确定患者能否出院及今后的去向。功能恢复到可以从事某种职业时即回归社会,能够达到生活自理程度则回归家庭。另有部分患者病情稳定后,则需要转入康复门诊或社区继续进行康复治疗,以节省医院有限的康复医疗资源和减轻家庭经济负担。

2. 康复门诊工作流程　康复门诊与康复病房都属于医院康复,即机构康复。相对于康复病房的工作对象,康复门诊大多是功能障碍相对较轻、病情稳定、不需住院治疗的患者,或者是住院患者好转出院后转入门诊康复的患者。门诊康复工作流程与康复病房工作流程的区别就在于患者不需要住院,其他工作内容和程序相同。

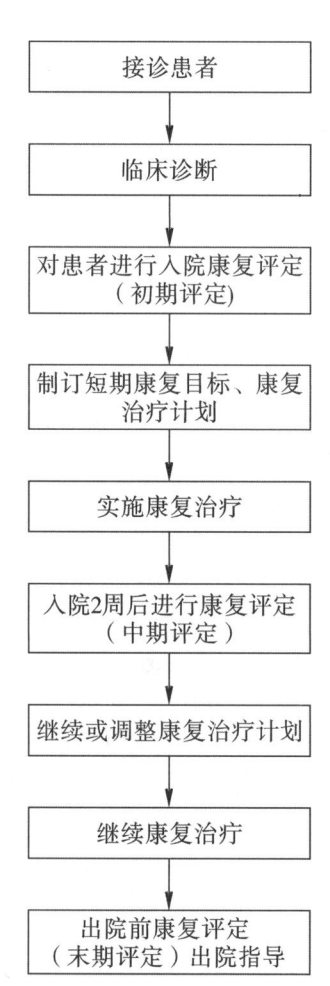

图1-1　康复病房治疗工作流程

3. 社区康复工作流程　社区康复工作的层次在社区，主要依靠社区的人力、物力、财力开展康复服务。相比医院康复，社区康复的内容则更为全面，主要包括患者的躯体、精神、心理、教育、职业、社会生活等方面的训练，其主要特点为患者及家属主动参与制订和实施康复训练计划。社区康复的主要服务对象是残疾人、老年人、有功能障碍的慢性病患者、有康复需求的社区人群等。因此，社区康复工作需要政府领导、多部门配合，明确部门职责，实行目标管理，社会广泛参与、各司其职、共同推进。社区康复的各项计划和服务是否能切实落实，直接关系到残疾人和其他康复对象能否得到全面有效的康复服务。做好社区康复训练与服务，关键在于把握好各项工作环节和衔接，有序地开展工作。社区康复工作流程见图1-2。

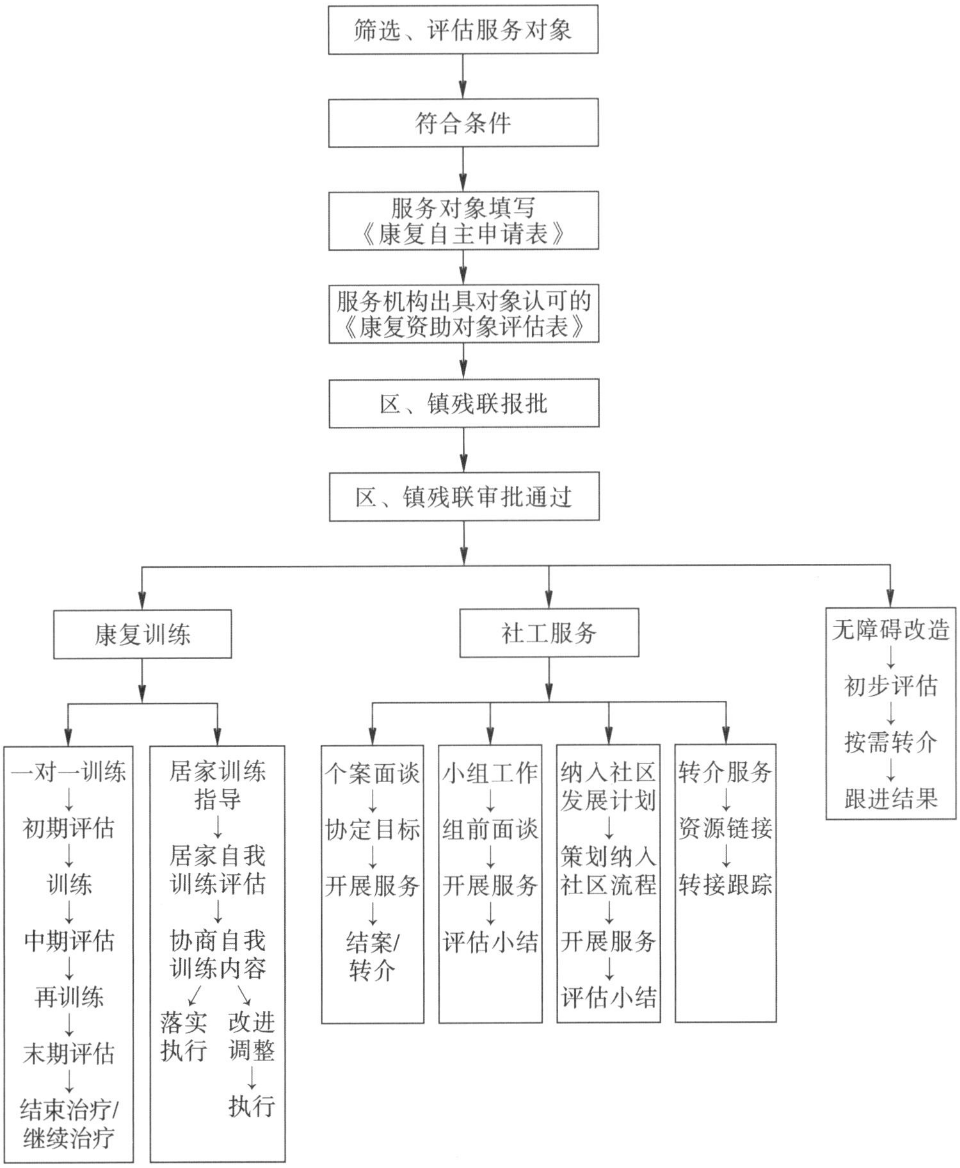

图1-2　社区康复工作流程

4. 康复临床工作路径　临床路径的建立是现代医院质量管理的一种手段，也是医院内部多学科合作的结果。康复医学在我国尚处于发展阶段，此项工作尚未大面积开展。保障康复医疗质量不仅需要强有力的科室管理制度做保障，更需要有一套完善的临床操作规范做后盾。为了促进学科的发展,与国际接轨,建立康复常见疾病的临床路径非常重要。对于康复医学病房或中心的治疗质量管理,临床路径的制订尤其重要。建立康复临床路径既可以提高康复医疗质量,又可以控制康复医疗成本,从而提高患者的满意度。

五、康复专业人员的工作职责

(一)康复医师

康复医师主要负责康复医学科的全面工作。其具体职责如下。

(1)接诊患者,收集病史,完成体格检查,查房或会诊,经功能评定后,开具康复医嘱。制订进一步检查、观察及康复治疗计划等。

(2)康复团队负责人,负责指导、监督、协调各部门开展康复治疗工作。

(3)主持召开病例讨论会、出院前病例分析总结会。

(二)康复护士

康复护士主要负责住院患者的临床康复护理工作。其具体职责如下。

(1)执行基本护理和康复护理任务:①生命体征监测。②体位护理。③膀胱护理。④两便护理(控制排便训练等)。⑤压疮护理。⑥心理支持。⑦配合康复治疗师,对患者进行适当的床边物理治疗、作业治疗(尤其是日常生活活动能力、体位转移训练)和言语治疗等。⑧指导患者使用轮椅、假肢、矫形器、自助器具。

(2)做好患者及家属与医护人员、治疗师、工作单位及社区之间的桥梁与纽带作用,代表患者及家属向相关部门表达心中诉求。

(3)保持康复病区的整齐、清洁、安静与秩序,为患者营造良好的生理、心理康复环境。

(4)对患者及家属进行康复知识的宣传与教育。

(三)物理治疗师

物理治疗师(physical therapist,physiotherapist,PT)主要负责患者肢体运动功能的评定与训练,特别是对神经肌肉、骨关节和心肺功能的评定与训练。制订和执行物理治疗计划。其具体职责如下。

(1)进行运动功能评定与训练:如对肌力、关节运动范围、平衡能力、体位转移能力、步行能力及步态的评定与训练。

(2)指导患者进行矫正体操、医疗体操,提高神经肌肉、骨关节等的运动功能,调整内脏功能和心理状态。

(3)为患者进行电疗、光疗、水疗、热疗、冷疗、磁疗、超声波等物理因子治疗及生物反馈治疗。

(4)书写物理治疗文书,定期向主管医师反馈治疗效果,并提出修改或维持治疗计划的意见或建议。

(5)对患者及家属进行康复知识的宣传与教育。

(四)作业治疗师

作业治疗师(occupational therapist)主要训练患者通过进行有目的的作业活动,改善或提高其生活自理、学习和职业工作能力。对不同类型的残障患者,则要教会其使用各种辅助器具,帮助其改造居住或工作环境,以减轻其回归家庭、回归社会的障碍。其具体职责如下。

(1)进行功能评定与训练:①感觉及知觉。②认知能力。③日常生活活动能力。④家务劳动。⑤职业能力等的评定与训练。

(2)训练患者熟练使用各种辅助器具,如轮椅、矫形器、支具等。

(3) 对患者的训练场所、居住环境、工作环境等,提出改造意见。

(4) 书写作业治疗文书,定期向主管医师反馈治疗效果,并提出修改或维持治疗计划的意见或建议。

(5) 对患者及家属进行康复知识的宣传与教育。

(五) 言语治疗师

言语治疗师(speech therapist, ST)主要对有言语障碍的患者进行评定与训练,以改善其发音、言语沟通与交流能力。其具体职责如下。

(1) 对构音障碍、失语症、语言发育迟缓、口吃和吞咽障碍患者进行构音、语音、听力、吞咽等功能评定与训练。

(2) 对因各种先天性或手术后所引起的言语障碍患者进行言语能力的训练。

(3) 训练患者使用非语音性语言沟通器具。

(4) 书写言语治疗文书,定期向主管医师反馈治疗效果,并提出修改或维持治疗计划的意见或建议。

(5) 对患者及家属进行言语康复知识的宣传与教育。

(六) 假肢及矫形器师

假肢及矫形器师(prosthetist & orthotist, P&O)的具体职责如下。

(1) 对患者进行肢体测量及功能评定,并制订假肢与矫形器制作处方。

(2) 根据处方制作假肢或矫形器。

(3) 对患者使用的假肢或矫形器,进行检查、适配和训练,对使用的假肢或矫形器进一步修整。

(4) 指导患者正确使用和保养假肢及矫形器。

(5) 对安装假肢或矫形器的患者,进行定期随访,并做好记录。

(6) 对患者及家属进行有关假肢及矫形器使用和保养的专业知识宣传与教育。

(七) 心理治疗师

心理治疗师(psychologist)为康复患者提供必要的心理援助,以促进患者全面康复。其具体职责如下。

(1) 进行临床心理测验与评估,如人格测验、智力测验、精神状态评定、职业适应性测验等。

(2) 根据心理测验结果,从心理学角度对患者的心理功能进行评定,为治疗计划提供诊断及治疗意见。

(3) 为患者进行心理咨询及心理治疗。

(4) 书写心理评定与治疗文书,定期向主管医师反馈心理咨询及治疗效果,并提出修改或维持治疗计划的意见或建议。

(八) 文体治疗师

文体治疗师(recreational therapist, RT)通过组织患者(特别是老人、儿童残疾者)参加适当的文体活动,促进身心康复并重返社会。具体职责如下。

(1) 了解和评定患者的生活方式、业余爱好、兴趣、社交能力、情绪行为等特点后,制订文体活动治疗计划。

(2) 组织患者参加对身心功能有治疗意义的文娱活动,如游戏、文艺表演、音乐欣赏、书法、电影欣赏等,以缓解患者紧张、焦虑、抑郁和自卑的心情。

(3) 组织患者参加治疗性体育活动,如乒乓球、羽毛球、轮椅篮球、台球、游泳、划船等,缓解患者疼痛,提高心肺功能和代谢功能,增强自信心。

(4) 组织患者参加有趣的或有意义的社交活动,如旅行、摄影、写生、骑车、爬山、节日庆典及大型聚会等,提高个人素养,培养同理心,促进与社会的融合。

(5) 指导患者建立均衡、健康的生活方式与习惯。

(九)职业咨询师

职业咨询师是促进患者职业康复的专业技术人员。其具体职责如下。

(1) 了解和评定患者的职业基础、职业兴趣和现有职业能力。

(2) 为有就业需求或须改换职业的患者,提供职业信息和政策咨询。

(3) 对患者进行求职技能训练,如开设讲座,指导书写求职简历、面试技巧、面试注意事项,并进行有关工作态度、工作纪律等方面的辅导与训练。

(4) 联系职业培训中心、民政部门、残联、特殊行业及领域,为患者提供就业信息,沟通就业渠道。

(十)社会工作者

社会工作者是一类参与或促进患者社会康复的工作人员的总称。其具体职责如下。

(1) 了解患者的生活方式、家庭与婚姻状况、经济情况、教育情况、社区环境及社会资助系统的完善性,评定其在回归社会的过程中亟待解决的困难与问题,并根据国家政策与法律规定,帮助解决其实际困难。

(2) 向患者征询意见,了解其对社会康复的愿望和要求,共同探讨如何在出院后能快速适应家庭生活和回归社会。对有思想顾虑和态度障碍的患者,进行解释、鼓励和说服。同时对其家属也需做同样的征询、解释和说服工作,请其配合医护人员做好接收患者的准备工作。

(3) 帮助患者落实与家庭、工作单位、街道、社区、民政、残联等部门及有关社会团体之间的联系,争取得到社会的支持,并解决其一些困难问题,为患者回归家庭、回归社会创造必要的条件。

六、康复专业人员培训及资质认证

(一)我国康复治疗师资质认证发展现状

康复治疗师是实施康复医疗服务的主要技术载体,也是构成我国康复医学专业队伍的主要力量。一个国家康复医学水平的高低,在很大程度上取决于康复治疗师的学历层次、专业技能和综合素质。而康复治疗师的资质认证、执业立法、执业注册和职称序列制度的制定和实施,则是康复治疗专业乃至康复医学走向成熟的重要基础和前提。

但我国缺乏相关政策的管理办法,国家医疗卫生专业技术岗位中尚无康复治疗师这一专业职务系列,其资格考试和执业注册被纳入"技师"体系,统称为"康复技师",这在国际康复医学界已成为我国独有的现象。康复治疗师需要具备较强的创造性思维、专项业务技能,以及熟练应对各种复杂临床问题的职业素养,与传统意义上的"技师"在能力要求上有着本质的不同。因此,在国外发达国家及我国港澳台地区都极为重视康复治疗师的地位和作用,在2000年以前就已经出台了关于康复治疗师的相关法律法规,制定了系统、规范的能力考核、资质认定和职业注册制度。我国则是由于在康复治疗师立法方面的滞后,特别是执业注册制度上未完成与国际标准的接轨,导致了以"技师"身份面世的我国康复治疗从业人员,在职称晋升、权益保障、国内外学术交流活动中处于十分尴尬的境地,在一定程度上伤害了我国康复治疗从业人员的职业自尊。因此,尽快制定《康复治疗师条例》《康复治疗师岗位从业认证管理办法》等相关政策,对于进一步壮大、稳定和规范康复治疗师队伍,促进我国康复医学事业的迅速发展具有重要的意义。

(二)我国康复治疗师资质认证发展历程

1. 起步阶段(2000—2010年)　2000年以前康复治疗师资质认证在我国还是空白,经我国康复医学界各位专家在2000—2010年的不懈努力和呼吁,逐步引起政府重视,并组织开展了康复治疗师资质认证的前期工作。

2. 探索阶段(2010—2019年)　2010年8月,原卫生部医政司委托中国康复医学会起草了康复治疗师准入管理方案,内容主要包括:准入条件(学历、工作经验等)、准入方式、执业规则考核、培训以及法律责任等。我国在康复治疗师资质认证的道路上迈出了重要的一步。

2013年6月,在广州中山大学孙逸仙纪念医院举行了全国康复治疗师岗位资质认定考核论证会。会议主要围绕全国康复治疗师岗位资质认定考核的必要性和紧迫性、康复治疗师资质认定的考核管理条例、专家委员会管理办法、技能操作考核方案等问题,进行了广泛而深入的讨论,并达成以下主要共识:①建议采用符合学科发展需求并与国际接轨的亚专业考核的方式,即将物理治疗师、作业治疗师及言语治疗师分开考核,不采用比较模糊的康复治疗师考核体系。②建议资质认定考核的对象,是已经通过全国"康复医学技术士(师)"资格证书考核的康复治疗专业人群,以临床技能考核为主要内容。对2003年及以前通过全国康复治疗师或主管康复治疗师理论考核者,1998年及以前开始从事康复治疗各专业工作且已经获得主管技师或以上职称者实行免考政策,但需要向全国康复治疗师岗位资质认定办公室提出申请,获批后予以颁发资质认定证书。③建议先在全国选取2~3个省作为试点运行,然后逐步开放全国更多的培训考核中心。

2013年11月,在上海华东师范大学召开了言语语言治疗师岗位资质认定考核论证会,共有来自医疗、教育、残联和民政系统的相关专家,以及来自美国、中国香港等地区代表50余人出席。

2014年3月,全国物理治疗师岗位资质认证考核专家委员会和督导委员会在广州成立,会上确定了中国物理治疗师资质认证考核管理办法、考核基地标准。考察并确定广东省工伤康复医院作为我国第一个试点考核基地,同时起草了广东省物理治疗师规范化培训方案,其方案借鉴了国家医师规范化培训的相关要求。初步设计了两年的规范化培训方案,内容包括神经物理治疗、骨科物理治疗、骨关节肌肉系统物理治疗、心肺物理治疗、儿童物理治疗及其他的物理治疗。

2016年4月,中国康复治疗国际化教育物理治疗学专家委员会组织开展了物理治疗师网络课程培训,由世界物理治疗师联盟(WCPT)提供学习幻灯片和学习资源。同时在全国设立了18个考站,级别同国家级考试。通过考核的物理治疗师,可申请WCPT进行认证。

3. 发展阶段(2020年至今)　2020年5月,四川省康复治疗师协会修订完成《四川省康复治疗师岗位从业认证管理办法》,同年面向全省已注册为四川省康复治疗师协会的个人会员,依法考取国家卫生技术资格的康复治疗师,开展从业认证工作。认证包括岗位类别、岗位级别、从业范围、从业地点和从业单位5项内容。①岗位类别:康复治疗师、物理治疗师、作业治疗师、言语治疗师、心理康复治疗师和假肢矫形师等。②岗位级别:初士级、初师级、主管级、副主任级、主任级资格或职称。③从业范围:康复治疗、物理治疗、作业治疗、言语治疗、心理康复治疗、假肢矫形治疗等。同时对以下两类情况做了特别说明:对于2015年7月23日前,获得假肢与矫形器制作师执业资格证书和/或假肢与矫形器制作师执业证书者;2017年9月12日前,获得心理咨询师资格证书者,可提供相关证明材料直接申请认证假肢矫形师或心理康复治疗师。

(三)我国康复治疗师资质认证面临的困难

1. 康复治疗师资格认证标准和执业注册制度亟待建立　岗位准入标准缺失导致从业人员成分复杂,专业素质参差不齐,技术水平和服务能力受到制约,医疗安全存在隐患。执业资格难以界定也是康复医学资源调查数据处理的最大难点。

2. 人才培养和专业发展缺少法律保障和政策依据　由于我国相关法律法规与制度建设滞后,导致岗位认证标准和执业注册制度遥遥无期,康复治疗师仍无法取得合法的身份;康复国际化进程发展缓慢,分专业培养与国际接轨困难重重;相当部分从业人员缺乏职业认同感,专业队伍存在不稳定因素。尽管2021年教育部颁布了高等学校康复治疗学教学质量标准和康复治疗技术专业教学标准,对专业名称、培养目标与规格、课程设置、师资要求、教学条件等内容提出了统一要求,但在贯彻落实和重视程度上还有待加强。

3. 相关方面存在认知局限导致理解上的偏见　在社会上,因受专业知识和自身认知限制,人们普遍认为康复治疗师就是技师人员,是一个技术工种,所谓的康复治疗就是搞推拿、按摩和理疗的,与养生保健无异。认为康复医学科属于医技科室或边缘科室,在医疗上仅起到一个辅助作用,可有可无。思想认识不到位。

4. 从业人员自身存在能力差距和结构性短板　目前,从业队伍人员成分复杂,起点偏低,高学历、高职称、高素质人才相对缺乏;前瞻性创新思维和创造力不足,与境外同行差距较大;伤病急性期康复干预能力较低,综合素养有待加强;部分专业方向,如心理治疗、支具制作、言语治疗等专项技术人才缺乏。

(四)我国康复治疗师资质认证发展前景

康复治疗教育是学科可持续发展的基础,分专业教学、分层次培养是发展方向,岗位认证是学科与国际接轨的必然途径,国际化与本土化相结合是特色,如在国家级层面上,与国际接轨,进行分专业考核(PT、OT、ST、P&O);省级层面上坚持中国特色,培养一专多能的康复治疗师。

目前,我国康复治疗师岗位资质认证途径有两种:一是高等院校康复治疗学专业接受国际组织的资质认定,由中国康复医学会康复医学教育专业委员会负责向前推进;二是对在职人员进行岗位资质认定,由中国康复医学会康复治疗专业委员会开展落实,未来将由相应的康复治疗师考核认证专委会负责。

康复医学是以研究解决功能障碍为核心,以提高伤、病、残人士生存质量并最大限度地恢复和改善其生活能力为服务宗旨的医学学科,是当今国际医学科学发展的大趋势,也是人类文明和社会进步的主要标志之一。它对于彰显社会公平和服务于和谐社会的建设具有十分重要的意义。

本章小结

康复是综合、协调地应用医学的、教育的、职业的、社会的、工程的等各种手段,减少病伤残者的身、心、社会功能障碍,以发挥其身体解剖的最高潜能,使病伤残者能重返社会,提高生活质量。康复医学是医学的一个重要分支,是研究和实施功能障碍的预防、评定和治疗,促进病伤残者功能恢复的医学学科。由康复基础学、残疾学、康复评定学和康复治疗学4部分知识内容构成。与预防医学、临床医学和保健医学共同构成"四大医学"体系。康复医学具有相对独立的理论,以及相对独立的评定与治疗方法,主要着眼点在于不仅要保存病伤残者的生命,而且还要尽量恢复其功能,提高其生活素质,重返社会,过有意义的生活。

(薛秀琍)

练习题

以下每道题下面有A、B、C、D、E五个备选答案,请从中选择一个最佳答案,并将相应字母填入题干后的括号内。

1. 康复医学是一门研究残疾人及患者康复的医学应用学科,其治疗手段可以概括为(　　)
　　A. 物理疗法　　　　　　B. 运动治疗　　　　　　C. 康复护理
　　D. 综合措施　　　　　　E. 心理咨询

2. 康复的对象最主要是指( )
   A. 急症患者　　　　　　B. 病情稳定者　　　　　　C. 病愈后的患者
   D. 功能障碍者　　　　　E. 慢性病患者

3. 下列哪项不符合医疗康复的内涵( )
   A. 心理治疗　　　　　　B. 言语治疗　　　　　　　C. 环境改造
   D. 理疗　　　　　　　　E. 日常生活活动训练

4. 康复的最终目标不包括( )
   A. 疾病痊愈出院　　　　B. 功能恢复　　　　　　　C. 提高生活质量
   D. 重获就业　　　　　　E. 回归家庭和社会

5. 康复医学的基本原则,下列哪项除外( )
   A. 功能训练　　　　　　B. 全面康复　　　　　　　C. 及早评定
   D. 回归社会　　　　　　E. 疾病愈合

6. 以下不是康复功能评定内容的是( )
   A. 躯体功能　　　　　　B. 步态分析　　　　　　　C. 听力测试
   D. 电生理学　　　　　　E. 心肺功能

7. 关于康复团队,以下说法错误的是( )
   A. 康复团队模式指多学科和多专业合作,共同致力于患者功能康复的工作模式
   B. 团队由学科内团队和学科间团队组成
   C. 神经内科与康复医学科一起组成的团队属于学科间团队
   D. 康复治疗师、康复护士、康复医师等组成的团队属于学科内团队
   E. 团队会议一般由康复医师召集,由学科间团队成员参与,从各自专业角度讨论患者的主要功能障碍、治疗情况和下一步治疗计划等

8. 下列有关心理康复的说法不正确的是( )
   A. 目的是消除或缓解来访者的心理问题或障碍
   B. 运用心理治疗的有关理论和技术对患者进行治疗
   C. 能够促进患者的人格向健康、协调的方向发展
   D. 任何治疗者均可对患者进行心理治疗
   E. 建立在良好的治疗关系基础上

9. 作业治疗师在临床治疗中,应采用以下哪项评估方法( )
   A. 任务分析　　　　　　B. 活动分析　　　　　　　C. 手功能评估
   D. 关节活动度评估　　　E. 活动分析和运动功能评估

10. 康复工程是现代生物医学工程的一个重要分支,哪项除外( )
    A. 利用现代工程技术　　B. 对健全人进行测量和评估
    C. 按照代偿或适应的原则　D. 设计和生产出能减轻残疾人的残疾产品
    E. 设计和生产出能改善残疾人独立生活能力的产品

第二章 流行病学

> ★教学目标
> 1. 掌握:流行病学的基本概念;流行病学的研究方法;疾病预防与康复。
> 2. 熟悉:流行病学的原理与作用;疾病(或残疾)的监测。
> 3. 了解:流行病学的意义;疾病病因与影响流行的因素;残疾人概况及分布特征。
> 4. 能力目标:能够运用流行病学的基础理论和研究方法,对影响残疾程度等各种环境因素进行改造和适应;能对慢性病等疾病的发病、进展、转归及所致功能障碍等影响因素进行监测;能提出具体的预防或控制的对策与措施或相应的卫生政策建议。

第一节 流行病学的意义及基本概念

一、流行病学的基本概念

(一)流行病学与临床流行病学

流行病学是研究疾病、健康和卫生事件的分布及其决定因素,通过研究提出合理的预防保健对策和措施,并评价这些对策和措施的效果。流行病学一般经历 3 个阶段:第一阶段是"揭示现象",即揭示疾病流行或分布的现象;第二阶段是"寻找原因",即从分析现象入手找出流行与分布的规律和原因;第三阶段是"探求对策",即利用揭示到的现象和寻找到的原因,制订预防或控制的策略与措施。临床流行病学是将现代流行病学及生物统计学的原理和方法有机地与临床医学相结合,研究患病群体的疾病自然史、诊断方法和治疗效果评价的交叉学科。它发展和丰富了临床研究的方法学,从而深化了对疾病发生、发展和转归的整体规律的认识,提高了对疾病的诊断和治疗水平。作为预防医学主导学科的流行病学,与基础医学、预防医学、康复医学有着密切的关系,它们互相影响、互相渗透、互相促进、共同发展。

(二)疾病频率常用的测量指标

1. 发病率 是指在一定期间内、一定人群中某病新病例出现的频率,即在一段时间内人群中出现的新病例数。发病率可以用下面公式表示。

发病率=一定期间内某人群中某病新病例数/同时期暴露人口数×100%

计算发病率时,可根据研究的病种及研究的问题特点来选择时间单位。一般多以年为时间单位,常用 10 万分率来表示。在上述公式中,分子是表示一定期间内的新发病人数。若在观察期间内一个人多次患病时,则应多次计为新发病例数。对发病时间难以确定的一些疾病可将初次诊断时间作为发病时间。分母中所确定的暴露人口是指可能会发生该病的人群。但在实际工作中,描述某些地区的某病发病率时,分母多用该地区该时间内的平均人口。在流行病学中,发病率可用作描述疾病的分布,通过比较某种疾病不同人群的发病率来探讨发病因素,提出病因假说,评价预防、干预措施的效果。发病率的准确度受很多因素的影响,如报告制度不健全、漏报、诊断水平不高等,在比较不同地区人群的发病率时,应考虑年龄、性别构成不同,应进行发病率的标化。

2. 患病率　指在一定时间内,如1年,或特定时点,人群中的患者数。发病率说明疾病的发生情况,患病率说明疾病的存在情况。发病意味着新发的患者,患病意味着全部的患者。和急性医疗服务相比,残疾服务计划相对更关注患病率。患病率通常用来表示病程较长的慢性病的发生或流行情况。病程延长、未治愈的寿命延长、新病例增加、病例迁入、健康者迁出、诊断水平提高以及报告率提高等均可使患病率提高。

3. 感染率　是指在某个时间内所检查的人群样本中,某病现有感染者人数所占的比例。其性质与患病率相似。

4. 续发率　指在某些传染病最短潜伏期到最长潜伏期之间,易感接触者中发病的人数占所有易感接触者总数的百分率。

续发率＝一个潜伏期内易感接触者中发病人数/易感接触者总人数×100%

5. 病残率　指在一定人群中,在一定期间内每百(千、万、十万)人中实际存在的病残人数。可说明病残在人群中发生的频率,也可对人群中严重危害健康的任何具体病残进行单项统计。

6. 死亡率　表示在一定期间内,在一定人群中,死于某病的频率,是测量人群死亡危险最常用的指标。

死亡率＝某期间内(因某病)死亡总数/同期平均人口数×100%

死亡率是用于衡量某一时期、一个地区人群死亡危险性大小的指标,既可反映一个地区不同时期人群的健康状况和卫生保健工作的水平,也可为该地区卫生保健工作的需求和规划提供科学依据。

7. 病死率　是表示一定时期内(通常为1年),患某病的全部患者中因该病死亡者的比例。

病死率＝某时期内因某病死亡人数/同期患某病的患者数×100%

病死率是表示确诊疾病的死亡概率,它可表明疾病的严重程度,也可反映医疗水平和诊断能力,通常多用于急性传染病,较少用于慢性病。

8. 生存率　是指在接受某种治疗的患者或患某病的人中,经若干年随访(通常为1、3、5年)后,尚存活的患者数所占的比例。

生存率＝随访满 n 年尚存活的病例数/随访满 n 年的病例数×100%

该指标反映了疾病对生命的危害程度,可用于评价某些病程较长疾病的远期疗效。在某些慢性病、癌、心血管疾病等的研究中常常被应用。

9. 累积死亡(发病)率　是指在一定时间内死亡(发病)人数占某确定人群中的比例,多用百分率来表示。通常说明在某一年龄以前死于恶性肿瘤的累积概率的大小,有时累积死亡率由各年龄死亡率相加获得。

(三)疾病流行强度及相关概念

疾病流行强度是指某种疾病在某地区一定时期内某人群中,发病数量的变化及其各病例间的联系程度。常用散发、暴发及流行表示。

1. 散发　是指发病率呈历年的一般水平,各病例之间在发病时间和发病地点方面无明显联系,呈散在发生或零星出现。

2. 暴发　是指在一个局部地区或集体单位中,短时间内突然出现许多相似的患者。大多数患者具相同的传染源或传播途径,且在该病的最长潜伏期内发病,如托幼机构的麻疹、集体食堂的食物中毒暴发等。

3. 流行　是指某病在某地区、某时间内的发病率显著超过历年该病的散发发病率水平。流行的判定应根据不同病种、不同时期、不同历史情况进行。

二、流行病学的原理与作用

1. 疾病分布原理　疾病分布原理是流行病学的基本原理之一,研究疾病在人群中的表现形式。根据分布特点,探讨疾病和残疾发生或流行的规律,为疾病和残疾的预防对策或措施的制定提供依据。疾病是指包括康复医学在内所涉及的所有疾病和功能障碍。分布涉及疾病的流行、暴发和个案病例,包括疾病的流行状态、流行过程,以及相对静止的非流行状态。

2. 病因论与因果推断　医学早期,病原微生物导致人类疾病的发生、发展形成了人类疾病发生的特异性单病因理论。随着对病发生及流行理论认识的不断深入,以及流行病学研究范围的扩展,特别是随着医学模式的不断转变,人们逐渐发现导致疾病发生的多因素,特别是还包括个体本身如遗传,以及环境影响等,因而形成了当代的复杂疾病病因概念。随着疾病病因理论的不断发展,逐渐形成了当代流行病学病因研究与疾病控制的因果判断标准。

3. 疾病控制与健康对策　随着医学技术和手段的不断进步,对急、慢性疾病以及残疾的发生、流行及其控制的研究和探讨,逐渐形成并完善了三级预防的概念。流行病学的作用还体现在对相关的公共卫生政策的影响上。流行病学可以为决策者提供制定正确政策的依据,也可根据对相关问题的研究结果向决策者提出具体的政策建议。

三、流行病学的意义

从事康复医学的工作者为什么要求具有良好的流行病学知识呢? 因为残疾的流行病学调查是为定防治残疾的策略提供科学依据的。残疾人遍布全球,数量很大。残疾,特别是严重残疾,对本人、家庭和社会都造成各种严重的影响和后果,但残疾是可以预防的,并且通过有效的干预手段可以得减轻和控制。1976年世界卫生组织指出,使用现有的技术可以使至少50%的残疾得以控制或延迟发生。

疾病的预防分3个等级。一级预防是指针对原发性残疾的病因所采取的预防措施,其措施主要针对各种致残因素,包括优生优育、严禁近亲结婚、加强遗传咨询、产前检查、孕期及围生期保健;预防接种,积极防治老年病、慢性病;合理营养;合理用药;防止意外事故;加强卫生宣教、注意精神卫生等。二级预防是指减轻或逆转由残损造成的原发性残疾的措施。残损、残疾的早期发现、早期治疗是关键,可以通过适当的功能训练、药物和手术(如创伤、骨折、白内障手术等)达到预防的目的。三级预防是指预防发生继发性残疾的各种措施,主要措施包括物理治疗、作业治疗、心理治疗、言语治疗以及假肢、矫形器、辅助器具、轮椅等。教育康复、职业康复、社会康复等也有重要价值。残障是康复治疗中最困难、最难评测的领域,但残障也不是不可避免的,也不是残损和残疾的必然结果。事实上,残障是产生于残损和残疾与其他外界因素的相互作用,如家庭环境、工作关系、人际关系等。残障受环境和个体差异的影响,如社会对残疾人的态度,以及文化、社会价值和期望的影响。另外,有的残疾人可能残疾严重,但对自己的生活方式很满意,相反有的残疾者残疾较轻却可能无法生存。应用现代流行病学知识可以进行疾病或功能障碍病因的深入研究。

四、流行病学的研究方法

(一)按设计特点分类

流行病学研究方法的类型按设计特点一般分为4类,即描述性研究、分析性研究、实验性研究与理论性研究。这也是流行病学研究方法的基本类型。

1. **描述性研究** 主要包括现况研究、筛检和生态学研究。
2. **分析性研究** 主要包括病例对照研究和队列研究。
3. **实验性研究** 主要包括临床试验、现场试验、社区干预试验和整群随机试验。
4. **理论性研究** 主要包括理论流行病学（如流行病学数学模型），以及流行病学方法研究。

相对于实验性研究与理论性研究，描述性研究与分析性研究通常被称为观察性研究或观察法。因为在这两类研究中，研究者均不能控制研究的条件（如暴露因素），仅根据研究对象的实际情况进行观察研究。

（二）按基本研究方法分类

目前也有将流行病学的基本研究方法分为3类的，即观察性研究、实验性研究与理论性研究。

1. **观察性研究** 流行病学是在人群中进行研究的，由于伦理和资源的限制，研究者不能或无法全部掌控研究对象的暴露或其他条件，因此大多情况下只能进行观察性研究。观察性研究是探讨结局与疾病危险性之间的联系，包括描述性研究（描述疾病的频率和模式）以及分析性研究（研究疾病的决定因素和危险性）。观察法是流行病学研究的基本方法。观察性研究常用的方法包括现状调查、生态学研究、队列研究、病例对照研究。

（1）现状调查：是在一个时间点或短时间内对某一人群中的疾病或健康状况进行调查，研究其分布特征，以及人群与疾病或健康之间的关系的一种描述性研究方法。从时间上看，它是在某一特定的时间点进行的，这个时间点犹如一个时间断面，故又称为横断面研究。

（2）生态学研究：是在群体水平上研究某种因素与疾病之间的关系，通过描述不同人群中某种因素的暴露状况与疾病的发生频率，分析暴露因素与疾病之间的关系。生态学研究资料的收集，是以群体为单位的，研究的人群可以是一个学校、一个班级、一个工厂，也可以是一个区域的整体人群，群体水平是生态学研究的基本特征。

（3）队列研究：将一个范围明确的人群按照暴露因素的有无或暴露程度的不同分为不同的亚组，直接观察不同亚组人群间在发病率或死亡率结局方面的差异，从而探讨危险因素与所观察结局的关系的分析性研究方法。主要用于验证和确定病因假设的一种研究方法。又称定群研究。

（4）病例对照研究：是从研究人群中选择一定数量的某病患者作为病例组，然后在同一人群中选择一定数量的非某病患者作为对照组，比较病例组与对照组两组不同人群既往某些暴露因素出现的频率，从而分析这些因素与疾病的联系。病例对照研究是一种回顾性研究，是一种由结果探索病因的分析性研究方法。

2. **实验性研究** 又称干预试验，其基本特征是研究者在一定程度上掌握实验的条件，主动给予研究对象某种干预措施，通过比较人为给予干预措施后的实验组人群与对照组人群的结局，判断干预措施的效果。实验性研究也是流行病学研究的基本方法。实验性研究的常用方法包括临床试验、现场试验和社区试验。

（1）临床试验：是以患者为主要研究对象的研究。是指在人为条件控制下，将特定人群作为受试对象，以发现和证实干预措施（药物或其他特殊疗法）对特定疾病防治的有效性和安全性的实验性研究方法。

（2）现场试验：将研究对象分为两组，一组给予干预措施的作为实验组，一组不给予干预措施的作为对照组，经过一定时间的观察后，比较两组对象中所发生的结局有无差异，从而判定干预措施的效果。现场试验中接受某种预防措施的单位一定是个人，而不是群体。现场试验中的研究对象可以为未患病的健康人群，也可以为高危人群中的个体。研究对象必须到"现场"，如社区、街道、部队或学校进行调查。疫苗接种是以个体为单位的现场试验。

（3）社区试验：也称社区干预试验，是以整体社区人群或某一人群的各个亚人群作为干预对象的实验研究。常用于对某种预防措施或方法的效果进行评价。饮用水加氟预防龋齿是针对水厂供水区域的整个社区人群而不是个体,因此属于社区试验。

3. 理论性研究　有学者将理论流行病学也称作数学流行病学。它利用流行病学调查所得到的数据建立有关的数学模型,或用电子计算机仿真进行理论研究。

第二节　流行病学在康复中的应用

一、疾病预防与全面康复

1. 疾病(或残疾)预防控制的对策与措施　流行病学研究不仅可为一个国家、一个地区疾病控制预防对策与措施的制定提供科学依据,还可凭借流行病学的优势针对具体的病、伤、残或危害,提出具体的预防或控制的对策与措施或相应的卫生政策建议。如根据世界人口的健康保健和疾病的预防,世界卫生组织在其"2000年人人享有卫生保健"战略中,非常注重流行病学的作用,认为流行病学不仅对研究病因和防病手段具有重要作用,还是制定合理的卫生政策的一个重要手段。还比如,以往传统的疾病模式是病因-病理-临床表现,根据临床表现给以临床诊断及临床治疗(主要为手术或药物)的疾病模式。20世纪80年代始,世界卫生组织专家关注这一疾病模式,根据临床系列研究结果发现传统疾病模式并未概括和解决疾病相关的全部问题,还更应考虑疾病的后果:治愈与死亡之外,尚存的残疾和功能障碍问题。因而提出了残疾的ICF分类和三级残疾预防措施。

2. 在全面康复中的作用　全面康复为残疾人提供在躯体、功能、心理、社会等方面进行干预、教育和康复,对影响残疾程度等各种环境因素(社会、政治、经济、政策、法规、组织等)进行改造和适应。流行病学研究可以有助于将患者个人和社会对健康的责任综合起来,以创造更为健康的一种人和环境之间的调节策略,可以促进公众包括残疾人的积极的健康行为,丰富残疾、功能障碍等康复医学知识,创造有利于全面康复的环境,提高人群或个人应对环境和心理压力的能力,从而减少原发性和继发性疾病(包括慢性病、老年病)、伤、残所致功能障碍,提高生活质量。

二、疾病(或残疾)的监测

流行病学对各种疾病,特别是对急性传染病的发生、发展、流行以及干预方法的有效性及控制进行着科学的、有效的监测,如2003年在中国流行的严重急性呼吸综合征(SARS),不仅如此,流行病学还对慢性病,如脑卒中、高血压、糖尿病、冠心病等疾病的发病、进展、转归及所致功能障碍等影响因素进行监测和研究,从而对健康政策的制定、疾病干预和预防的方法与措施提供有力、可靠的证据。例如我国分别于1987年、2006年和2010年对全国残疾人的状况进行抽样调查,了解其残疾分布、程度、分类、致残原因及相关的环境影响因素,通过调查获得了残疾人的致残原因及其变化的数据资料,对于健全残疾防控机制、预防残疾发生、降低残疾人数的增长、提高人口素质具有重要意义。

三、疾病病因与影响流行的因素

许多疾病特别是一些慢性非传染性疾病的病因未明,一些疾病的发生、流行与许多因素有关。探讨疾病病因、阐明与疾病(或健康状况、卫生事件等)发生和流行有关的因素,是控制疾病、促进人类健康的关键所在。流行病学的研究方法具备了解决此类问题的逻辑需要。其方法学特点,如定量测量、偏倚的控制、因果推论方法等,使其对研究疾病病因或危险因素有明显的学科优势。

近年来，我国许多学者对一些慢性非传染性疾病的病因或危险因素进行了大量研究，如高血压、脑卒中、糖尿病以及其他与人们健康有关的问题，如交通事故、人身伤害等，为这些疾病或卫生事件的预防与控制提供了大量的数据，也为康复政策的制定提供重要的参考依据。

第三节　残疾人概况及分布特征

残疾统计作为国情民生统计的重要组成部分，获取高质量的残疾统计数据，对于政策的制定、实施、监测与效果评估都发挥着关键作用。收集我国在国际上可对比的残疾方面数据资料，加强残疾问题研究，不仅是履行国际相关公约的需要，也是贯彻落实党的十九大提出的"发展残疾人事业"重要举措之一。

一、第一次中国全国残疾人抽样调查

我国于 1987 年进行的首次残疾人抽样调查表明：我国约有残疾人 5 164 万人，占总人口的 4.89%，也就是说每 20 人中就有一名是残疾人。据 1996 年的人口数估算，当时全国残疾人总数已达 6 000 万人。1987 年抽样调查结果显示如下。

1. 五类残疾中，听力语言残疾、智力残疾、视力残疾、肢体残疾和精神病残疾的现患率分别为 21.81%、12.68%、10.08%、9.16%、2.47%，以听力语言残疾最高。

2. 乡村残疾的总患病率高于城镇，而不同类型的残疾城乡分布差异有所不同。听力语言残疾、智力残疾和肢体残疾乡村高于城镇，而视力残疾和精神残疾城市高于乡村。

3. 经济、文化和卫生水平较低的地区其残疾人的比例偏高。

4. 残疾人的患病率分布存在明显的年龄差异：听力语言和视力残疾随着年龄的增加而升高，智力残疾在儿童人群中较高，肢体残疾和精神残疾在青壮年人群中较高（表 2-1）。

表 2-1　各类残疾在各年龄段所占的百分比

年龄组/岁	听力语言		智力		肢体		视力		精神病	
	人数	百分比	人数	百分比	人数	百分比	人数	百分比	人数	百分比
0~14	1 738	6.55	8 075	53.00	928	8.21	272	2.41	21	0.72
15~59	10 564	39.84	6 697	43.96	7 047	62.34	4 073	36.04	2 486	85.52
≥60	14 216	53.61	463	3.04	3 330	29.45	6 955	61.55	400	13.76
合计	26 518	100.00	15 235	100.00	11 305	100.00	11 300	100.00	2 907	100.00

从致残时间和原因看，智力残疾（尤其是儿童）以先天致残为主，占 53%；其他各类残疾均为后天致残为主，如肢体、听力语言和视力残疾的后天致残因素均占 60% 以上。先天性致残因素为遗传因素（如先天性白内障、先天性耳聋、垂体性侏儒、呆小病、苯丙酮尿症和唐氏综合征等）、环境因素（如胎儿在子宫中的内环境和出生前及出生时的产科环境）。后天致残因素包括意外伤害、各种致残性感染和疾病、致残性中毒、营养失调和社会心理行为因素等。

二、第二次全国残疾人抽样调查

我国于 2006 年进行了第二次全国残疾抽样调查。通过残疾人抽样调查，进一步了解了中国残

疾人的现实状况,研究分析其变化特征和变动规律,为制订实施国民经济和社会发展计划以及残疾人事业发展规划、确定残疾人小康指标和措施提供可靠的依据。第二次全国残疾人抽样调查是根据世界卫生组织及亚太经社理事会的要求,采用ICF标准,制定新的、规范的残疾评定体系。这个体系所包括的框架、标准和方法,既可以用作第二次全国残疾人抽样调查的"残疾标准",又可以使现行多种残疾、伤残评定标准相互衔接,同时与国际标准接轨。随着工业化发展、环境的变化和人们生活方式的改变,造成残疾的社会的、生产的、遗传的、药物的、环境的因素也出现一些新的变化,所以致残原因的调查是残疾人抽样调查的重要内容。

根据这次调查的目的,调查的样本量的设置首先是要求能够满足推算全国和分城乡残疾人数量、分类别、分级别的残疾人数,以及按人口、社会经济活动指标等分类的残疾人数的需要;其次,调查在全国31个省、自治区、直辖市同时进行,其样本量要求能够基本满足推算省级单位残疾人总数和分类别残疾人数的需要。为满足推算省级单位主要数据的需要,以省级单位为次总体,根据1987年第一次全国残疾人调查资料,按照科学的公式计算出省级单位对各类别残疾人占总人口的比例指标所要求的样本量,再将各类残疾人要求的样本量进行综合分析,取合理、可行和经费允许的样本量。

与第一次全国残疾人抽样调查相比,第二次调查的"残疾标准"在保持延续性的基础上,主要的变化和特点如下。

(1)残疾类别由原来的视力残疾、听力语言残疾、肢体残疾、智力残疾、精神病残疾五类增加为视力残疾、听力残疾、言语残疾、肢体残疾、智力残疾、精神残疾六类,把"听力语言残疾"分列为"听力残疾"和"言语残疾"两类。

(2)名称上的变化,原来的"精神病残疾"改称"精神残疾",原来的"综合残疾"改称"多重残疾"。

(3)应用ICF,与国际接轨。第二次全国残疾人抽样调查的样本量为252万余人,全国抽样比为1.93‰,全国各类残疾人的总数增加为8 502万人。按照国家统计局公布的2005年末全国人口数,推算出此次调查时点的我国总人口数为130 948万人,据此得到2006年4月1日我国残疾人占全国总人口的比例为6.34%。各类残疾人的人数及各占残疾人总人数的比重是:视力残疾1 233万人,占14.86%;听力残疾2 004万人,占24.16%;言语残疾127万人,占1.53%;肢体残疾2 412万人,占29.07%;智力残疾554万人,占6.68%;精神残疾614万人,占7.40%;多重残疾1 352万人,占16.30%。与1987年第一次全国残疾人抽样调查比较,残疾类别结构有如下变动(表2-2)。

表2-2 全国两次各类残疾人口调查比较

分类	第一次(1987年)	第二次(2006年)
全国各类残疾人口占总人口的比例	4.90%	6.34%↑
听力残疾	34.28%	24.16%↓
言语残疾	—	1.53%
智力残疾	19.69%	6.68%↓
肢体残疾	14.62%	29.07%↑
视力残疾	14.62%	14.86%↑
精神残疾	3.76%	7.40%↑
多重残疾	13.03%	16.30%↑

中国两次全国残疾人抽样调查对比显示，全国各类残疾人口总量增加，残疾人口比例上升，残疾类别结构变动。在各类残疾中，听力残疾和智力残疾比率降低，但肢体残疾、视力残疾、精神残疾和多重残疾的比率增加，肢体残疾和精神残疾增加更为明显，超过2倍。影响这一变化的因素有两次调查间人口增长与结构变动、社会与环境变化、残疾标准修订等。更深入的分析有待今后展开。根据第六次全国人口普查我国总人口数及第二次全国残疾人抽样调查我国残疾人占全国总人口的比例和各类残疾人占残疾人总人数的比例，推算2010年末我国残疾人总人数8 502万人。各类残疾人的人数分别为：视力残疾1 263万人；听力残疾2 054万人；言语残疾130万人；肢体残疾2 472万人；智力残疾568万人；精神残疾629万人；多重残疾1 386万人。各残疾等级人数分别为：重度残疾2 518万人；中度和轻度残疾人5 984万人。

三、国外残疾人调查

根据世界卫生组织估计，大约世界上10%的人口即6亿5 000万是残疾人，他们是世界上最大的少数群体，世界卫生组织称残疾人的数量随着人口的增长、医疗的进步以及老龄化在持续增长。根据联合国开发计划署数据显示，80%的残疾人生活在发展中国家。有些国家对残疾人情况进行了调查。如英国人口统计和调查办公室于1988年和1989年调查结果显示，该国共有600万残疾人，大约14%的成年人有残疾。他们把残疾者划分为从1（最轻）到10（最重）的严重等级，并依据《国际残损、残疾与残障分类》（International Classification of Impairments, Disabilities and Handicaps, ICIDH）标准确定了残疾的13个领域（表2-3）。

表2-3 残疾领域和每1 000人口分年龄组估计英国残疾的患病率

残疾类型	年龄组/岁			
	16~59	60~74	75+	全部成人
运动	31	198	496	99
听力	17	100	328	59
个人卫生	18	99	313	57
灵巧	13	78	199	40
视觉	9	56	262	38
智力	20	40	109	34
行为	19	40	152	31
购物	9	54	149	28
交流	12	42	140	27
大小便控制	9	42	147	26
毁容	5	18	27	9
吃、喝和消化	2	12	30	6
意识	5	10	9	5

该调查显示，运动困难是最常见的残疾，在所有年龄组中患病率最高。躯体残疾易与其他类型的残疾一起发生，尤其是感觉残疾。由肌肉骨骼疾病引起的残疾是最严重的，其次是与视觉和听觉有关的问题，神经方面的情况占较少部分，但在较年轻的人群中，严重的残疾主要由于神经疾病。严重残疾与合并多种疾病有关，并且超过60岁的严重残疾易于合并两种或以上的随着年龄增长而

发生率增高的疾病。关节炎和高血压这两种高患病率疾病在60岁或以上的人群中占的比例大于1/4。由于慢性病的数量与老年人口增多有关,因此老年人的康复更易与合并疾病有关,这是老年组与年轻组康复重要的区别之一。

2013年国家发展改革委社会发展司组织开展了社会管理政策赴英培训,中国残联、民政部、全国友协等有关人员参加了培训,就中英两国社会福利和公共服务的做法与经验进行了交流和探讨,据统计英国目前约980万残疾人。2015年美国联邦疾病防治中心公布的调查显示,美国约20%的人身体有残疾,也就是说,5个美国人中,至少有1个是残疾人。这项研究发现,美国残疾人口总数约有5 400万。

本章小结

流行病学是在人类与疾病作斗争的过程中形成和发展起来的一门应用学科,在探索疾病病因、预防控制疾病、制订和评价公共卫生策略措施,以及改善人群健康等诸多方面扮演着重要的角色。主要研究疾病或健康状态的分布,疾病的流行因素与病因,疾病预防与疾病监测,评价疾病的诊疗措施等;指导临床工作研究疾病自然史,疾病控制与健康促进等;促进公众包括残疾人的积极的健康行为,丰富残疾、功能障碍等康复医学知识;创造有利于全面康复的环境;提高人群或个人应对环境和心理压力的能力,从而减少原发性和继发性疾病、伤、残所致功能障碍,提高生活质量。

(薛秀琍)

练习题

以下每道题下面有A、B、C、D、E五个备选答案,请从中选择一个最佳答案,并将相应字母填入题干后的括号内。

1. 我国1987年全国残疾人抽样调查时,仅五类残疾人占人口总数的比例是(　　)
   A. 7.40%　　　　　　　B. 6.68%　　　　　　　C. 6.34%
   D. 4.89%　　　　　　　E. 3.72%

2. 第二次与第一次残疾人抽样调查比较,错误的是(　　)
   A. 残疾人口比例上升　　B. 残疾类别结构改变　　C. 肢体残疾比例下降
   D. 听力残疾比例下降　　E. 智力残疾比例下降

3. 发展中国家致残较多的主要原因不包括(　　)
   A. 营养不良　　　　　　B. 传染病　　　　　　　C. 孕期感染
   D. 产科疾病　　　　　　E. 老年病

4. 一级残疾预防的目的是(　　)
   A. 预防各种损伤或疾病　　B. 防止疾病导致残疾　　C. 预防继发性残疾
   D. 限制或逆转由残损造成的残疾　E. 防止残疾转化为残障

5. 关于流行病学,下列哪种说法是正确的(　　)
   A. 从整体水平认识疾病和健康　　B. 从细胞水平认识疾病和健康
   C. 从群体水平认识疾病和健康　　D. 从个体水平认识疾病和健康
   E. 从分子水平认识疾病和健康

6. 以下哪一项不是流行病学的特征( )
   A. 群体特征　　　　　　　B. 以分布为起点的特征　　　C. 预防为主的特征
   D. 对比的特征　　　　　　E. 以治疗疾病为主的特征

7. 流行病学的研究法,哪项除外( )
   A. 描述流行病学　　　　　B. 分析流行病学　　　　　　C. 理论流行病学
   D. 基础性研究　　　　　　E. 实验流行病学

8. 流行病学与临床医学的区别在于( )
   A. 在群体水平上研究疾病现象　B. 研究疾病的病因学　　　C. 提供诊断依据
   D. 不涉及药物治疗　　　　　　E. 不研究疾病的预后

9. 流行病学研究主要解决的问题是( )
   A. 疾病分布及影响分布的因素　B. 疾病的防制措施　　　　C. 疾病病因
   D. 增进人群健康的策略　　　　E. 以上都包括

10. 如某一种新疗法可防止某疾病死亡,但却不能促使其康复时,那么将会发生该病的( )
    A. 发病率增加　　　　　　B. 患病率减少　　　　　　　C. 患病率增加
    D. 发病率降低　　　　　　E. 发病率和患病率均减少

11. 比较两个地区的流感流行程度时用( )
    A. 罹患率　　　　　　　　B. 标化发病率　　　　　　　C. 患病率
    D. 发病率　　　　　　　　E. 累积发病率

12. 在流行病学中,较常用的发病统计指标有( )
    A. 发病率、死亡率、病死率　　　　　B. 发病率、患病率、相对危险度、归因危险度
    C. 罹患率、患病率、发病率、续发率　D. 罹患率、发病率、标化死亡率、病死率
    E. 发病率、患病率、相对危险度、超额死亡率

13. 下列哪种说法是正确的( )
    A. 发病率和患病率是一样的
    B. 现患率和患病率是不一样的
    C. 患病率指一定时期特定人群中发生某病的新病例的频率
    D. 患病率是指一定时期某人群中新旧病例所占的比例
    E. 患病率的分母中不包括不会发病的人

14. 一些传染病如菌痢,在我国终年均可发病,但在每年8~9月份则出现一个发病高峰,此现象称为( )
    A. 长期变动　　　　　　　B. 短期波动　　　　　　　　C. 季节性
    D. 周期性　　　　　　　　E. 聚集性

15. 某病的发病率是指( )
    A. 每10万人口中所有疾病的发生率　　B. 任何疾病的发病概率
    C. 某种原因导致某病的发病率　　　　D. 某种感染引起的病例数
    E. 某病在某年发生的新病例数与同年暴露人口数之比

第三章 残疾学

> ★教学目标
> 1. 掌握：残疾学的基本概念；国际残疾分类方法 ICIDH 及 ICF。
> 2. 熟悉：残疾的三级预防；残疾的预防措施。
> 3. 了解：致残原因；残疾与康复治疗的关系；我国残疾人分类标准以及与残疾相关的政策法规。
> 4. 能力目标：具备康复医疗工作中的残疾学思维；能运用评判性思维分析和处理康复对象的残疾问题；能与患者及家属进行良好沟通，开展健康教育；能与相关医务人员进行专业交流与团结协作。

残疾人作为人类社会的一个特殊群体，其生存问题已成为全球普遍存在所关心的社会问题。康复医学以残疾人为主要研究对象，其目的是使残疾人丧失或受损的功能得到最大限度的恢复、重建或代偿。现代康复医学的发展是建立在对残疾学研究基础上的，只有全面认识和了解残疾，才能深刻理解康复医学的内涵和任务，更好地开展康复医学工作。

本章主要阐述残疾的基本概念、致残原因、残疾分类与分级、残疾的评定和预防、残疾的康复目标与基本康复措施、残疾相关的政策法规等内容。

第一节 残疾学的基本概念

残疾是人类的一种生存状态，几乎每个人在生命的某一阶段都有暂时性或永久性的损伤。由于人口的增长、老龄化和慢性疾病的出现，以及医疗技术的进步而保持和延长了人的寿命，导致了残疾人的数量持续增长。由 WHO 和世界银行联合撰写的首份世界残疾报告指出，估计全球有超过 10 亿人或 15% 的世界人口（2010 年全球人口估计）带有某种形式的残疾而生存。我国目前各类残疾人总数为 8 502 万人，占全国总人口的 6.20%，低于 WHO 统计资料。其差异的主要原因是我国的残疾标准中没有将内脏残疾列入进来，如心肺、胃肠、泌尿、生殖等内脏器官的功能缺陷。

一、残疾

残疾是指因外伤、疾病、发育缺陷或精神因素造成明显的身心功能障碍，以致不同程度地丧失了正常生活、工作和学习能力的一种状态。广义的残疾包括残损、残障在内，为人体身心功能障碍的总称。

人体的组织、器官都有着各自的功能，致残因素造成了人体解剖生理及精神缺陷，影响到组织、器官功能的正常发挥，导致功能障碍，形成了残疾。根据致残因素导致身心功能障碍的状态不同，可将残疾分为暂时性残疾和永久性残疾。暂时性残疾是指组织、器官的功能障碍是暂时的、可逆的，如骨折会使患者暂时丧失局部的功能，但骨折愈合后患者功能可以再次恢复。永久性残疾是指致残因素造成的持续的、不可逆转的功能障碍，如伤病导致截肢后，患者的肢体及其功能将无法恢复。

二、残疾人

关于残疾人,不同的国际组织与国家从不同的角度提出了残疾人的定义与评定标准。

1975 年 WHO 给"残疾者"的定义是:"无论先天的或后天的,由于身体或精神上的不健全,自己完全或部分地不能保证满足的个人或社会需要的人。"

国际劳工组织(International Labor Organization,ILO)对残疾人的定义是:"经正式承认的身体或精神损伤在适当职业的获得、保持和提升方面的前景大受影响的个人。"

2006 年第 61 届联合国大会通过的《残疾人权利公约》将残疾人定义为:"生理、心理、感官先天不足或后天受损的人。"

《中华人民共和国残疾人保障法》给出的定义为:"残疾人是指在心理、生理、人体结构上,某种组织、功能丧失或者不正常,全部或者部分丧失以正常方式从事某种活动能力的人",包括视力残疾、听力残疾、言语残疾、肢体残疾、智力残疾、精神残疾、多重残疾和其他残疾的人。

概括来讲,残疾人是指具有不同程度躯体、心理、精神疾病和损伤或先天性异常,使部分或全部失去以正常方式从事个人或社会生活能力的人。残疾人是在身心功能方面有着不同程度困难的群体。这是由于残疾的存在和影响所造成的,应该给予帮助,为他们参与社会生活创造必要的条件。同时,残疾人又都具有不同程度的生活和工作的潜力,通过康复训练或提供康复服务,这些潜力可得到发挥,生活或工作状况得到改善。

三、残疾学

残疾学是以残疾人及残疾状态为主要研究对象,专门研究残疾的发生原因、流行病学特征、表现特点、发展规律、结局,以及残疾的评定、康复与预防的学科。残疾学以医学为基础,涉及社会学、教育学、管理学和政策法规等诸学科,是自然科学与社会科学相结合的产物。残疾学也是康复医学的重要内容之一。

第二节 残疾的致残原因

残疾的发生受文化背景、社会条件、自然环境和医疗条件的影响,在各个不同历史时期以及不同国家和地区,致残原因有明显差异。如发展中国家导致残疾的主要原因是营养不良、传染病、孕产期疾病、产褥期护理水平较低等,它们导致的残疾占全部残疾病例的 70% 左右。而在发达国家,致残的主要原因则是意外事故、慢性躯体疾病、老年病、精神疾病、社会心理因素以及吸烟、吸毒、酗酒、生活不规律、饮食结构不合理、缺少运动等。

导致残疾的原因很多,可概括为先天性致残因素和后天性致残因素,大多数残疾由后天性致残因素导致。

一、先天性因素

(一)遗传因素

遗传因素包括亲代遗传物质异常以及基因突变,导致个体在发育过程中或出生后表现出残疾,如先天性大脑发育不全、智力发育迟缓、先天性畸形、先天性聋哑等。

(二)孕产因素

1. 妊娠期因素

(1) 孕妇营养缺乏:如孕妇叶酸缺乏可导致胎儿的神经管畸形;碘缺乏导致克汀病痴呆儿;氟、硒等微量元素缺乏造成胎儿的多种先天缺陷等。

(2) 孕期感染:如孕早期(3个月内)感染流感病毒,可导致胎儿形成兔唇或中枢神经系统的异常;感染肝炎病毒可导致先天性畸形;感染风疹病毒可导致先天性白内障、先天性心脏畸形和先天性耳聋。

(3) 孕期接触有害物质:如怀孕6周时受到X线辐射,易导致胎儿发育障碍和畸形;降压药可影响子宫胎盘的血流量而导致胎儿宫内发育迟缓;氨基糖苷类抗生素具有肾毒性和耳毒性;抗甲状腺药物可造成胎儿甲状腺肿大。此外,烟、酒对胎儿的发育及胎盘功能也有不良影响。

2. 产科因素 异常分娩,如子宫收缩过强或乏力、臀先露;分娩并发症,如脐带脱垂、胎膜早破、胎儿宫内窘迫等。这些产科因素可造成宫内缺氧及胎儿损伤,导致新生儿脑瘫、外周神经损伤、骨折等。

二、后天性因素

(一)疾病

疾病是导致残疾的重要原因,常见的致残性疾病有传染病、慢性病及老年性疾病。

1. 传染病 脊髓灰质炎可导致肌肉萎缩、肢体畸形;乙型脑炎、流行性脑脊髓膜炎可导致失语、强直性瘫痪、精神失常等;沙眼可以致盲;其他如麻风病、麻疹、急性出血性结膜炎等都可能致残。

2. 慢性病及老年性疾病 随着老年人口数及老年人口比例的不断增加,各种慢性病和老年性疾病,如颈肩腰腿痛、心脑血管疾病、慢性阻塞性肺疾病、肿瘤、糖尿病、白内障、帕金森综合征、类风湿关节炎、强直性脊柱炎、慢性疼痛等也随之增加,成为常见的致残性疾病。

(二)意外事故

1. 无意识伤害事故 大量的交通事故致残、工伤事故致残、体育运动中(如体操、跳水、拳击、武术等)的意外损伤致残、户外运动(如登山、攀岩、滑冰、蹦极等)由于防护不当而致残、自然灾害致残等。

2. 故意伤害事故 如殴斗、战伤、自杀、虐待等致残。

(三)理化因素

1. 物理性因素 如放射性物质、噪声、振动、高温等。

2. 化学性因素 如药物、酒精、各种有害化学物质、农药等均可以致残。如滥用链霉素、庆大霉素等药物可导致耳聋;酒精和过量镇静药物可引起感觉、情感、智力的改变;有害毒物致残,如铅、砷、汞、农药、甲醇等。

(四)营养失调

营养失调是人体所摄取的各种营养素与身体的生理需要之间不平衡所导致的,包括营养不良和营养过剩,以营养不良为主。如蛋白质严重缺乏引起发育迟缓,维生素A严重缺乏引起角膜软化,小儿维生素K缺乏可以致脑出血发生瘫痪,维生素D严重缺乏引起小儿骨骼畸形等。营养不良是发展中国家最主要的致残原因。全世界的残疾人中约有1亿人是由于营养不良造成的。

(五)其他因素

生产及生活环境污染可引起职业病和残疾;不良生活事件和生活方式,如吸烟、酗酒、生活不规律、饮食结构不合理、缺少运动、长期紧张等也都可能导致营养障碍,或使人形成不正常的人格和行为模式以致残疾。

三、社会心理性因素

现代社会紧张的工作节奏和复杂的人际关系以及学习、就业、生活的压力,是导致心理和精神残疾的重要因素。如升学、择业、恋爱、婚姻等生活事件处理不当是导致青年人精神残疾的不可忽视的影响因素。

从残疾的发生和发展过程来看,除了上述各种原因直接导致的原发性残疾外,在原发疾病及原发性残疾基础上产生的并发症也可导致新的残疾,即继发性残疾。如脊髓损伤后长期卧床,导致肌肉萎缩、关节挛缩等,均属于继发性残疾。继发性残疾可以进一步加重残疾程度,也是不容忽视的。

第三节 残疾的分类与分级

残疾分类在卫生保健、预防、康复、人口调查、保险、社会安全、劳动、教育、经济、社会政策与法律制定等方面有重要的指导作用,各国在残疾人工作中所采用和执行的分类方式有所不同,如在进行残疾调查时采用不同的分类标准。我国目前常用的分类标准主要有《国际残损、残疾与残障分类》(International Classification of Impairment Disability and Handicap,ICIDH)、《国际功能、残疾和健康分类》(International Classification of Functioning, Disability and Health, ICF),以及中国残疾人联合会与原中华人民共和国卫生部共同颁布的《残疾人残疾分类和分级》国家标准(GB/T 26341—2010)。分类标准随着社会与医学的不断发展,会不断进行修订以满足实际需要。

一、国际残损、残疾与残障分类

1980年发布的《国际残损、残疾与残障分类》(ICIDH),根据伤病对个体生存主要能力的丧失情况将残疾划分为3个独立的类别,即残损、残疾、残障。它是从身体、个体和社会3个层次反映功能损害程度(表3-1)。该分类系统主要用于有关残疾及其相关事物的分类,曾被康复医学界普遍采用。

在此分类系统中,残疾的发生与影响因素的线性模型是建立在生物医学模式即"病因-病理-表现"的生物医学模式的基础之上的。生物医学模式将残疾现象视为个人问题,把残疾现象作为由疾病、创伤或健康状态所导致的结果。

表3-1 ICIDH残疾分类特征、评估途径、康复治疗途径与方法

分类	特征	功能状态	评估途径	康复途径	康复方法
残损	器官水平	器官或系统功能障碍或丧失	ROM、MMT、GXT、电诊断	改善	功能锻炼
残疾	个体水平	生活自理能力障碍或丧失	ADL评估	代偿	ADL训练
残障	社会水平	社交或工作严重障碍或丧失	社交和工作能力评估	替代	环境改造

注:ROM,关节活动度评估;MMT,徒手肌力评估;GXT,心电运动试验;ADL,日常生活活动能力。

(一)基本内容

1. 残损(impairment,I) 或称"病损",是指各种原因所导致的身体结构、外形、器官或系统生理功能以及心理功能的异常,干扰了个体的正常生活活动,是器官或系统水平的功能障碍,如关节疼痛、活动受限、呼吸困难等。残损对日常生活、工作和学习的速度、效率、质量产生一定影响,但个人

生活仍能自理。评估主要采用器官、系统功能的评定,治疗途径主要是通过功能训练而达到改善功能的目的。残损包括以下几个方面。

(1)认知残损:如智力迟滞,记忆、思维病损等。

(2)心理残损,如意识与觉醒病损、感知认知病损、注意力病损、意志力病损、情绪情感及心境病损等。

(3)言语残损:如言语交流病损、发声病损和言语理解和使用病损等。

(4)听力残损:如听力丧失、言语辨别能力病损等。

(5)视力残损:如视敏度病损、眼缺失和视野障碍等。

(6)内脏残损:如循环、呼吸、消化、泌尿以及其他内脏病损等。

(7)运动残损:如肢体缺失、肢体瘫痪、运动功能丧失等。

(8)畸形:如头、躯体、四肢及其他畸形。

(9)多种综合残损。

2. 残疾(disability,D) 或称"失能",是指由于身体组织结构和功能缺损较严重,身体、精神和智力活动明显障碍,以致患者以正常的方式进行独立日常生活和工作的能力受限或丧失,是个体或整体水平上的功能障碍。残疾一般是建立在残损基础上的,但并非所有的残损都会造成残疾。对这类残疾人,应进行多方面的康复治疗、教育和训练,发展其代偿能力,或以器具辅助以补偿其能力的不足。残疾包括:①行为残疾。②交流残疾。③生活自理残疾。④运动残疾。⑤身体姿势和活动的残疾。⑥技能活动残疾。⑦环境适应残疾。⑧特殊技能残疾。⑨其他活动方面的残疾。

3. 残障(handicap,H) 即"参与受限",是指由于形态功能缺损和个体能力障碍严重,不但个人生活不能自理,甚至影响到学习、工作和社会生活。个人若无法完成文化、经济等社会活动,在社会上不能独立,属于社会水平的功能障碍。对这类残疾人,除进行康复治疗外,更重要的是通过社会康复、职业康复、功能替代、环境改造等措施,从社会层面调整和改变其生活、学习和工作的条件,以利于其重返社会。残障包括:①定向识别(时、地、人)残障。②身体自主残障(生活不能自理)。③行动残障。④就业残障。⑤社会活动的残障。⑥经济自立残障。⑦其他残障。

(二)残损、残疾、残障之间的关系

一般情况下残疾的发展是按照病损、残疾、残障顺序进行,但也可能发生跳跃。残损、残疾、残障之间既有联系,又有区别,也可互相转化,如残损后治疗不当可转化为残疾,甚至残障;而有效的康复措施也可使已存在的残疾或残障的程度减轻,甚至转化为生活功能独立者,从而大大改善他们的生活质量。残损、残疾与残障表现出各自的特征、评估途径、康复治疗途径与方法(表3-1)。

二、国际功能、残疾和健康分类

随着医疗康复事业的发展以及国际范围内对残疾认识的不断深入,残疾人社会活动领域的不断扩大,原有的国际残损、残疾与残障分类不能满足卫生与康复事业发展的需要,需要根据形势的发展变化做出相应的调整。2001年5月在第54届世界卫生大会上通过的《国际功能、残疾和健康分类》(ICF),是从身体结构与功能、活动和参与3个层面来获取有关资料后进行分类的。此分类不仅适用于残疾人,而且还适用于病损者和健康者。ICF的基础是人体功能而不仅仅是残疾,它是整体的、综合的、互动的,并适应各种文化和所有人群的一种新模式。ICF的特点是它把疾病与健康问题处于平等地位,以功能为基础,强调了环境与个人内因的重要性,即在患病(包括带有残疾者)的情况下,人们如何生活,如何改善其功能,以享有活力、充分发挥潜能地生活。作为一个重要的健康指标,ICF广泛用于卫生保健、预防、人口调查、保险、社会安全、劳动、教育、经济、社会政策、一般法律的制定等方面。

（一）ICF 的构成

ICF 将功能分为身体结构/功能、活动、参与 3 个水平,而将残疾情况分为功能障碍、活动受限、参与局限 3 个类别,并认为个体的功能状况与情境性因素(包括环境因素,个人因素)相互影响、彼此作用,具有复杂的联系,从而构成 ICF 特有的理论模式(图3-1)。

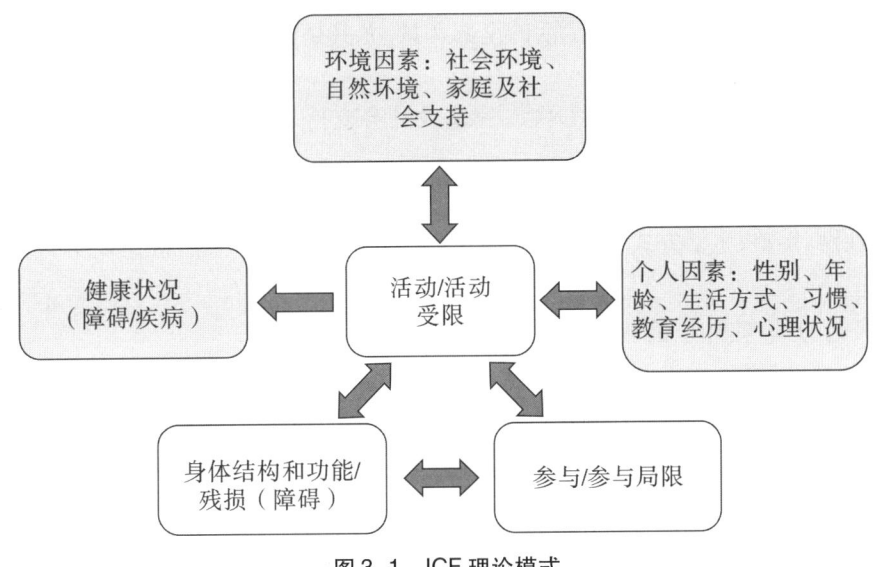

图3-1　ICF 理论模式

1. 身体功能/结构与残损

(1)身体功能/结构:身体功能是指身体系统的生理和心理功能等。身体结构是指身体的解剖部位,如器官、肢体及其组成部分。身体功能和身体结构分别具有各自的特征,是两个相关联但又不同的部分。

(2)残损:是指各种原因导致的身体结构、外形、器官或系统生理功能以及心理功能损害,是在身体各系统功能和结构水平上评定功能障碍的严重程度。病损对功能活动、正常生活和工作有一定影响,但仍能达到日常活动能力自理。

2. 活动与活动受限

(1)活动:是指个体执行一项任务或从事的行动。活动涉及的是与生活有关的所有个人活动,是一种综合运用身体功能的能力。这些活动包括走路、进食或从事多项其他任务,不包括个人对完成活动的态度、潜力、能力。身体功能和基本活动可以在个体活动水平上体现出来。

(2)活动受限:是指按正常方式进行的日常活动能力丧失和工作能力的受限,是从个体或整体完成任务、进行活动的水平上评定功能障碍的严重程度。活动受限是建立在残损基础上的,包括行为、交流、生活自理、运动、身体姿势和活动、技能活动和环境处理等方面的受限,它可以表现为完成活动的量或质的变化。辅助设备的使用和他人辅助可以降低或消除活动受限,但不能消除残损。

3. 参与和参与局限

(1)参与:是指与健康状态、身体功能和结构、活动及相关因素有关的个人生活经历,是与个人生活各方面功能有关的社会状况,包括社会对个人功能水平的反应。参与是个体与内外在因素相互作用的结果,体现在社会水平上,是健康状态的一个重要方面。参与需要解决个体如何在特定的健康和功能状况下去努力生存。参与是一个复杂的过程,不仅受到个体健康状况及残损、活动限制等残疾因素的影响,也受到个体及所生活的环境的影响。

(2)参与局限:是指由于残损、活动受限或其他原因导致个体参与社会活动的能力受限,影响和限制个体在社会上的交往,导致工作、学习、社交不能独立进行,是从社会水平评价功能障碍的严重程度。常见的参与局限包括定向识别、身体自主、就业、社会活动、经济自主等受限。参与局限直接受社会环境影响,如一个截瘫患者在移动方面表现为活动受限和参与局限,活动受限是由于自身不能行走,借助轮椅可以移动,但是由于环境障碍或交通工具限制不能移动,则属于参与局限。用参与或参与是否受限代替残障,可以更全面地说明与残损和活动有关的社会活动。

4. 情景性因素　是指个体生存和生活的全部背景,尤其是能影响功能和残疾结果的因素,一般包括环境因素和个人因素。

(1) 环境因素:是指社会环境、自然环境、家庭及社会支持,它与身体结构和功能、活动、参与之间是相互作用的。

(2) 个人因素:是个体生活与生存的特殊背景,由不属于健康状况或健康状态的个体特征所构成,具体包括性别、年龄、生活方式、习惯、教育经历、心理状况等。个人因素在残疾的各个层次均发挥作用。

(二) ICF的分类架构与编码原则

ICF运用字母、数字编码系统来表示分类。首字母b、s、d和e分别代表身体功能、身体结构、活动和参与以及环境因素。首字母d指活动和参与成分中的领域,在使用中也可以用a或p替代首字母d以分别指活动和参与。每个分类要素又用数字编码分为3个或4个层次(表3-2),可以根据需要对有关残疾的信息以及社会对残疾的反映做出更好的说明。

ICF运用字母数字编码使用限定值以显示健康水平的程度。身体结构具有三级限定值,一级用于指出损伤程度,二级反映身体结构变化的性质,三级用于指出部位。活动与参与局限中一级反映活动受限程度,二级表示无辅助时参与局限的程度。情景性因素中分为障碍因素与有利因素两方面,分别使用相应的限定值反映其发挥阻碍作用与促进作用的程度。

表3-2　ICF分类限定值

限定值	身体功能	身体结构			活动与参与局限		情景性因素	
		一级	二级	三级	一级	二级	障碍因素	有利因素
		损伤程度	变化性质	部位	活动受限程度	无辅助时参与局限程度		
0	无残疾	没有损伤	结构没有改变	多于一个部位	无困难	无困难	无	无
1	轻度残疾	轻度损伤	完全缺失	右侧	轻度困难	轻度困难	轻度	轻度
2	中度残疾	中度损伤	部分缺失	左侧	中度困难	中度困难	中度	中度
3	严重残疾	重度损伤	附属部位	两侧	重度困难	重度困难	重度	充分
4	完全损伤	完全损伤	异常维度	前端	完全困难	完全困难	完全	完全
5			不连贯性	后端	—	—		
6	—		偏离位置	近端				
7			结构性质改变	远端	—	—		
8	未特指	未特指	未特指	未特指	未特指	未特指		
9	不适用	不适用	不适用	不适用	不适用	不适用	—	—

通常在ICF编码与限定值之间使用隔点".",但情景性因素中使用正性和负性限定值表示环境因素发挥作用和促进作用的程度,在编码与限定值间用"."表示障碍因素,使用"+"表示有利因素。

(三) ICF 相比于 ICIDH 的改进

1. **改进了分类术语** 相较于 ICIDH 中的残损、残疾、残障的表述,ICF 改用了身体功能与结构、活动、参与 3 个水平的表述,每一水平有积极与消极两个方面。功能表示积极面,而消极的一面则相应称为残损、活动受限与参与局限。

2. **增加了情景性因素的影响** ICF 增加并强调了情景性因素,充分表明了情景性因素与健康状态和功能-残疾之间的相互影响和整体性。

3. **分类的含义扩大** ICF 扩大了疾病的分类,在分类中包括了"健康成分"的残疾分类,体现了个人的健康水平与所有人的健康和整个医学界有相关性。

4. **残疾分类互相转化** 相较于 ICIDH 的单向模式,ICF 为双向互动模式,所有成分之间双向互动,从而为通过康复干预对预防残疾和减轻残疾程度提供了理论依据。

5. **应用范围更大** ICF 已成为五大应用工具,即统计工具、科研工具、临床工具、社会政策工具和教育工具,具有广泛的应用性。

三、我国的残疾分类与分级

1987 年我国第一次残疾人抽样调查时,是按照 5 类残疾分类,即视力残疾、听力语言残疾、智力残疾、肢体残疾和精神残疾进行的。1995 年修订成为 6 类残疾标准,分别是视力残疾、听力残疾、言语残疾、智力残疾、肢体残疾和精神残疾。由民政部、中国残联组织 10 余家单位的数十位专家参加起草的首个《残疾人残疾分类和分级》国家标准,于 2011 年 5 月 1 日起由中华人民共和国国家质量监督检验检疫总局和中国国家标准化管理委员会颁布实施。本分类主要根据残疾部位,立足于我国国情设计,分为视力残疾、听力残疾、言语残疾、智力残疾、肢体残疾、精神残疾和多重残疾七大类。该分类暂未包括内脏残疾,相信将来也必然要与国际接轨。

我国制定残疾分类标准的原则:①以社会功能障碍为主来确定残疾,即以社会功能障碍的程度划分残疾等级,暂不包括内脏残疾。②为便于国际学术交流和资料的互相比较,凡是已经有国际统一标准的,尽量与国际统一标准取得一致(如视力残疾、听力残疾、言语残疾、智力残疾)。对没有国际统一标准的,则自行制定(如肢体残疾、精神残疾)。

(一)视力残疾

视力残疾是指由于各种原因导致双眼视力障碍或视野缩小,通过各种药物、手术及其他方法无法恢复视力者,患者难以完成一般人所能从事的工作、学习或其他活动。视力残疾以好眼最佳矫正视力为准进行分级,包括盲和低视力两类。视力残疾的具体分级及标准见表 3-3。

表 3-3 视力残疾的分级及标准

类别	级别	最佳矫正视力
盲	一级	无光感~0.02,或视野半径<5 度
盲	二级	0.02~0.05,或视野半径<10 度
低视力	三级	<0.05~0.10
低视力	四级	<0.10~0.30

注:①盲或低视力均指双眼而言,若双眼视力不同,则以视力较好的一眼为准。②若仅有一眼盲或低视力,而另一眼的视力达到或优于 0.3,则不属于视力残疾范围。③最佳矫正视力,是指以适当镜片矫正所能达到的最好视力,或以针孔镜所测得的视力。

(二)听力残疾

听力残疾是指由于各种原因导致双耳听力丧失或听觉障碍,而听不到或听不清周围环境声和言语声,以致影响其日常生活和社会参与。听力语言残疾分为聋和重听两类。包括听力和语言功能完全丧失(既聋又哑);听力丧失而能说话或构音不清(聋而不哑);单纯语言障碍。一般单纯性语言残疾不分级。听力残疾以较好的一侧耳为准进行分级,具体分级及标准见表3-4。

表3-4 听力残疾分级及标准

类别	级别	听力损伤程度
聋	一级	≥91 dB
聋	二级	81~90 dB
重听	三级	61~80 dB
重听	四级	41~60 dB

注:①听力损失程度是指声波频率为500、1 000、2 000 Hz时所能听到的最小声强的平均值。②若双耳听力损失程度不同,则以听力损失轻的一耳为准。③聋和重听均指双耳;若一耳听力丧失,而另一耳的听力损失不超过40 dB,则不属于听力残疾范围。④本标准适用于3岁以上儿童或成人听力丧失,经治疗1年以上不愈者。

(三)言语残疾

言语残疾是指由于各种原因导致的不同程度的言语障碍,经治疗1年以上不愈或病程超过2年者,不能或难以进行正常的言语交往活动(3岁以下不定残)。言语残疾包括以下分类。

1. 失语 是指由于大脑言语区域以及相关部位损伤所导致的获得性言语功能丧失或受损。

2. 运动性构音障碍 是由于神经肌肉病变引起构音器官运动障碍所致,主要表现为不会说话、说话费力、发声和发音不清等。

3. 器官结构异常所致的构音障碍 主要由构音器官结构异常所致,其代表为腭裂以及舌或颌面部术后出现的构音障碍,主要表现为不能说话、鼻音过重、发音不清等。

4. 发声障碍(嗓音障碍) 是指由于呼吸及喉存在器质性病变导致的失声、发声困难、声音嘶哑等。

5. 儿童言语发育迟滞 指儿童在生长发育过程中,其言语发育落后于实际年龄的状态,主要表现为不会说话、说话时间晚、发音不清等。

6. 听力障碍所致的言语障碍 是由于听觉障碍导致言语习得困难所出现的言语障碍。主要表现为不会说话或者发音不清。

7. 言语的流畅性障碍 常表现为在说话的过程中拖长音、重复、语塞并伴有面部及其他行为变化等。

言语残疾分级及标准见表3-5。

表3-5 言语残疾分级及标准

级别	语音清晰度	言语表达能力等级测试
一级	≤10%	未达到一级测试水平
二级	11%~25%	未达到二级测试水平
三级	26%~45%	未达到三级测试水平
四级	46%~65%	未达到四级测试水平

注:①语音清晰度是指人耳分辨语音的程度,语音清晰度=听众正确听清的语言单位数/测量用的全部语言单位数×100%。②本标准适用于3岁以上儿童或成人,病因明确,经治疗1年以上不愈者。

(四) 智力残疾

智力残疾是指人的智力活动能力明显低于一般人水平,并显示出适应行为的障碍。智力残疾包括:①在智力发育期(18周岁之前),由于各种有害因素导致的精神发育不全或智力发育迟缓。②智力发育成熟之后,由于各种有害因素导致智力损害或老年期的明显衰退。

为便于与国际资料相比较,参照世界卫生组织和美国智能迟缓协会(AAMD)的智力残疾分级标准,按其智力商数(IQ)及社会适应行为来划分智力残疾的等级。不同的智力测定方法有不同的IQ值,但诊断的主要依据是社会适应行为。智力残疾的分级及标准见表3-6。

1. 一级智力残疾(极重度)　IQ值在20或25以下。适应行为极差,面容明显呆滞;终生生活需全部由他人照料;运动感觉功能极差,如通过训练,只在下肢、手及颌的运动方面有所反应。

2. 二级智力残疾(重度)　IQ值在20~35或25~40。适应行为差;生活能力即使经过训练也很难达到自理,仍需要他人照料;运动、语言发育差,与人交往能力也差。

3. 三级智力残疾(中度)　IQ值在35~50或40~55。适应行为不完全;实用技能不完全,如生活能部分自理,能做简单的家务劳动;具有初步的卫生和安全常识,但阅读和计算能力很差;对周围环境辨别能力差,能以简单方式与人交往。

4. 四级智力残疾(轻度)　IQ值在50~70或55~75。适应行为低于一般人的水平;具有相当的实用技能,如能自理生活,能承担一般的家务劳动或工作,但缺乏技巧和创造性;一般在指导下能适应社会;经过特别教育,可以获得一定的阅读和计算能力;对周围环境有较好的辨别能力,能比较恰当地与人交往。

表3-6　智力残疾的分级及标准

级别	分度	DQ值/0~6岁	IQ值/7岁以上	与平均水平差距(-SD)	适应能力
一级	极重度	≤25	<20	>5.01	极度适应缺陷
二级	重度	26~39	20~34	4.01~5	重度适应缺陷
三级	中度	40~54	35~49	3.01~4	中度适应缺陷
四级	轻度	55~75	50~69	2.01~3	轻度适应缺陷

注:①发育商数(DQ)是指通过对婴幼儿的动作能、应物能、言语能和应人能进行测试,测得发育年龄除以实际年龄乘以100,即DQ=发育年龄/实际年龄×100。②智力商数(IQ)是通过智力量表测得的智龄除以实际年龄乘以100,即IQ=智龄/实际年龄×100。③智力迟缓(MR),是指根据美国智能迟缓协会1983年的诊断标准,a.智力明显低于平均水平,IQ值在人群均值的两个标准差以下,即70~75以下;b.适应行为(包括生活和对社会应尽的责任)不足;c.年龄在18岁以下。

(五) 肢体残疾

肢体残疾是指人体运动系统的结构、功能损伤造成四肢残缺,或四肢、躯干麻痹(瘫痪)、畸形等而致人体运动功能不同程度的丧失以及活动受限或参与的局限。肢体残疾的情况包括:①上肢或下肢因伤、病或发育异常所致的缺失、畸形或功能障碍。②脊柱因伤、病或发育异常所致的畸形或功能障碍。③中枢神经、周围神经因伤、病或发育异常造成躯干或四肢的功能障碍。

肢体残疾分级及标准见表3-7。

表 3-7　肢体残疾分级及标准

等级	评价标准
一级	1. 四肢瘫——四肢运动功能重度丧失
	2. 截瘫——双下肢运动功能完全丧失
	3. 偏瘫——一侧肢体运动功能完全丧失
	4. 单、全上肢和双小腿缺失
	5. 单、全下肢和双前臂缺失
	6. 双上臂和单大腿（或单小腿）缺失
	7. 双全上肢或双全下肢缺失
	8. 四肢在不同部位缺失
	9. 双上肢功能极重度障碍或三肢功能重度障碍
二级	1. 偏瘫或截瘫，残肢保留少许功能（不能独立行走）
	2. 双上臂或双前臂缺失
	3. 双大腿缺失
	4. 单、全上肢和单大腿缺失
	5. 单、全下肢和单上臂缺失
	6. 三肢在不同部位缺失（除外一级中的情况）
	7. 二肢功能重度障碍或三肢功能中度障碍
三级	1. 双小腿缺失
	2. 单前臂及其以上缺失
	3. 单大腿及其以上缺失
	4. 双手拇指或双手拇指以外其他手指全缺失
	5. 二肢在不同部位缺失（除外二级中的情况）
	6. 一肢功能重度障碍或二肢功能中度障碍
四级	1. 单小腿缺失
	2. 双下肢不等长，差距在 5 cm 以上（含 5 cm）
	3. 脊柱强（僵）直
	4. 脊柱畸形，驼背畸形大于 70°或侧凸大于 45°
	5. 单手拇指以外其他四指全缺失
	6. 单侧拇指全缺失
	7. 单足跗跖关节以上缺失
	8. 双足趾完全缺失或失去功能
	9. 侏儒症（身高不超过 130 cm 的成年人）
	10. 一肢功能中度障碍，两肢功能轻度障碍
	11. 类似上述的其他肢体功能障碍

注：以下情况不属于肢体残疾范围：①一侧保留拇指和示指（或中指）而失去另外三指者。②保留足跟而失去足的前半部者。③双下肢不等长，差距小于 5 cm 者。④小于 70°的脊椎后凸或小于 45°的脊椎侧凸。

肢体残疾会影响个体的整体功能，整体功能的分级是以残疾者在无辅助器具帮助下，针对日常生活活动能力进行评价计分。日常生活活动分为八项,即端坐、站立、行走、穿衣、洗漱、进餐、如厕、写字。能实现一项算1分,实现困难算0.5分,不能实现算0分,据此将整体功能划分4个等级,分级标准见表3-8。

表3-8　肢体残疾者整体功能分级标准

级别	程度	计分
一级	完全不能实现日常生活活动	0~2
二级	基本不能实现日常生活活动	3~4
三级	能够部分实现日常生活活动	5~6
四级	基本上能够实现日常生活活动	7~8

(六)精神残疾

精神残疾是指精神病患者病情持续1年以上未痊愈,从而影响其社交能力和在家庭、社会应尽职能等方面出现不同程度的紊乱和障碍。

1.社会功能缺陷筛选表(social disability screening schedule,SDSS)　于1985年被引进中国,1987年用于第一次全国残疾人抽样调查。SDSS包括使用说明、指导语及10项评定内容。其评定对象是15~59岁的非住院或住院少于2周的精神病患者。

SDSS采用0、1、2的三级评分法。SDSS的检查评定,由受过专门训练的精神病工作者完成。资料来源于检查者与患者的交谈、观察以及知情人所提供的情况,通过逐项评分,了解其社会功能缺损情况。SDSS所评定结果是近1个月来的患者情况。

按照世界卫生组织提供的《社会功能缺陷筛选量表》所列10个问题的评分,将精神病残疾分为四级。

一级(极重度):《社会功能缺陷筛选量表》10个问题中,有3个或3个以上问题的评分为"2分"。

二级(重度):《社会功能缺陷筛选量表》10个问题中,有2个问题被评为"2分"。

三级(中度):《社会功能缺陷筛选量表》10个问题中,只有1个问题评为"2分"。

四级(轻度):《社会功能缺陷筛选量表》10个问题中,有2个或2个以上问题被评为"1分"。

说明:以下情况不属于精神残疾的范围。

(1)精神病人持续患病时间不满1年的,不属于精神残疾的范围。

(2)在《社会功能缺陷筛选量表》10个问题中,只有1个问题被评为"1分"或各题均被评为"0分"的,不属于精神残疾的范围。

附:社会功能缺陷筛选量表(SDSS)

指导语(问知情人):"麻烦您,我现在想问几个简单的问题,就是想了解一下某某人(指患者)在家里和工作单位中的一些情况。他在家庭生活和工作中是不是能够做到他应该做的事……下面我按次序询问,请您告诉我,他在最近一个月(指规定时间前1个月)以来,下面这些方面是否存在问题或困难?"

A.最近1个月的职业工作情况:是否按常规行事,按时上班,完成生产任务,在工作中与他人合作和一般表现如何。

0分——无异常,或仅有不引起抱怨或问题不大的小事。

1分——确有功能缺陷:水平明显下降,已成为问题或抱怨(包括间歇性出现的严重问题)。

2分——严重功能缺陷:有受处罚或谴责的危险,或已经受了处罚或谴责。

B. 已婚者应了解最近1个月内的婚姻职能:夫妻关系、相互交往、交换意见、共同处理家务是否对对方负责、显露出爱和温情、给对方支持和鼓励。

0分——无异常,或仅有不引起抱怨或问题的小事。

1分——确有功能缺陷:不支持或不交换意见、争吵;逃避对对方应负的责任。

2分——严重的功能缺陷:经常争吵,一肚子怨气,或者完全不理解对方。

C. 若是父母,则应了解其最近1个月内的父母职能:对子女的照顾、喂养、衣着等,带小孩玩,关心子女的学习成绩、健康和发育。

0分——无异常,或仅有不引起抱怨或问题的小事。

1分——确有功能缺陷:对子女缺乏关怀与兴趣,以致引起抱怨或意见,孩子情况不佳。

2分——严重功能缺陷:在几个方面完全不管子女,别人不得不替他照顾孩子,或者孩子处于完全无人照顾状态。

D. 最近1个月内的社会性退缩:主动回避与人见面和交谈,避免跟别人在一起,不和家人或朋友外出参加社交活动。

0分——无异常或非常轻微。

1分——确有回避他人,但有时可被说服参加一些活动。

2分——严重退缩,不参加任何社交活动,说服无效。

E. 最近1个月内家庭以外的社会活动:与其他的家庭或人的接触,村或乡的社会活动,文体小组活动等。

0分——无异常,或仅轻微。

1分——确有不参加某些活动,而在家人或其他人看来,他是应该参加也能够参加的。

2分—无活动,完全回避应参加的活动,因此受到批评。

F. 最近1个月内在家活动过少:白白浪费时间,什么也没有干,睁眼躺在床上或静坐什么也不干,不跟人谈话。

0分——无,或很偶然地出现上述情况。

1分——大多数日子里,每天估计至少有2 h什么也不干。

2分——几乎整天什么也不干,成了问题或引起议论。

G. 最近1个月内的家庭职能表现:在家庭日常生活中,起通常应起的作用,一起吃饭,分担家务,参加家庭娱乐,看电视听广播,参加家庭讨论和做出决定,如讨论家庭经济、修理家用物品,搞卫生等。

0分——无功能缺陷,或很轻微。

1分——确有功能缺陷,不履行义务,参与家庭活动差。

2分——严重功能缺陷,不理睬家人,几乎不参加家庭活动,很孤独。

H. 最近1个月内自己的照顾:个人卫生、身体、衣服、头发、大小便习惯、进食、餐桌上的礼貌,保持住处整洁。

0分——无异常,或很轻微。

1分——确有功能缺陷:水平差,已造成问题或引起抱怨。

2分——严重功能缺陷:影响了别人和自己,引起人们的抱怨。

I. 最近1个月内对外界的兴趣和关心:是否关心电视、广播和报上的消息,如知道生产任务,当地和全国的重要新闻。

0分——无异常,或很轻微。

1分——不大关心,只偶尔有真正关心。

2分——对外界一切不闻不问。

J.最近1个月内的责任心和对将来的计划性:对自己和家庭成员的进步是否关心,热心地完成任务,发展新的兴趣或设计。

0分——无异常或很轻微。

1分——对进步和未来确有不关心,以致引起别人的抱怨。

2分——完全不关心或没有主动性,对未来一点也不考虑。

2.住院慢性精神分裂症患者社会功能评定量表　世界卫生组织所提供的SDSS的内容,只适用于非住院的或住院2周内的患者,主要适用于社区流行病学调查。而中国的情况是仍有相当数量的患者住在医院,他们需要在住院期间检查及评定社会功能情况及精神残疾的严重程度,以便接受更具有针对性的康复措施,达到早日回归社会的目的。为此,社会功能评定量表(SSSI)是参照SDSS为住院精神病患者设计的。SSSI经信度、效度检验,表明其信度、效度良好,又经2年的部分地区精神病医院推广应用,显示其实用效果好,可操作性强,现已在某些以慢性病为主的病区作为常规检查项目之一。

SSSI包括使用说明、评定内容、精神残疾等级标准及登记表四部分。为了与国际取得一致,便于交流和比较,SSSI的评分方法及残疾等级的划分均与SDSS相同。

SSSI的10项检查内容是:①住院的职业技能。②参加院内活动情况。③室内活动行为。④对自己的照料。⑤社会性退缩。⑥对异性的态度。⑦对家庭的态度。⑧对周围人的关心与照料。⑨对外界环境的关心与兴趣。⑩责任心与计划性。

3.《精神残疾评定标准》(1994年修订稿)　中国自1987年全国第一次残疾人抽样调查,将精神残疾列入残疾范畴以来,卫生、民政、公安部门所属的精神病医院及中国残联,都对精神残疾及其康复给予了应有的重视。在中国残联修订各类残疾评定标准课题研究组中,包括了精神残疾的评定标准课题研究,张维熙等起草了本评定标准。

《精神残疾评定标准》(1994年修订稿)(以下简称《评定标准》)仍采用1987年全国残疾人流行病学调查时所使用的精神残疾定义,只将SDSS的10项评定内容综合改为5项内容。仍采用SDSS的0、1、2的三级评分法。其5项内容是:①个人生活自理能力。②家庭生活职能表现。③对家人的关心与责任心。④职业劳动能力。⑤社交活动能力。

《评定标准》中的5项内容,有3项或多于3项评为2分者定为一级(重度)残疾;有1项或2项评为2分者定为二级(中度)残疾;有2项或多于2项评为1分者定为三级(轻度)残疾;5项总分为0或1分者定为无精神残疾。该《评定标准》经50例患者评定测试,并与SDSS的10项评定内容评定结果比较,结果5项与10项评定残疾的一致率为100%,其划分的残疾等级,5项比10项者更为严格。

(七)多重残疾

1.多重残疾的评定　同时存在视力残疾、听力残疾、言语残疾、肢体残疾、智力残疾、精神残疾中的两种或两种以上残疾。

2.多重残疾的分级　多重残疾按所属残疾中残疾程度最重类别的分级确定其残疾等级。

第四节　残疾的评定

本节内容的政策依据为《残疾人残疾分类和分级》(中华人民共和国国家标准2011年第2号公告,GB/T 26341—2010)。具体评定及分级见本章第三节内容。

一、评定意义

残疾评定以功能检查为基础,在康复医疗中的功能检查和残疾评定须遵循实用性、综合性、动态性、可靠性、规范性和法规性的原则。治疗前的初次评定是为了判断残疾的性质、种类、范围、程度和预后,为制订康复治疗计划提供依据;治疗中期的评定是了解治疗的效果,判断仍然存在的功能障碍和程度,为修改康复治疗计划提供依据;治疗结束时的总结性评定是为了评定总的疗效,为帮助患者制订出院后进一步全面康复(如康复医疗、家庭生活、上学和就业等)的计划提供依据。总的来说,残疾的评定是对残疾的性质、范围、类别及严重程度做出判断,为估计预后、制订和调整康复治疗方案、评估治疗效果以及提出进一步全面康复计划提供依据。

二、评定步骤

残疾评定一般遵循以下步骤。

(一)了解病史

病史包括主诉、现病史、过去史、出生及发育史、家族史、社会心理史以及职业情况,首先要掌握患者的全身状态和心理状态,其次要以各种方法判断残疾的程度和功能恢复的潜力。

1. 残疾原因　病因本身对康复的疗效影响很大。例如同是小脑性失调的病例,由血管障碍、外伤、肿瘤切除手术引起者,通过康复可有相当程度的改善,而由小脑进行性病变引起者,通过康复虽有一定程度的改善,但终因病情进展而使康复不能奏效。

2. 病期及其经过　了解疾病目前处于哪一阶段,能帮助判断疾病恢复的程度和速度。康复开始越早,恢复越好。

3. 全身状况和并发症　可帮助了解患者对康复的耐受程度以及阻碍康复的因素。

4. 心理、精神、智力状态　可帮助了解患者精神上、心理上能否协助治疗,也是一种对阻碍康复因素的调查。

5. 年龄、性别、社会背景　用以帮助判断哪些有利或不利于患者的康复训练。

6. 病变部位　包括了解病变部位范围、程度、性质等,可进行多项辅助检查。

(二)体格检查

1. 查出与正常结构、功能不相符合的体征　为进一步诊断提供依据。

2. 查出与继发性功能障碍有关的体征　继发性功能障碍是指治疗过程中出现或者缺乏适当的预防措施而导致的功能障碍。

3. 评估残存的能力　明确康复训练的重点和目标。

体格检查的重点应放在皮肤、视力、听力、肌肉骨骼系统、心血管系统、呼吸系统、泌尿生殖系统、神经系统及直肠功能。

(三)康复功能检查

运用康复评定学所述检查方法,对患者进行多项功能检查,如转移功能、平衡和协调能力、步态、日常生活活动能力、言语语言能力、职业能力、社会生活能力等,对患者作出总体评定。常用的方法有 FIM 和 PULSES 评定等。

(四)专科会诊

如言语障碍者,送耳鼻喉科、口腔科或神经科检查;精神、情绪障碍者,送精神科检查;有复杂的骨科情况者,送骨科检查。

（五）影像学或实验室检查

必要时做。

（六）总结资料，写出残疾评定报告

康复领域有很多专业的评定量表，通过详细地评定，可以帮助临床医生、治疗师、患者和家属更好地了解患者的功能状况和社会适应能力，制订合适的治疗计划。如常用的六分钟步行试验、焦虑自评量表、功能独立性评定量表、脊髓损伤步行指数和下腰痛评估表。

三、评定内容

综合各种残疾对人的身心功能的影响，分别从日常生活活动、行动、排泄功能、感官和言语交流功能、智力和适应能力5个方面对残疾进行评定分级，分为以下三级。

一级（重度残疾）：即完全不能进行某种活动，存在严重功能障碍。

二级（中度残疾）：即在他人辅助下能完成某种活动，但仍存在功能障碍。

三级（轻度残疾）：即基本能生活自理。

具体评定标准如下。

1. 日常生活活动　包括进食、穿衣、洗漱、穿戴假肢和矫形器等。

一级：生活完全不能自理，上肢功能严重障碍。

二级：在他人协助下能做日常生活活动，上肢功能中度障碍。

三级：基本上生活能自理，上肢功能轻度障碍。

2. 行动　包括步行、使用轮椅、身体—床—椅转移、上下楼梯和用厕等。

一级：完全不能独立行动，下肢功能严重障碍。

二级：在他人协助下可以行动，利用轮椅能做部分活动，下肢功能中度障碍。

三级：基本能独立活动，须用步行辅助器（假肢、矫形器）或轮椅在无障碍场所才能充分活动，下肢功能轻度障碍。

3. 感官和言语交流功能　包括语言、视觉和听觉。

一级：盲、聋、哑，无有用视力，不能进行言语交流。

二级：在他人协助下可进行言语交流，视力、听力和言语交流功能严重障碍。

三级：基本上可进行言语交流，感官和交流有一定缺陷，如轻度构音障碍、轻度失语、经常要用药物治疗或需戴眼镜或助听器。

4. 智力和适应能力　包括对家庭、社会环境和工作要求等。

一级：需长期休息或住院治疗，完全不能适应在家庭和社会环境中生活。

二级：需他人协助、指导和鼓励，稍能适应家庭和社会环境，能做极少量力所能及的家务，适应较差。

三级：需在环境、工作性质和要求上稍做调整和改变，基本适应。

5. 排泄功能　包括大小便自理和控制程度。

一级：经常有大小便失禁。

二级：在他人协助下能处理大小便，偶有大小便失禁。

三级：基本能控制和自理大小便，虽有便急、尿急或插尿管，但不妨碍社交和工作。

我国的残疾人分类评定标准主要分为视力残疾、听力残疾、言语残疾、智力残疾、肢体残疾、精神残疾、多重残疾七大类，具体评定标准见本章第三节内容。

附:常用的评定量表(表3-9、表3-10)。

表3-9 世界卫生组织残疾评定量表(WHO-DAS Ⅱ)

姓名: 性别: 年龄: 民族: 住院号: 门诊号:
住址: 诊断:

一、理解与交流

内容	无	轻度	中度	重度	极重度/不能
1.1 集中做事10 min	1	2	3	4	5
1.2 记住做重要的事	1	2	3	4	5
1.3 在日常生活中分析并找到解决问题的办法	1	2	3	4	5
1.4 学习新事物(如学习去一个新的地方)	1	2	3	4	5
1.5 大体上了解人们说什么	1	2	3	4	5
1.6 发起并继续一次谈话	1	2	3	4	5

二、四处走动

内容	无	轻度	中度	重度	极重度/不能
2.1 长时间站立(如30 min)	1	2	3	4	5
2.2 从座位上站起	1	2	3	4	5
2.3 在家中来回移动	1	2	3	4	5
2.4 走出家门	1	2	3	4	5
2.5 长距离行走(如1 km)	1	2	3	4	5

三、自我照料

内容	无	轻度	中度	重度	极重度/不能
3.1 洗澡	1	2	3	4	5
3.2 穿衣	1	2	3	4	5
3.3 进食	1	2	3	4	5
3.4 自己生活数日	1	2	3	4	5

四、与他人相处

内容	无	轻度	中度	重度	极重度/不能
4.1 与陌生人相处	1	2	3	4	5
4.2 保持友谊	1	2	3	4	5
4.3 与关系密切的人相处	1	2	3	4	5
4.4 结交新朋友	1	2	3	4	5
4.5 性活动	1	2	3	4	5

续表3-9

五、生活活动、家务活动

内容	无	轻度	中度	重度	极重度/不能
5.1 承担家庭责任	1	2	3	4	5
5.2 很好地完成您最重要的家务劳动	1	2	3	4	5
5.3 干完您需要做的所有家务劳动	1	2	3	4	5
5.4 按照需要,尽快完成家务劳动	1	2	3	4	5

如果受试者有工作(有偿、无偿、自雇)或是一名学生,则继续询问问题5.7~5.10,否则跳转至6.1。

内容	无	轻度	中度	重度	极重度
5.7 你的日常工作	1	2	3	4	5
5.8 很好地完成您最重要的工作任务	1	2	3	4	5
5.9 完成你需要做的所有工作	1	2	3	4	5
5.10 按照需要尽快完成您的工作	1	2	3	4	5

六、社会参与

内容	无	轻度	中度	重度	极重度/不能
6.1 您周围环境的阻碍和限制,使您产生多大困难?	1	2	3	4	5
6.2 其他人的态度和行为对您有尊严地生活造成多大困难?	1	2	3	4	5
6.3 您同其他人一样参加社区活动(如节日活动、宗教活动或其他活动)时,存在多大困难?	1	2	3	4	5
6.4 因为您的健康问题,您的家庭遇到多大困难?	1	2	3	4	5
6.5 您在自己的健康或疾病结局上花费多少时间?	1	2	3	4	5
6.6 您的健康问题对情绪的影响有多大?	1	2	3	4	5
6.7 您和您的家庭在您的健康问题上的经济花费有多大?	1	2	3	4	5
6.8 您自己在放松和休闲上遇到多大困难?	1	2	3	4	5

合计分数:

医师签名:

日期:

表 3-10　中华人民共和国残疾评定表

_____省(自治区、直辖市)_____市(地)_____县(市、区)　　　　　　　　　　粘贴照片

申请人姓名			申请人身份证		
残疾类别	残疾等级	致残主要原因(不超过两项)			
1.视力残疾	1.一级 2.二级 3.三级 4.四级	1.遗传、先天异常或发育障碍 2.白内障 3.青光眼 4.沙眼	5.角膜病 6.视神经病变 7.视网膜、色素膜病变 8.屈光不正 9.弱视	10.外伤 11.中毒 12.其他 13.原因不明	
	矫正视力:右眼_____;左眼_____　视野:右眼_____;左眼_____				
2.听力残疾	1.一级 2.二级 3.三级 4.四级	1.遗传 2.母孕期病毒感染 3.传染性疾病 4.自身免疫缺陷性疾病	5.全身性疾病 6.中耳炎 7.老年性耳聋 8.早产和低体重 9.新生儿窒息 10.高胆红素血症	11.药物中毒 12.创伤或意外伤害 13.噪声和爆震 14.其他 15.原因不明	
	测试耳	0.5　1.0　2.0　4.0	kHz	平均听力损失: 1.>90 dB HL;2.>80 dB HL;3.>60 dB HL;	
	右耳		dB HL	4.>40 dB HL;5.待诊 伴随言语能力情况:	
	左耳		dB HL	1.无听觉言语功能;2.基本无听觉言语功能;3.听觉言语交流障碍;4.有一定的听觉言语功能	
	本底噪声:_____dB(A)				
3.言语残疾	1.一级 2.二级 3.三级 4.四级	1.唐氏综合征 2.脑性瘫痪 3.新生儿病理性黄疸 4.早产、低体重和过期产 5.腭裂 6.智力低下	7.脑梗死 8.脑出血 9.脑炎 10.脑囊虫病 11.喉、舌疾病术后 12.听力障碍 13.帕金森病 14.多发性硬化	15.脊髓侧索硬化 16.脑外伤 17.产伤 18.孤独症 19.癫痫 20.CO中毒 21.其他 22.原因不明	
	障碍类别: 1.失语　2.运动性构音障碍　3.器官结构异常所致的构音障碍　4.发声障碍 5.儿童言语发育迟滞　　6.听力障碍所致的语言障碍　　7.口吃 语音清晰度: 1.≤10%　2.≤25%　3.≤45%　4.≤65% 言语能力: 1.不会说话或虽能说但说不出　2.只会说几个单词或连贯说话很困难 3.只会讲少数短句短语或连贯说话困难　4.初步对话,词少,不流畅 5.基本上能交谈,不太清楚　6.说话正常,声调尚佳　7.其他				

续表3-10

4.肢体残疾	1.一级 2.二级 3.三级 4.四级	1.脑性瘫痪 2.发育畸形 3.侏儒症 4.其他先天性或发育障碍 5.脊髓灰质炎 6.脑血管疾病 7.周围血管疾病	8.肿瘤 9.骨关节病 10.地方病 11.脊髓疾病 12.工伤 13.交通事故 14.脊髓损伤 15.脑外伤	16.其他外伤 17.结核性感染 18.化脓性感染 19.中毒 20.其他 21.原因不明

肢体残疾一级：
1.四肢瘫　2.截瘫　3.偏瘫　4.单全上肢和双小腿缺失　5.单全下肢和双前臂缺失　6.双上臂和单大腿（或单小腿）缺失　7.双全上肢或双全下肢缺失　8.四肢在不同部位缺失　9.双上肢功能极重度障碍或三肢功能重度障碍

肢体残疾二级：
1.偏瘫或截瘫，残肢保留少许功能　2.双上臂或双前臂缺失　3.双大腿缺失　4.单全上肢和单大腿缺失　5.单全下肢和单上臂缺失　6.三肢在不同部位缺失（除外一级中的情况）　7.二肢功能重度障碍或三肢功能中度障碍

肢体残疾三级：
1.双小腿缺失　2.单前臂及其以上缺失　3.单大腿及其以上缺失　4.双手拇指或双手拇指以外其他手指全缺失　5.二肢在不同部位缺失（除外二级中的情况）　6.一肢功能重度障碍或二肢功能中度障碍

肢体残疾四级：
1.单小腿缺失　2.双下肢不等长，差距在5 cm以上（含5 cm）　3.脊柱强（僵）直　4.脊柱畸形，驼背畸形大于70°或侧凸大于45°　5.单手拇指以外其他四指全缺失　6.单侧拇指全缺失　7.单足跗跖关节以上缺失　8.双足趾完全缺失或失去功能　9.侏儒症（身高不超过130 cm的成年人）　10.一肢功能中度障碍或两肢功能轻度障碍　11.类似上述的其他肢体功能障碍

5.智力残疾	1.一级 2.二级 3.三级 4.四级	1.遗传 2.脑疾病 3.内分泌障碍 4.惊厥性疾病 5.新生儿窒息 6.早产、低体重和过期产	7.发育畸形 8.营养不良 9.母孕期外伤及物理伤害 10.产伤 11.工伤 12.交通事故	13.其他外伤 14.中毒与过敏反应 15.不良社会文化因素 16.其他 17.原因不明

发育商(0~6岁)：
1.≤25 极重度　2.26~39 重度　3.40~54 中度　4.55~75 轻度

智商(7岁以上)：
1.<20 极重度　2.20~34 重度　3.35~49 中度　4.50~69 轻度

适应性行为：_____
1.极重度缺陷　2.重度缺陷　3.中度缺陷　4.轻度缺陷

续表3-10

6.精神残疾	1.一级 2.二级 3.三级 4.四级	1.痴呆 2.其他器质性精神障碍 3.使用精神活性物质所致的障碍 4.精神分裂症 5.妄想性障碍	6.分裂情感性障碍 7.其他精神病性障碍 8.心境障碍 9.神经症性障碍 10.行为综合征 11.人格障碍 12.孤独症	13.癫痫 14.其他 15.原因不明	
	WHO-DAS Ⅱ分值：_____　级别： 1.一级，≥116分；　2.二级，106～115分； 3.三级，96～105分；　4.四级，52～95分				
指定医院评定结果	评定意见： 残疾类别： 残疾等级： 评定医师：			医院公章 　　年　月　日	
县（市、区）级残联初审意见	初审意见： 初审人： 　　盖章 　　年　月　日		市（地）级残联审核批准意见	审核意见： 审核人： 　　盖章 　　年　月　日	
备注					

四、评定报告

通过讨论会或专家总评,对资料进行总结和分析,写出评定报告。报告应包括如下内容。

1.有无残疾　有或无。

2.残疾部位　如肢体、精神、智力、视力、听力等。

3.残疾类型　是残损、残疾、残障,还是视力残疾、听力语言残疾、智力残疾、肢体残疾和精神病残疾。

4.残疾分级　如二级盲、一级重听、重度偏瘫、轻度智力低下或中度失语症等。

5.残疾的影响　对生活、学习、工作及社会活动的影响。

6.康复处理意见及建议　包括是否需要康复治疗及具体治疗形式,是否要提供教育康复、职业康复和社会康复的服务。

★知识链接

1. 怎样申办残疾人证？

第一次申办残疾人证的申请人，需持申请人居民身份证、户口本和3张两寸近期免冠白底彩照，向户口所在地县级残联提出办证申请，如实填写申请表、评定表。申请智力、精神类残疾人证和未成年人申请残疾人证须同时提供法定监护人的证明材料。县级残联接到办证申请人提交的申请材料后，由受理人对申请人和申请材料进行确认，并按《中华人民共和国残疾人证管理办法》的规定告知申请人到指定机构接受残疾评定。评定结论符合残疾标准的，还应在申请人所在的村（社区）进行为期五个工作日的公示（申请人是未成年人的，原则上不予公示）。县级残联对办证申请材料、受理程序、残疾评定结论和公示结果进行审核，符合规定的，予以批准核发残疾人证。

2. 如何进行残疾评定？

申请人到指定机构接受残疾评定。指定机构对于申办残疾人证的申请人进行残疾评定，按照残疾标准做出明确的残疾类别和等级评定结论，填写评定表并加盖公章。评定结论符合残疾标准的，应在申请人所在的村（社区）予以公示，公示时间为5个工作日；申请人是未成年人的，原则上不予公示。

多重残疾按所属残疾中残疾程度最重类别的分级确定其残疾等级，具体残疾类别和残疾等级在残疾人证备注栏中逐一注明。

第五节 残疾的预防

残疾预防即康复预防，与康复治疗相互补充，是康复医学工作的重要组成部分。人类的残疾具有三大特点，即发生的广泛性、后果的严重性和预防的可能性。由于疾病谱的改变，预防的重点也已从生物学预防进入社会预防阶段，特别对残疾的预防已成为当前卫生健康工作的重点之一。1981年世界残疾预防会议拟定的《利兹堡宣言》就指出，大多数残疾的损害是可以预防的。根据预防医学的三级预防原则，残疾的预防应在国家、地区、社区以及家庭不同层次进行，在胎儿、儿童、青年、成年、老年不同时期进行。

一、疾病的三级预防

疾病预防不仅是阻止疾病的发生，还包括疾病发生后阻止或延缓其发展，最大限度地减少疾病造成的危害。因此，预防工作可以根据疾病自然史的不同阶段，相应地采取不同的措施，这就是疾病的三级预防。

（一）一级预防

一级预防亦称"病因预防"，是疾病尚未发生时针对病因而采取的措施，也是预防、控制和消灭疾病的根本措施。它包括两方面：一是针对环境的措施，包括消除环境污染、保护空气、土壤、水源、农作物、食品等，以减少环境污染而造成的危害，以及开展健康教育等；二是针对人的措施，包括选择健康的生活方式与行为习惯，做好预防接种，慎重选用医学措施和药品，以及针对不同人群（如妇女、儿童、老人等）做好卫生保健工作等。

（二）二级预防

二级预防亦称"三早预防"或"临床前期预防"，是在疾病初期采取措施，强调早期发现、早期诊断、早期治疗，使疾病得到及早、彻底的治愈。为了保证"三早"的落实，可采取普查、筛检、定期健康检查、高危人群重点项目检查以及设立专科门诊等措施。人群和医务人员对疾病预防的认知水平是二级预防的关键,所以需提高医务人员的素质及普及人群对疾病知识的认识。

(三)三级预防

三级预防亦称"临床预防",是在疾病的临床期为了减轻疾病的危害而采取的措施,包括对症治疗和康复治疗,防止病情恶化,预防并发症和后遗症,延长寿命,减低病死率,防止伤残和促进功能恢复,提高生命质量。

二、残疾的三级预防

残疾预防可以从以下3个层面来进行。

(一)一级预防

一级预防又称为"病因预防"是指预防各种导致残疾的疾病、损伤、发育畸形、精神创伤的发生,是预防残疾发生最有效的手段,可以预防大多数残疾,应放在首位。

1. 目的　减少各种病损的发生。

2. 效果　最为有效,可降低残疾发生率70%。

3. 措施　主要措施如下。

(1)开展围产期检查与保健:进行婚前检查、加强遗传咨询,预防先天残疾的发生。

(2)进行免疫接种:预防某些致残性传染性疾病的发生。

(3)提倡合理行为和精神卫生:保持心理平衡、减轻精神压力、避免心理行为过激反应。

(4)防止意外事故发生:对幼儿、老人要注意看管照料,遵守安全规则,养成安全习惯,自觉维护安全环境;避免引发伤病的危险因素或危险源。

(5)建立健康的生活方式:开展健康教育,防止不良的生活方式致病致残,如避免酗酒、过度肥胖。

(二)二级预防

二级预防又称"三早预防",就是临床早期预防,是指疾病或损伤发生之后,早发现、早诊断、早治疗,早期彻底治愈临床疾病,采取积极主动的措施限制或逆转由残损进一步导致残疾,防止残疾出现。

1. 目的　限制或逆转由残损造成的残疾。

2. 效果　可降低残疾发生率10%~20%。

3. 措施　主要措施如下。

(1)早期筛查:及早发现有关疾病,以便早期干预;控制危险因素,做到早发现、早诊断、早治疗。

(2)改变不良的生活方式:实行合理饮食,如戒烟、戒酒、控制体重、血压、血脂,减轻精神压力,补充必要的营养成分。

(3)早期进行医疗干预和康复治疗:早期干预促进身心功能康复,如进行心理疏导、抗结核治疗、白内障手术、体位护理等。

(三)三级预防

三级预防是指残疾已经发生,采取各种积极的措施防止残疾转化为残障,预防参与局限的发生。这是康复预防中康复医学人员涉入最深和最多的部分。

1. 目的　防止残疾转化为残障,预防参与局限的发生。

2. 效果　减少残疾残障给个人、家庭和社会所造成的影响。

3. 措施　主要措施如下。

(1)系统康复治疗:通过机构和社区各种系统的康复训练,以及假肢、支具、辅助器、轮椅的配备与使用,提高残疾人生活自理和参加社会活动的能力。

(2)创造平等参与机会:为残疾人提供合适的辅助器械、居住条件和交通工具,提供教育与合适的工作。

(3)提供心理支持:为克服残疾患者的依赖性,应给予心理方面的支持和关爱。

三、现代医学对残疾预防的影响

1. 有利于残疾预防工作的开展 医学理论和医疗技术的发展与提高为残疾预防提供了理论和技术保障,有利于残疾的预防工作。例如,由于医学发展,明确了克山病的病因,在流行地区补硒消灭了这一高致残性疾病;基因工程技术的发展,大大降低了疫苗、胰岛素、促红素、白介素等药物的成本。这些措施在一级残疾预防和二级残疾预防中都起到了重要的作用。

2. 增加了疾病和损伤的致残率 医学的发展和进步使人口平均寿命延长,机体老化所致的残疾人数增加;新生儿抢救、心外与脑外手术、生命支持等医疗技术的提高,使过去无法挽救的生命得以延长,也相应地增加了疾病和损伤的致残率。因此,在残疾的三级预防中要考虑这些因素的影响及其流行病学特点。

四、康复治疗和预防残损

预防残损是一级残疾预防的主要内容,康复治疗是三级残疾预防的主要手段,二者都是康复医学的重要内容,相互补充。

采用预防措施和技术的主要目的是减少残损。全面实行残疾的一级和二级预防并不降低康复治疗的重要性。当预防措施失效或缺乏适当的预防措施和技术时,康复治疗则显得尤为重要。

康复治疗促进残疾的二级预防,阻止残损恶化而导致的残疾。例如,肘关节肱骨髁间骨折后,石膏固定时间过久,且又无早期康复的概念,则会导致拆除石膏后肩、肘、腕关节的功能障碍,上肢多关节功能活动受限,出现残疾。若早期进行康复治疗,即使肘关节功能受限,但肩、腕关节功能活动良好,虽然仍有残损,但不影响日常生活,不致恶化为残疾。

康复治疗是残疾三级预防的主要措施,预防残疾向残障发展。残疾并非一定会导致残障,但如果未进行社会康复、职业康复等康复治疗,则会使残疾者处于不利地位,不能回归社会而发展为残障。

第六节 残疾的康复目标与基本措施

康复医学研究的核心是残疾与功能恢复。残疾人是康复医学对象中的一部分,围绕着残疾对象展开各种评估、治疗,最终解决残疾引起的功能受限、能力受限、参与受限,组成了残疾学的内涵,也是残疾的康复目标。

一、康复目标

残疾人康复的基本目标是改善身心、社会、职业功能,使残疾人能在某种意义上像正常人那样过着积极的生产性的生活。其原则是:①在可能的情况下,使残疾人能够生活自理,回归社会,劳动就业,经济自主。②由于残疾严重、残疾人老龄等,不能达到上述目标的情况下,增进残疾人自理程度,保持现有功能或延缓功能衰退。

二、基本措施

不论是暂时性残疾或是永久性残疾,康复的基本对策首先应是预防和减少残疾的发生或减轻残疾的程度,然后才是处理已发生的残疾。针对《国际残损、残疾与残障分类》的3个类别,也就是残疾的3个方面,予以不同的对策。

(一)残损采取的基本对策是复原

即通过采用医疗措施包括康复医学的功能恢复训练及临床医学中的药物和手术。达到如下目标。

(1)功能恢复或改善存在的功能障碍。

(2)预防和治疗并发症。

(3)加快心理调整,重新接受或获得残疾适应。

(二)残疾采取的基本对策是代偿

(1)利用和加强残存的功能,如偏瘫的健肢单手操作或截瘫的上肢训练,以代偿功能的不足,以及必要的矫形手术等。

(2)装配和使用假肢、矫形器、轮椅和辅助器等,以补偿功能的不足。

(三)残障采取的基本对策是适应

即通过改变人体以外的环境,以减轻它们对残障者形成障碍。其方法如下。

(1)改善居住和社会环境,包括住宅、公共建筑、街道和交通工具等。

(2)改善家庭环境,包括家属在心理上、护理上,以及经济上的支持等。

(3)促进就业,保证其受教育和过有意义的生活等。

第七节　残疾相关的政策法规

康复是一项有益的投资,因其能够培养和提高人类的能力,应该包含在所有的卫生、就业、教育以及社会服务的综合性的法规中,并且应该包含在残疾人的特殊法规之中。各国的残疾人相关政策和法规在指导思想、社会目标等方面是一致的,只是法规有一定的稳定性和强制性。各国残疾人立法的主要内容包括:强调权利平等和反对歧视;对残疾人给予特别扶助和特殊保障;注重完善残疾人的社会保障措施;重视推进无障碍环境建设等。最新的残疾人立法趋势,一是更多地强调残疾人个体权利主体,二是强调国家在满足残疾人需要方面承担主要责任。

目前世界上已有100多个国家和地区不仅制定了残疾人相关的法律,还制定了一系列关于残疾人康复、教育、就业和社会保障的专门法律、法规和准则。

一、国际相关的残疾政策与法令

残疾人在实现个人潜能中受到生理、法律、社会多方面的阻碍,残疾预防和康复必须依靠社会、政府和国际合作。联合国及其下属机构和各国政府制定和发布了一系列与残疾相关的政策和法令法规,有力地保障了残疾人合法权益和公平地参与社会,促进了残疾人事业的发展。

联合国在残疾人工作领域中,早期的活动是从福利的角度支持残疾人获得福利和公共服务的权利。20世纪60年代则强调保护残疾人身体和身心、残疾人的权利和福利的必要性,激励残疾人更全面地参与社会。20世纪70年代标志着关心残疾人新时代的到来,残疾人的人权概念在国际上普遍获得接受。联合国在1971年第26次大会上通过了2856号决议《精神迟滞者权利宣言》,揭开了国际社会共同维护残疾人权益的新篇章。1975年第30次大会通过的3447号决议《残疾人权利宣言》敦促对残疾人权利进行国家和国际范围的保护,提醒人们认识到残疾人与其他人拥有同样的政治、社会权利。1976年联合国大会宣布1981年为"国际残疾人年",号召全人类共同努力使残疾人充分融入社会之中。1982年第37次大会通过3752号决议,确定1983—1992年为联合国残疾人十年,制定了《关于残疾人的世界行动纲领》。1992年第47次大会规定每年12月3日定为"国际残疾人日",旨在促进人们对残疾问题的理解和动员人们支持维护残疾人的尊严、权利和幸福。

2006年12月13日,第61届联合国大会通过《残疾人权利国际公约》(以下简称《公约》),并于2007年3月30日开放供签字。《公约》有146个签字国,有90个缔约国批准了《公约》。中国是最早签署该《公约》的国家之一。这是有史以来在开放供签字之日获得签字数量最多的联合国公约。《残疾人权利国际公约》是国际社会在21世纪通过的第一个综合性人权公约,也是首个开放供区域一体化组织签字的人权公约。《公约》旨在成为记录明确的社会发展问题的人权文书。它标志着人们对待残疾人的态度和方法发生了"示范性转变"。该《公约》对指导各国立法,从城市规划、建筑、交通、教育、就业和娱乐及残疾康复等方面改善残疾人的生存状况起到极为重要的作用。

国际社会也制定了相应政策和纲领性文件,推动残疾预防和康复事业的开展。世界卫生组织于1980年制定了《国际残损、残疾和残障分类》方案(简称ICIDH),将残疾分为残损、残疾和残障3种。ICIDH对疾病的后果进行了描述和分类,并描述了一般残疾由残损到残疾,再到残障的发生、发展过程。在这个过程中,恰当的残疾预防与康复工作可促使残疾向好的方向转化,为残疾预防和康复提供了一个指导性框架。

随着卫生保健事业的发展和国际残疾人活动的开展,人们对残损以及由此而产生的社会生活的变化有了新的认识,原有的有关残损、残疾与残障等模式不能满足卫生与康复事业发展的需要。1996年,世界卫生组织制定了新的残疾分类系统,称为《国际残损、活动和参与分类》(International Classification of Impairment, Activity and Participation, ICIDH-2),为了保持与《国际残损、残疾和残障分类》的连续性,将其简称为ICIDH-2。2001年5月第54届世界卫生大会上,世界卫生组织将ICIDH-2做了部分修改,并将其改名为《国际功能、残疾和健康分类》(ICF),在全球范围内得以推广,并沿用至今。ICF根据在身体、个体和社会水平的健康状态所发生的功能变化及出现的异常,对健康状态的结果分类提供了参考性的理论框架。ICF不仅对疾病、障碍或损伤进行分类,而且可用于诊断残疾性质和残疾的原因,从而为制订针对性的残疾预防措施提供参考。

2005年在第58届世界卫生大会上,世界卫生组织通过了有关《残疾,包括预防、管理和康复》的决议,对残疾康复问题做了全新的诠释。要求各成员国加强执行联合国关于残疾人机会均等标准规则,促进残疾人在社会中享有完整的权利和尊严,并促进和加强社区康复规划。

此外,世界卫生组织还于1981年发表了《残疾的预防与康复》。1994年国际劳工组织、联合国教科文组织、世界卫生组织发表的联合意见书《社区康复——残疾人参与、残疾人受益》。这些国际性纲领文件极大地推动了残疾预防与康复工作的开展。

国际残疾人组织机构的建立和发展也进一步推动了残疾人事业的进步。世界残疾人协会(World Institute on Disability, WID),其宗旨是通过调查研究,开展全民教育,推进各类培训和示范计划的实施,创造一个更适宜残疾人生活的社会环境。世界残疾人协会是一个国际性情报交流和经验交流中心,可以为各大洲的残疾人、残疾人组织和政府有关部门提供培训机会和技术服务。它特别注重支援各国的残疾人自立运动,并积极将收集的有关残疾人自强自立的经验,介绍给世界不同文化背景的国家。

残疾人国际于1981年12月在新加坡成立,它是在联合国享有咨询地位的组织,旨在使残疾人以平等的权利和机会参与社会生活,分享社会与经济发展成果的国际残疾人组织,中国残疾人联合会于1990年正式加入该组织。康复国际(Rehabilitation International, RI),是最早积极倡导残疾人康复和服务的国际非政府组织,长期致力于促进残疾人康复和福利,其率先提出了目前国际通用的"无障碍"标志,在推动发起"联合国残疾人年"、制定和实施联合国《关于残疾人的世界行动纲领》

等重大的国际行动中,发挥过重要影响。此外,还有残疾人共济会、国际残智人联盟、世界盲人联盟、国际轮椅联合会、国际伤残人体育组织、国际特殊奥运会等国际残疾人组织。

二、我国相关的残疾政策与法令

我国现代康复起步较晚,自1982年引进以来,残疾人事业得到政府高度重视。国家为发展残疾人事业、改善残疾人状况采取了一系列措施,包括制定残疾人事业发展规划和相关政策,颁布残疾人法律、法规,建立统一的残疾人组织,发布国家残疾预防行动计划和康复条例,开展残疾人自强活动,倡导文明社会风尚,积极开展残疾人领域的国际交往等。不仅有力地维护了残疾人的合法权益,而且推动了康复、就业、脱贫、教育、文化生活、社会保障等工作的开展。

1988年国务院批准颁布实施的第一个残疾人事业发展规划《中国残疾人事业五年工作纲要(1988—1992年)》(简称《纲要》),由国家计委、原国家教委、民政部、财政部、原劳动部、原卫生部和中国残疾人联合会依据1987年全国残疾人抽样调查结果共同编制。《纲要》实施五年来,我国残疾人事业取得了历史性进步,使残疾人相关的康复、教育、劳动就业、文化生活、福利、环境等各业务领域得到了全面发展,初步确立了残疾人事业的基本格局,并从人权保障和人类解放的高度,阐明残疾人事业的意义,为认识和解决残疾人问题提供了理论依据。这一切,既给残疾人带来实实在在的利益,又为残疾人事业的长远发展奠定了基础。

1990年12月28日,中华人民共和国第七届全国人民代表大会常务委员会第十七次会议审议通过了我国第一部《中华人民共和国残疾人保障法》(简称《保障法》),并决定于1991年5月15日起在全国实施。根据《保障法》第48条规定:"每年五月的第三个星期日,为全国助残日。"在每年一次的"全国助残日"活动中,动员了从中央到地方的各级领导及数以亿计的群众参加,形成了强劲的声势和规模,为众多残疾人提供了切实可行的帮助和扶持,有力地推动了残疾人事业的发展,具有广泛而深远的意义。每年助残日活动的主题,都是依据当年残疾人事业发展的重点工作确立的。活动中,分别围绕"宣传残疾人保障法""一助一,送温暖""走进每一个残疾人家庭""志愿者助残"等主题开展活动。助残日活动为残疾人提供了各种具体的服务与帮助,活动的规模和声势逐渐扩大,影响日益深入人心。实践证明,用法律的形式确定的"全国助残日"活动,是培育全社会扶残助残风尚、提高全民助残意识的一项重要举措,也是精神文明创建活动的一个重要形式。

1994年8月23日颁布实施的《中华人民共和国残疾人教育条例》是我国第一部有关残疾人教育的专项法规,它的颁布实施,将从法律上进一步保障我国残疾人平等受教育的权利,促进残疾人教育事业的发展。

2002年国务院办公厅转发原卫生部等六部委《关于进一步加强残疾人康复工作的意见》。《意见》根据我国的国情明确提出了残疾人康复工作的总体目标、指导方针、基本原则和加强残疾人康复工作的主要措施,要求到2015年实现残疾人"人人享有康复服务"的目标。

2007年2月14日,国务院第169次常务会议通过的《中华人民共和国残疾人就业条例》,要求用人单位应当按照一定比例安排残疾人就业,禁止在就业中歧视残疾人。同年,国务院办公厅印发《关于进一步加强残疾人体育工作的意见》,要求各级人民政府要加强残疾人体育工作的领导,把发展残疾人体育事业纳入经济社会发展规划。

2008年以来,随着国家促进残疾人事业发展的意见等政策措施的相继出台,残疾人事业发展迎来了新的春天。2008年4月国家又对《中华人民共和国残疾人保障法》进行了重新修订,自2008年7月1日起施行,旨在维护残疾人的合法权益,发展残疾人事业,保障残疾人平等地充分参与社会生活,共享社会物质文化成果,是根据宪法而制定的法规。

2011年5月,国务院批转了《中国残疾人事业"十二五"发展纲要》,根据国家经济社会发展的总体规划和部署,提出"十二五"时期残疾人事业发展的指导原则、总体要求、任务目标和政策措施,并召开第四次全国残疾人事业工作会议,予以强调贯彻。

2013年9月中国残联第六次全国代表大会召开以来,习近平总书记两次出席残联组织的活动并且专门致贺信、发表讲话,对推进残疾人事业做出新部署、提出新要求。习近平总书记对残疾人工作的重要指示,内容丰富、内涵深刻,特别是十八大报告关于"健全残疾人社会保障和服务体系"的要求,为推动中国特色残疾人事业在新的历史起点上加快发展,指明了方向。

2015年国务院印发《关于加快推进残疾人小康进程的意见》,提出要加大残疾人社会救助力度,建立困难残疾人生活补贴、重度残疾人护理补贴和残疾儿童康复救助制度。2016年国务院发布《"十三五"加快残疾人小康进程规划纲要》,提出要强化残疾预防、康复服务,制订实施国家残疾预防行动计划,强化基本公共卫生服务,有效控制遗传、疾病、意外伤害、环境及其他因素导致的残疾发生和发展;实施重点康复项目,为城乡贫困残疾人、重度残疾人提供基本服务;依托专业康复机构指导社区和家庭为残疾人实施康复训练等。

2016年8月,为贯彻落实中共中央、国务院关于残疾人事业发展的一系列重要部署,全面实施《国务院关于加快推进残疾人小康进程的意见》(国发〔2015〕7号),进一步保障和改善残疾民生,帮助残疾人和全国人民共建共享全面小康社会,依据《中华人民共和国残疾人保障法》和《中华人民共和国国民经济和社会发展第十三个五年规划纲要》,制定了《"十三五"加快残疾人小康进程规划纲要》。强调"十三五"时期,必须补上残疾人事业的短板,加快推进残疾人小康进程,尽快缩小残疾人状况与社会平均水平的差距,让残疾人和全国人民共同迈入全面小康社会。

我国还建立了统一的残疾人组织。中国残疾人联合会(China Disabled Persons' Federation, CDPF)是经国务院批准和国家法律确认的残疾人自身代表性组织,由中国各类残疾人代表和残疾人工作者组成的全国性残疾人事业团体,简称中国残联。中国残疾人联合会于1988年3月11日在北京正式成立,是在中国盲人聋人协会(1953年成立)和中国残疾人福利基金会(1984年成立)的基础上组建而成的,具有"代表、服务、管理"职能:代表残疾人共同利益,维护残疾人合法权益;开展各项业务和活动,直接为残疾人服务;承担政府委托的部分行政职能,发展和管理残疾人事业。中国残疾人联合会下设有中国盲人协会、中国聋人协会、中国肢残人协会、中国智力残疾人及亲友协会、中国精神残疾人及亲友协会等5个协会组织,现任主席是张海迪。另外,还有中国残疾人体育协会(National Paralympic Committee of China,NPCC),该协会是代表肢残者、脑瘫者、脊髓损伤者和盲人的体育组织。中国残疾人体育协会自成立后,多次承办全国残疾人运动会,组织参加国际残疾人体育赛事。

国务院各部门也制定和发布了许多涉及残疾人权益保障的规章和规范性文件,以推动我国残疾人事业、残疾人康复工作发展。具有代表性的是建设部、民政部和中国残联在1998年联合发布的《方便残疾人使用的城市道路和建筑物设计规范》,确定建筑物内、外部的无障碍设计要求,包括坡道、音响交通信号、触感材料(盲道、建筑物、公用设施等)使用规定,电梯、走廊、厕所、盥洗、浴室、电话、信箱、饮水设施等便于残疾人使用的要求。

我国已接受和使用国际残疾人通用无障碍标识规定,在大多数公共设施上都标有残疾人可以进入、使用的标志。国际通用"轮椅标志牌"(图3-2)就是用来帮助残疾人在视觉上确认相关环境特性并引导其行动的符号。标志牌为白底黑图或黑底白图,轮椅方向向右。当所指方向为向左时,轮椅则面向左。轮椅标志牌是国际康复协会于1960年在爱尔兰首都都柏林召开的国际康复大会上表决通过的,是世界公认的标志,不得随意改动。

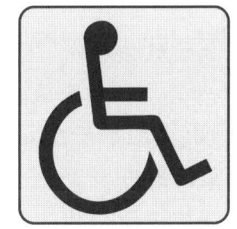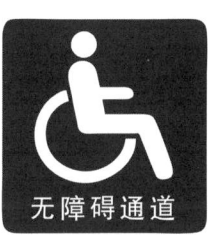

图3-2 无障碍轮椅标志牌

近几年,随着我国残疾人事业迅速发展和2008年残奥会的成功举办,很多公共场所都为残疾人提供了专用的服务设施,但由于缺少符合国家标准的图形符号,因而不能正确地引导残疾人方便自如地使用这些服务设施,给残疾人带来了诸多不便。为此,2009年由中国标准化研究院设计的《标志用公共信息图形符号第9部分:无障碍设施符号》正式实施。该标准规定了视力障碍、行走障碍、听力障碍等15个供残疾人、老年人、伤患及其他有特殊需求人群使用的标志用无障碍设施符号示意图。这些图形符号广泛用于机场、车站、码头、商场、医院、银行、邮局、学校、公园、各类场馆等公共场所,也适用于运输工具和其他服务设施。此外,还适用于公共信息导向系统中的位置标志、导向标志、平面示意图、信息板、街区导向图等导向要素的设计。

2012年6月国务院第208次常务会议通过《无障碍环境建设条例》,从法律上进一步保障了我国残疾人等社会成员平等参与社会生活,条例包括总则、无障碍设施建设、无障碍信息交流、无障碍社区服务、法律责任、附则共6章,于2012年8月1日起施行。2016年8月国务院印发《"十三五"加快残疾人小康进程规划纲要》,在主要任务中提出要全面推进无障碍环境建设,包括大力推进互联网和移动互联网信息服务无障碍。2016年9月中国残联等13部委联合制定的《无障碍环境建设"十三五"实施方案》,对"十三五"期间无障碍环境建设的任务目标、主要措施和检查评估都做了详细规定。

此外,我国还制定了实施残疾人事业发展规划和残疾人扶贫攻坚计划,开展了一系列残疾人自强活动,并进行宣传和公众教育,倡导尊重残疾人的文明社会风尚,积极发展残疾人领域的国际交往等。

本章小结

残疾是指因外伤、疾病、发育缺陷或精神因素造成明显的身心功能障碍,以致不同程度地丧失正常生活、工作和学习能力的一种状态。广义的残疾包括残损、残障在内,成为人体身心功能障碍的总称。残疾学是以残疾人及残疾状态为主要研究对象,专门研究残疾的发生原因、流行病学特征、表现特点、发展规律、结局,以及残疾的评定、康复与预防的学科。

残疾分类主要有国际残损、残疾与残障分类(ICIDH)和国际功能、残疾与健康分类(ICF),以及我国根据现有国情制定的中国残疾分类标准。大多数残疾损害是可以预防的,要做好残疾的三级预防。

(陈　红)

练习题

以下每道题下面有A、B、C、D、E五个备选答案,请从中选择一个最佳答案,并将相应字母填入题干后的括号内。

1. 下列哪种情况属于肢体残疾(　　)
   A. 单手拇指以外其他四指全缺失　　　　B. 一侧保留足跟而失去足的前半部者
   C. 双下肢不等长,差距小于5 cm者　　　D. 小于70°的驼背
   E. 小于45°的脊椎侧凸

2. 下列哪种情况一定属于残疾(　　)
   A. 独眼　　　　　　B. 单耳失聪　　　　　　C. 两岁幼儿不会说话
   D. 单小腿缺失　　　E. 一侧保留拇指和中指而失去另外三指

3. 下列关于残疾的描述,正确的为(　　)
   A. 只是医学问题　　　　　　　　B. 只是社会问题
   C. 不仅是医学问题,更是社会问题　　D. 残疾不可预防
   E. 残疾就是指残损

4. ICIDH 的应用不包括(　　)
   A. 残疾人　　　　B. 健康人　　　　C. 老年人
   D. 临床期患者　　E. 残障儿童

5. 中国残疾人联合会成立于(　　)年
   A. 1982　　　　B. 1987　　　　C. 1985
   D. 1983　　　　E. 1988

6. 下列关于疾病与残疾的关系错误的是(　　)
   A. 残疾与疾病相同,没有区别　　B. 残疾可以与疾病无关　　C. 残疾可以与疾病同时存在
   D. 精神缺陷也属于残疾　　E. 疾病可导致残疾,但残疾不一定就是疾病或伴有疾病

7. 下列关于致残原因描述错误的是(　　)
   A. 遗传因素　　　　B. 意外伤害　　　　C. 理化因素
   D. 与心理行为因素无关　　E. 营养失调

8. 下列关于疾病预防描述错误的是(　　)
   A. 一级预防亦称病因预防　　B. 二级预防亦称临床预防　　C. 二级预防亦称三早预防
   D. 三级预防亦称临床预防　　E. 二级预防亦称临床前期预防

9. 残疾一级预防的目的是(　　)
   A. 防止疾病导致残疾　　B. 预防各种损伤或疾病　　C. 预防继发性残疾
   D. 防止残疾转化为残障　　E. 防止残损导致残疾

10. 我国残疾是按照(　　)分类
    A. 结构　　　　B. 组织　　　　C. 发生部位
    D. 功能　　　　E. 解剖部位

11. 关于残疾分类,错误的说法是(　　)
    A. 残疾可导致残障　　B. 病损不能导致残障　　C. 残障可转化为残损
    D. 残损可造成残疾　　E. 残疾可转化为残损

12. ICF 相对于 ICIDH,增加了(　　)
    A. 残损　　　　B. 残疾　　　　C. 残障
    D. 情景性因素　　E. 参与局限

13. 我国视力残疾标准是(　　)
    A. 双眼视力<0.3　　B. 好眼视力<0.3　　C. 好眼矫正视力<0.3
    D. 好眼最佳矫正视力<0.3　　E. 好眼最佳矫正视力<0.1

14. 若残疾在一定程度上影响个体独立生活、工作和学习,但个人生活仍基本自理,则该残疾属于(　　)
    A. 残损　　　　B. 残疾　　　　C. 残障
    D. 活动受限　　E. 参与局限

第四章 功能障碍

★ 教学目标
1. 掌握：残损、活动受限与参与局限的概念；康复治疗计划制订和实施基本原则。
2. 熟悉：功能障碍的评定内容；ICF指导下的常见功能障碍的评定。
3. 了解：临床症状的处理与功能障碍恢复的关系。
4. 能力目标：能够在ICF体系指导下，对患者进行功能障碍的评定，同时，结合患者的实际情况制订康复治疗计划和实施过程中的具体要求。

功能是指组织、器官、肢体等的特征性活动，人类在长期的进化过程中，通过遗传和后天的反复实践获得了很多功能，例如手的功能是利用工具劳动，下肢的功能是支撑身体和走路，胃肠的功能是消化食物，脑的功能是思维等。各种功能均有自己的特征，当应具备的功能不能正常发挥时，即称为功能障碍。

功能障碍的评估在于通过对功能障碍的性质、范围、类别及严重程度作出判断，为残疾分类、估计预后、制订和调整康复治疗方案、评定康复治疗效果以及提出进一步康复计划提供依据。

功能障碍评定的步骤包括病史询问、体格检查、功能检查（包括标准化测试工具）、专科会诊、实验室检查、影像学检查等，经过汇总上述资料，归纳和分析，最终作出评定结果。

康复治疗的目的是最大程度地促进功能恢复，帮助功能障碍者尽量适应其受限的状态，尽可能减少内在和外在的限制因素，充分利用各种必要的辅助条件和资源，因地制宜，使其完成尽可能多的功能活动。

第一节 残损、活动受限和参与局限

第54届世界卫生大会于2001年5月22日通过的《国际功能、残疾和健康分类》（ICF）公布了与残疾有关的新概念，它将残疾建立在社会模式基础上，从残疾人融入社会的角度出发，将残疾作为一种社会性问题（即残疾不仅是个人的特性，也是社会环境形成的一种复合状态），强调社会集体行动，要求改造环境以使残疾人充分参与社会生活的各个方面。因此，残疾的定义是复杂和多维度的，是个体和环境相互作用的结果，包括身体结构与功能损伤、活动受限和社会参与限制，而且强调残疾的背景性因素（个人情况、生活中的自然环境、社会和态度环境等）对患者的健康和残疾情况起着重要的互动作用。在ICF中，分为功能和残疾、情景性因素两部分。在功能和残疾部分，除身体功能和结构成分外，活动和参与是另一个成分，活动和参与是通过能力和活动表现来描述的。在情景性因素中，包含环境因素和个人因素，这些因素对个体的健康和与健康有关的问题可能会产生影响。在评定时，能力是描述个体完成任务或行动的潜力，即个体在某一时刻在既定的功能领域中可能达到的最高功能水平，而活动表现是描述个体在现实环境中实际做了什么，现实环境中会有社会性情景，因此，活动表现可以理解为在现实生活中的表现。

ICF是以活动和参与为主线来进行功能、残疾和健康分类的，强调环境与个人因素以及各部分之间的双向作用，其运行模式如图4-1所示。在该标准中，"残疾"不再被分成残损、残疾、残障3个层次，而是被定义为："是对损伤、活动受限和参与限制的一个概括性术语"。

第四章 功能障碍

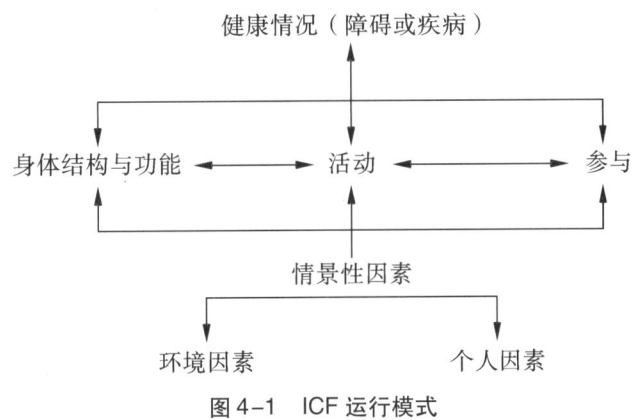

图 4-1 ICF 运行模式

本节按照 ICF 3 个构成成分（身体功能和结构、活动、参与）的有关内容，分别介绍残损、活动受限和参与局限。

一、残损

身体功能是指身体各组织、器官及系统的生理功能（包括心理）。身体结构是指身体的解剖部位，如器官、肢体及其组成。ICF 将"残损"定义为："身体功能或结构问题，有显著差异或丧失。"简言之，残损是指各种原因导致身体结构或功能出现问题，是心理、身体或解剖结构及功能异常或缺乏，并影响组织、器官的水平。

残损水平常见的功能障碍表现如下。

（1）各种先天或外伤因素所导致的视觉、听觉、辅助感觉功能的障碍与疼痛。

（2）失语症患者出现的各种发声和语言功能障碍。

（3）高血压、慢性阻塞性肺疾病患者出现的心肺功能障碍。

（4）消化系统炎症与肿瘤、糖尿病等消化、代谢和内分泌系统功能障碍。

（5）尺桡神经损伤、四肢骨折、手指截指等导致局部运动功能丧失或障碍。

（6）严重颅脑损伤、脊髓损伤导致的尿潴留、尿失禁、便秘与大便失禁等二便功能障碍。

（7）儿童脑瘫、脑血管意外导致的认知障碍、肌张力障碍、粗大运动模式、不自主运动等。

（8）各种原因导致的心理或精神功能障碍等。

任何组织、器官或系统因受到外界伤害所发生的保护性反应，都会不同程度地引起人体心理、生理、解剖结构或功能的丧失或异常，即残损或病损。临床上可表现为肌力减弱、运动受限、疼痛或精神（心理、情绪、认知等）等障碍。但是，残损并不一定代表着疾病或者虚弱状态，我们关注的是其部分躯体（如心血管系统、运动系统）功能的问题，而非整个人的功能。例如，一个人截去一侧下肢，但这并不影响其仍可以成为一名优秀的舞者。

二、活动受限

活动是指个体进行的一项行动或任务，是应用身体功能的表现和能力。活动的含义比较广泛，包括学习和应用知识、执行一般任务、言语交流、转移（身体转移和物体转移）、生活自理、体育运动和环境处理等。

ICF 将"活动受限"定义为："个体在进行活动时可能遇到的困难。"例如，活动幅度减小、速度减慢或完成质量差等。在 ICF 中用活动受限来取代残疾的概念，对残疾患者重新认识自己的状态有着积极的意义。活动是人的高级功能之一,各种原因所致的高级中枢神经系统的损害(脑卒中、脑外伤、老年性痴呆等),可出现上述各种表现的活动受限。活动受限是从个体或整体完成任务、进行活动的水平上评定功能障碍的严重程度。

活动受限常建立在残损的基础上,但不是所有残损都会导致活动受限。两者之间存在松散、多因素的因果关系。例如,患者右侧肱骨骨折,右上肢不能活动,日常活动受到了限制,属于活动受限。而一位小指外伤导致截指的患者,虽然身体发生了残损,但不影响他的工作、学习和日常生活活动,个体活动没有受到限制。另外,两者之间关系可以是双向的。例如,一位单纯的肌肉问题患者,发展到一定程度可以导致活动受限、不能行走,继而又导致肌肉无力、萎缩或挛缩加重。但通过积极的康复干预,又可以在肌肉无力和萎缩或挛缩存在的同时,使活动受限得到缓解或消除。

三、参与局限

参与包括表达观点、进行决策或实施行动等的生活情境的投入。ICF 将"参与局限"定义为:"个体投入生活情景中可能经历到的问题。"

参与局限的含义包括人际交往、人际关系和主要生活领域(如社区、社会和公民生活)等方面受到限制。参与局限的含义在不同的背景(社会制度、种族、社区、家庭等)下是不一样的,应根据具体情况具体分析。按照 ICF 的分类,该分类系统用参与局限代替残障的概念,在社会层面上回归了人的本性,是社会巨大的进步。

一般认为,残损的影响因素在于组织和器官水平的缺损或异常,而活动受限的影响因素在于个体水平,参与局限的影响因素在于环境和社会层面的限制。但在临床上而言,导致参与局限的既可以是外界因素或环境因素,也可以是个人因素。例如,一位脊髓损伤下肢瘫痪患者,其活动受到限制,但其可以用上肢移动轮椅活动;而在一些落后地区的商场,因没有无障碍设施,他就无法参与购物的活动,因为环境限制了他。如果商场都设有无障碍设施,他就可以像正常人一样去商场购物,良好的社会环境使他的社会参与活动又得到了实现。

工作上的活动受限与参与局限不同,前者是因为活动受限而不能进行工作,后者是因为社会因素的局限而无法取得工作。例如,因商场不愿意对障碍建筑进行改造,从而造成使用轮椅的残疾人购物出现困难;小腿截肢患者配备假肢后,有能力驾驶汽车,却因驾照发放的限制而无法从事运输工作等。

第二节　功能障碍的评定

功能障碍的评定是指对患者功能障碍的种类、性质、部位、范围和严重程度等进行正确的判断。功能障碍的评定是制订康复治疗计划的前提和基础,也是评定康复治疗效果的客观依据。如果康复治疗医师不能对患者的功能障碍情况进行正确评定,就无法制订出准确详细的康复治疗计划,难以保证患者达到理想的功能恢复。因此,对患者进行功能障碍评定时,要认真收集、筛选和分析评定对象的个人基本信息和临床基本情况,以 ICF 体系为功能障碍评定的基本框架,分析确定功能受限的因素、性质和严重程度,明确现存和康复所要求的功能水平,最后由康复团队讨论、分析并制订出详细且切实可行的康复目标和治疗计划。

一、ICF 指导下的功能障碍评定

ICF 从身体功能或结构、活动受限和参与局限 3 个水平提出了相关标准评定方法和量表,ICF 作

第四章 功能障碍

为临床工具可以用于需求评定、治疗方法的选择、职业康复与评定、康复及其结果评估等多个方面,也可以用于临床教育研究。但ICF公布的时间不长,其提出的各类功能障碍的相关标准,评定方法和量表能否被人们广泛接受、认可,还需要时间的考验。一些学者开始对ICF的评价体系与传统的评定方法进行比较,并进行统计学上的信度和效度的分析。下面介绍3种病损情况的ICF体系评定。

（一）脊髓损伤的康复评定

脊髓损伤（spinal cord injury,SCI）是由各种原因引起的脊髓结构、功能的损害,造成损伤水平以下脊髓功能障碍。脊髓损伤后,患者受损水平以下的运动、感觉、反射和自主神经功能都发生了障碍,颈段损伤常引起四肢瘫,颈段以下损伤常引起截瘫,两者均可伴有大、小便功能障碍。

以脊髓损伤患者功能评定为对象,传统的康复评定方法有美国脊柱损伤协会（American Spinal Injury Association,ASIA）损伤分级评定、神经检查和日常生活活动能力（activities of daily living,ADL）评定,多采取患者自我报告、临床记录与医学检查相结合的方式。

随着ICF的广泛使用,其呈现出传统评定方法所不具备的优势。使用ICF检查表可以从身体、个体和社会3个水平对患者进行评定,脊髓损伤康复评定见表4-1。

表4-1 脊髓损伤的康复评定

项目	评定水平	评定内容
身体结构与功能	身体水平	身体结构评定:明确脊髓损伤的部位,损伤范围大小
		身体功能评定:神经肌肉功能等运动功能、消化功能、代谢和分泌功能、泌尿生殖功能、感觉功能、精神功能等
活动情况	个体水平	家庭日常生活活动情况,楼道活动情况,轮椅或拐杖使用情况等
参与情况	社会水平	社区活动,社会活动范围,参加工作情况等
背景因素	环境因素	个人用品和技术,社会环境（体制、政策）,家庭支持情况等
	个人因素	教育水平,心理素质,意志毅力等

1. 身体水平 包括身体结构和身体功能。对于脊髓损伤而言,身体结构评定包括脊髓损伤的部位:颈椎和颈部脊髓、胸椎和胸部脊髓、腰骶椎和腰骶部脊髓以及圆锥马尾;依靠体检评定与运动有关的结构,如头、颈、肩、四肢、躯干、皮肤结构;损伤范围大小:如脊椎的CT测量和脊髓MRI的检查结果。脊髓损伤主要损伤神经肌肉功能和运动相关功能、消化功能、代谢和分泌功能、泌尿生殖功能、感觉功能和精神功能等。

2. 活动水平 主要评定患者从事一般任务和要求、活动、自理和家庭日常生活活动（穿衣、饮食、洗漱、洗澡、上厕所和移动等）的情况。

3. 参与水平 主要评定患者的主要生活领域和社区、社会和公民生活（观看影剧、超市购物、走亲访友等）等内容。

4. 背景因素 包括环境因素和个人因素,前者是评定的主要内容,它包括个人用品和技术、自然环境和对环境的人为改变、支持和相互联系、态度、服务、体制和政策。

一些研究结果显示,ICF临床检查表的身体功能得分与ADL和ASIA评定间有较高的相关性。但ICF有着传统评定工具所不具备的优势,即综合性较好,除可评定身体的结构与功能外,还可评定受试者的活动表现与社会参与性以及环境因素对受试者造成的影响。相比较而言,ADL仅对个体的日常生活活动进行评定,而ICF则加入了社会参与评定,因此评定的水平较高。ASIA分级法虽然从感觉和运动两个方面对受试者进行分级,但是其所涉及的身体结构与功能信息没有ICF全面系统。

(二)脑卒中的康复评定

脑卒中(cerebral stroke)又称脑血管意外,是一组急性脑血管性疾病,是指突然发生的、由脑血管病变引起的局限性脑功能障碍,并持续时间超过24 h或引起死亡的临床综合征。脑卒中分缺血性脑卒中和出血性脑卒中,该病致残率高,可有不同程度的劳动能力丧失,生活依赖他人照顾。脑卒中康复评定见表4-2。

表4-2 脑卒中的康复评定

项目	评定水平	评定内容
身体结构与功能	身体水平	身体结构评定:脑卒中的病变部位和大小
		身体功能评定:精神功能、感觉功能、发声和言语功能、神经肌肉功能和运动相关功能等
活动情况	个体水平	主要评定日常生活活动能力(ADL)
参与情况	社会水平	工作、学习、社会活动等方面
背景因素	环境因素	自然环境、社会环境、家庭环境支持情况等
	个人因素	年龄、生活习惯、行为方式、教育水平、心理素质等

1. 身体水平 包括身体结构和身体功能。身体结构评定对于脑卒中而言非常重要,身体结构评定包括脑卒中的病变部位和大小:脑的部位,如大脑、小脑、脑干等;脑血管,如大脑中动脉、大脑前动脉等;大小,如头颅CT、MRI测量的结果等。其他可能需要评定的结构有骨骼肌肉系统等。这些身体结构方面的评定可以为脑卒中的处理、预后的估计和研究提供极为有用的信息。例如,有研究显示,内囊后肢是唯一一个与预后(上肢恢复从共同运动到分离运动)明显相关的结构,内囊后肢受损则预后差;按照恢复上肢分离运动的可能性从大到小的顺序排列为皮质、放射冠和内囊后肢。

脑卒中后导致的损伤很多,身体功能评定是目前许多康复治疗的前提,也是预后和估计的重要依据,是非常重要的必须记录的后果。由于脑卒中所致的损伤主要涉及ICF所描述的精神功能、感觉功能、发声和言语功能、神经肌肉功能和运动相关功能等多方面的损伤。因此,我们在临床康复中应当先进行神经系统和骨骼肌肉系统的检查,以便发现相应的损伤。其中对康复有重要影响的损伤,应该选择标准化的量表进行定量化的评定。

2. 活动水平 在ICF中列出了很多的活动内容。但就目前有关脑卒中的活动水平的评定量表主要是评测日常生活活动能力(ADL),因为患者的ADL能力对患者本人、家庭和社会都有重大影响。ADL的能力提示患者适应社会的能力,ADL的独立程度对患者的自尊有着直接的影响。ADL不能自理及依赖他人来完成将对患者的精神生活、社会地位和经济状况造成极大的打击,引起抑郁,缺乏自信,没有生活的目的及热情。而ADL的独立则增加患者的自尊。对家庭来说,患者ADL不能自理,将扰乱家庭的平衡状态,改变家庭日常生活规律,在家庭成员之间造成感情的不和谐,增加家庭负担。对社会来说,则是一种经济和社会负担。因此ADL成为活动水平的主要评测内容。在工作中,使用ADL评定方法的主要作用是:监测功能变化;评估依赖程度;作为观察或随访等的简单列表使用;有助于同行间和不同部门之间的交流。同时我们也应当清楚地认识到ADL评定方法的缺点:使用ADL评定方法进行评定,不能确定造成患者功能依赖的原因;不能指导我们采用何种具体的治疗方法。但在采用某种治疗方法后,可以用来评价该方法是否有效。在众多的ADL评定工具中,所选用的ADL主要包括3个方面的内容。①移动:床上的运动(如移动位置、翻身、坐起等)、转移、坐、站立、步行、与劳动有关的运动(如弯腰、跪、蹲、推拉、够物等);②生活自理:进食、修饰、洗澡、穿衣、上厕所、交流等;③家务:做饭、家庭卫生、理财、购物、使用电话、药品使用、洗衣服、时间安排和交通等。

3. 参与水平　参与包括对学习、工作、社会活动等方面的性质、程度进行评定。虽然在ICF中列出了参与水平的内容,但目前还没有该水平的评定方法,或者说正在制订中。这是因为该水平的评定受医务工作者无法控制的诸多因素影响。每个患者的性格、兴趣爱好、心理素质等不同,再加上学习、工作类别、方式不同,参与水平自然会有所差异。另外,参与水平还与当地的经济和社会发展水平有很大关系,同样的功能障碍性质和程度,患者在发达地区的参与水平会高于落后地区的参与水平,因为发达地区往往会根据不同人群要求(包括残疾人)进行环境改造、设施配套及无障碍设计等。也有人将生活质量(quality of life,QOL)评定量表作为参与水平的评定指标之一。

4. 背景因素　背景因素对脑卒中的康复具有重要影响,可以影响恢复,影响患者接受某项治疗,如并发症;影响患者的社会回归,如从亲朋好友中获得社会支持;影响对部分辅助器具的选用或环境改造等。评定脑卒中患者的背景因素应包括:患者本人方面的特点,如流行病学的一般特点(性别、年龄、教育水平等)、患病以前的功能水平、生活习惯、爱好、并发症等;家庭和护理人员因素,如可以从家庭成员中获得有力的支持;居住的环境和社区因素,如家庭的居住条件、社区的便利程度等;社会的宽容程度、无障碍设施建设情况、社会提供的福利措施和工作环境等。

(三)截肢的康复评定

截肢是指截除肢体全部或部分的手术,其通过关节者称为关节离断。截肢目的是将已失去生存能力、危害生命安全和没有生理功能的肢体切除。截肢后康复是通过残肢训练和装配假肢,以代偿和重建丧失肢体的部分功能,防止或减轻截肢对患者身心造成的不良影响,使患者早日回归社会。

例如:患者,男,35岁,工人,因车祸而截去左小腿下段,住院60 d,在家休养3个月。按照ICF进行评定,会更加全面准确,因为有些患者的社会参与水平跟环境设计、社会支持度有很大关系。截肢的康复评定见表4-3。

表4-3　截肢的康复评定

项目	评定水平	评定内容
身体结构与功能	身体水平	身体结构评定:截肢部位是左小腿下段,其余部位完好
		身体功能评定:患者害怕到公众场合而不敢外出(精神功能),左小腿中下段幻肢痛(感觉功能)
活动情况	个体水平	依靠拐杖在家中移动,穿衣、饮食、盥洗、洗澡、上厕所等日常生活运动基本正常
参与情况	社会水平	工厂工作暂停,社会活动范围缩小(以邻里间活动为主,不敢外出逛街、超市购物等)
背景因素	环境因素	工厂能接纳其继续上班(愿意为其更换工种),社会有不歧视残疾人的行为规定,家庭支持安装假肢等
	个人因素	个人心理素质不佳,一直担心他人用异样眼光看待等

由以上3个例子可以看出,按照ICF组织开展康复评定,可使评定过程更加条理清晰、目的明

确。使我们可以获得更为全面的、统一的、客观的康复评定结果。使处于不同文化背景下的不同使用者在各个领域，就个体"功能、残疾和健康情况"有一个共同的评定工具，体现作为社会成员的具体生活和健康状态。

二、确定功能受限的因素

限制因素影响功能的高水平发挥，弄清限制因素对临床康复具有重要意义，因为康复计划的主要目的之一，就是帮助残疾者改变或克服这些限制因素，这些因素的性质、程度往往不同。一般来说，受限制因素的性质决定了功能障碍的恢复，如果受限因素是器质性病变，一般较难完全恢复，但若是功能性的，则恢复较容易些。例如：膝关节疼痛，功能障碍是软组织损伤，一般情况下比髌骨骨折引起的恢复要容易些，预后要好一些。另外，限制因素也可以是内在的或外在的，内在的限制因素是指疾病或创伤造成的损害（如肱二头肌损伤导致屈肘困难，脊髓损伤导致下肢运动障碍等）；外在因素包括环境（如交通工具、上下楼梯、公共场所的无障碍设施）、雇主的态度以及单位对有能力工作者的用工限制等。

限制因素往往复杂，但有些是可以解除的，一旦及时得到解除，功能障碍就可以得到较好的恢复，那么确定受限因素就显得极为重要。例如：一位患者缓慢发病出现一侧肢体运动、感觉障碍等，经影像学等检查发现是颅内的占位性病变所致，如果只进行肢体康复训练，则效果不佳，只有解除颅内病变压迫后，肢体的功能障碍才能得到恢复。但是，在临床上有时候难以确定受限因素，或者能否解除受限因素，会对评定产生一定的困难。

有时候一些限制因素的矫正可能会暴露其他问题，例如髋关节置换术可以消除上下阶梯所导致的疼痛，但有时候也可能会出现原来还未查清的限制，如活动后引起的膝关节疼痛、劳累后导致的心功能衰竭等。一位腰椎间盘突出症患者在接受手术治疗时有可能发生脊髓损伤导致下肢瘫痪，或者不正确的推拿治疗后出现麻木、疼痛症状加重。因此限制因素的评定应全面分析考虑。

三、确定功能受限的性质及程度

任何特定的功能限制均可以采用相应的量化指标进行评定。例如完成某项活动的时间、完成计件工作的数量等，评定内容还应包括所需要帮助的程度（如他人介入的程度、时间等）。对功能活动的帮助可采用辅助器具或他人（动物）相助，不应拒绝使用，如果辅助器具或他人帮助可以解决患者的功能需要，应在评定中加以注明。评定时可借助各种评定量表进行评定，如广泛采用的功能独立性量表（functional independence measure，FIM）可以灵敏、可靠地反映出活动受限的性质和程度，为临床康复提供依据。

评定中需要他人帮助完成的情况要准确地标注，这对康复计划的制订十分重要。如一个患有严重的多关节炎患者，要求其炎症关节进行独立活动是有害的，在此情况下患者依靠他人帮助完成家务劳动，推动他逐渐过渡到完全的个人生活自理则是可取的，但一定要结合评定结果及时调整康复计划，不要出现过度依赖他人的情况。

四、确定现存和康复所要求的功能水平

任何一项康复措施和方案在实施之前，必须对患者现存的功能水平进行客观和全面的评定，评内容包括现存运动、言语、认知和心理等。然后根据循证医学资料和既往经验，康复医师或康复治疗师经过综合分析，对患者康复所能达到的功能水平要有足够的认识，并且及时与患者沟通，帮助其调整心态，既不要盲目乐观，也不要悲观，要对康复效果充满信心。

以 ADL 评定为例，如活动能力可以采用多种方法来评定，如步行、爬行、单脚跳、轮椅等，也包括

在平滑的或粗糙的平面上移动、进出房门、上下斜坡、上下阶梯等活动。在确定评定对象能完成的项目后,通常康复专业人员会采用该对象易于完成的动作,例如,髋关节炎患者能保持坐位但站立有困难,可以采用从高凳子坐位练习站立训练。所以必须弄清各种动作的难易度,而有些动作的难易需要视疾病而定,比如骨关节炎患者可以行走但不能单脚跳,而截肢患者可以单脚跳却不能行走等。只有了解了评定对象现存的和康复(包括评定和治疗)所要求的功能水平,才能达到康复意义上的功能评定要求,才能了解到评定对象的功能需要和目标。

第三节　制订和实施康复治疗计划的基本原则

功能障碍的转归有两种:一种是由于个人因素或环境因素的改善而朝着好的方向发展,障碍减轻、功能改善;另一种是由于个人因素或环境因素不利,而继续向坏的方向转变,障碍进一步加重。功能障碍的患者,能否接受科学正规的康复治疗,是其功能障碍能否向好的方面转归的重要因素。功能障碍的处理因疾病、功能限制和个体因素的不同而不同,但康复治疗计划的制订和实施应遵循以下原则。

一、临床症状的处理与功能障碍恢复的关系

明确临床症状与功能障碍的关系对康复治疗计划的制订和实施十分重要。例如,对一位完全性脊髓损伤的患者,应注重转移及ADL能力等方面的训练,而不应只关注损伤平面以下肢体的感觉和运动功能的恢复;对头颅外伤致硬膜外血肿患者出现肢体瘫痪症状,应先进行降颅压、吸氧、清除血肿、严密观察病情,以抢救生命为主,而肢体功能障碍待生命危险解除后再逐步进行,当血肿解除后,肢体瘫痪会逐渐好转甚至完全恢复;对骨折患者应先复位及固定,早期进行骨折远离部位关节的轻微运动训练,中后期再逐渐进行骨折邻近关节、肌肉的运动训练等。

对一些突发的、不可逆的功能障碍(如脊髓损伤、脑卒中等所致的截瘫和偏瘫等),首要任务是要帮助患者平稳地度过突发功能障碍所致的心理紊乱(如震惊、否认、抑郁、对抗、独立、适应等)的各个阶段,学会正确面对现实,增强其自信心和面对生活的勇气,降低预后期望值,逐渐形成积极的人生观和价值观。帮助患者制订合理的康复目标,进行康复教育、咨询和训练,并协调康复治疗小组(包括患者及家庭)进行多学科间的合作,最大限度地恢复患者丧失的功能。

对一些渐进性疾病,如类风湿关节炎或多发性硬化症患者,患者常常随着病情的进展而出现功能进行性下降,因此康复计划应随之调整,应以减缓功能下降的速度与程度为目标。对于确实难于精确评定功能受限程度的患者,要对躯体功能做出粗略评定;如果患者功能障碍的程度比预期严重,则应调整患者的期望值,制订出科学、合理、可行的康复目标和治疗计划。

二、减少内在影响因素

在ICF分类体系中,将影响健康状况及造成功能和残疾结果的背景性因素分为环境因素和个人因素。内在限制因素即指个人因素,是与个体相关联的、不利于功能障碍恢复的背景性因素。个人因素是个体生活与生存的特殊背景,由不属于健康状况或健康状态的个人特征所构成。这些因素包括性别、种族、年龄、健康情况、生活方式、习惯、教养、应对方式、社会背景、教育、职业、过去与现在的经历、总的行为方式和性格类型、个人心理优势和其他特征等,同时患者的功能和残疾状况(如疾病、障碍、损伤、创伤等)所有的这些因素或其中任何因素都可能在任何层次的残疾中发挥作用。如许多残疾人,尤其是因病致残或因伤致残的患者,在早期往往表现出自卑、缺乏信心,消极悲观情

绪较浓,所以康复工作者要态度诚恳、和蔼,要有爱心、耐心和同情心,给予其更多的人文关怀,同其建立良好的医患关系,掌握病、伤、残者的心理变化和康复规律,可定期邀请一些康复效果好且有所作为的自强患者现身说法,也可以组织患者学习一些有关身残志坚者的感人事迹或观看电视录像,充分调动患者的积极性,鼓励他们战胜困难,重新树立生活的信心和勇气,争取最大程度的康复。

内在限制因素所致的认知或行为异常,可以通过教育、行为矫正、药物治疗、物理治疗和手术治疗等方式得到纠正。

三、减少外在影响因素

外在限制因素在ICF体系中被归纳为不利的环境因素。环境因素是指构成个体生活背景的外部世界的所有方面,并对个体的功能发生影响。环境因素包括自然环境、社会环境、与个体有不同关系和作用的其他人员的态度和价值观、社会体制和服务、经济情况以及政策、法规和法律。

ICF分类中将环境因素区分了两个不同的层面:个体层面和社会层面。①个体层面主要涉及个体所处的即刻环境,包括家庭、工作场所和学校等场景。在此层面包括个体面对面接触的环境的自然和物质特征以及直接接触的其他人,如家人、熟人、同行和陌生人等。②社会层面主要是正式或非正式的社会结构、服务机构和在社区或一种文化背景下的总的体制,均会对个体产生影响。此层面包括与工作环境有关的组织和服务机构、社区活动、政府机构、通信和交通服务部门以及如法律、条例、正式或非正式的规定、态度和意识形态等非正式社会网络。外在限制因素不但可以在身体功能方面和身体结构层面影响康复治疗,而且在个体活动和参与层面也可以影响功能障碍的康复治疗。有障碍或缺乏有利因素的环境将限制个体的活动表现,有促进作用的环境则可以提高其活动表现。社会可能因为设置障碍(如有障碍的建筑物)或没有提供有利因素(如得不到辅助装置)而妨碍个体的活动表现。所以康复专业人员需要与残疾人、政府及关心残疾人事业的社会力量一起努力,最大限度地克服经济、环境、人文、社会等外在限制因素。

随着我国卫生保健事业、残疾人福利政策的不断发展完善,尤其是通过一代又一代康复工作者的艰苦奋斗,康复专业人员体制、残疾人的康复体系等方面已有了日新月异的改变,外在限制因素正在逐步减少。通过不断地改善家庭及社会环境可进一步提高残疾人活动和参与社会的能力,改善生活质量。具体措施如下。

(1)改变残疾人家庭成员的认知水平和态度,关心体贴残疾人,为残疾人的活动创造良好的家庭环境。

(2)社会应更大程度地为残疾人学习各种文化知识创造条件。如盲人可以到盲校去学习盲文和各种文化知识,聋哑人可以到聋哑学校学习手语和某些技术等。

(3)社会应尊重和允许残疾人参与社会工作并获得相应报酬。如通过培训使盲人成为保健按摩师,聋哑人成为面点师或技术工人,下肢截肢者从事会计或文秘工作等,在政府各级部门支持下,还有一部分残疾人积极投向办厂、开公司、做贸易等。

(4)政府应加大投入,进一步完善无障碍设施,加快康复辅助器具的研发和使用,如盲道、护栏、坡道、助行器、残疾人驾驶车、假肢和矫形器等。

四、辅助器具的合理介入

辅助器具的合理介入是帮助克服或替代功能障碍的一种行之有效的方法,可帮助残疾人通过改变完成任务的方式或途径改善功能活动的质量。各类辅助器具,如轮椅、助行器、拐杖等,能够帮助残疾人补偿功能,改善状况,减轻家庭负担,最大程度地参与社会生活。在发达国家,辅助器具的应用已经非常普及,辅助器具已成为残疾人康复、就业、生活和娱乐的重要手段。随着我国经济的发展,残疾人和老年人对于提高生活质量、参与社会生活的愿望日益迫切,对辅助器具的需求也在不断增长,因此康复工作者需要不断提高对辅助器具使用的认知水平。

辅助器具可以起到固定、保护、训练、辅助等多种作用,在功能障碍者整个康复的过程中,适时地配置辅助器具可以使他们的各种潜能得到最大的发挥。对于部分功能障碍者,辅助器具已等同于其身体的一部分,可能伴随终身。因此,选择辅助器具时应注意其与残疾人身体结合的部分必须相适应,制作材料应当结实耐用、无毒无害,并且要适时调整和更新。辅助器具涉及功能障碍者生活的各个层面,常用的辅助器具有3000多种。如盲人有盲杖、盲表、语音计算器、语音提示溢水器、专用电脑软件及配件、电子导航系统等各类产品可以极大地辅助盲人生活;截瘫患者可以借助升降床和各类移动设施帮助他们坐卧、如厕;防压疮垫和各类失禁用品、取物器、带遥控的开关等可以改善残疾人的生存现状,站立轮椅、电动轮椅能使患者站立和出行,矫形器和各类生活自助器具使他们最大程度地生活自理;配备了专用装置的电脑,即使残疾人自身活动范围有限,但利用吹吸的方式,甚至眼球转动也可以操控电脑、上网浏览信息。

康复工作者需要提高对辅助器具的认识,在开具辅助器具处方前,康复治疗师要先明确康复对象是否有使用该器具的愿望和要求,以便正确选择合适的器具,配合训练,进行不断摸索、微调和改善功能活动。选配辅助器具不是技术越高越好,功能越全越好,价格越贵越好,而是适配,这将有利于残存功能的利用和状况的改善。选择时要综合考虑残疾人功能损失的个体差别,比如年龄、身高、体重、居住环境、接受教育的程度以及未来发展的愿望,同时需要注意外在限制因素(如设备和训练费用的支付问题、器具的制作能力和水平问题、器具使用的训练指导水平等)不应被忽视,应征求康复团队成员(患者家属、费用支付方人员等)的意见,协调配合,最大限度地发挥辅助器具的效能。

在开具一张矫形器处方前,康复专业人员不仅要了解矫形器的适应证、解剖和神经肌肉的功能上和生物力学方面的缺陷,还要熟悉矫形器应用的生物力学原理、装配中所用的材料性能、各种可能的设计方案以及在患者穿戴矫形器前后制订的训练计划;而且康复治疗师还需要了解矫形器的费用和患者的经济收入情况,以确定矫形器是否达到了治疗的效果和设计的目的。对于缓解痉挛障碍的矫形器使用要特别注意其禁忌证,以防止矫形器引起疼痛,加重肌肉痉挛,导致身体姿势和行走步态变得更差。当通过物理治疗或相对较小的外科手术使患者的功能可达到更好的结果时,必须改进、更换或停止矫形器的使用。矫形材料造成过敏症状、血液循环障碍或压疮时,应立即更换或调整矫形器。

市场上还有很多不同的选择,可以用于假肢、矫形器的制作使用,过去由于材料可选择的较少,常用的主要是金属材料,如不锈钢、硬铝板和皮革。近几年来,随着化工业的发展,各种新型的化工材料的出现和性能的改善,越来越多的化工材料被用于矫形器制作领域,特别是低温热塑材料的出现和广泛应用,推动了矫形康复技术水平的发展。目前,虽然有很多材料可以用来制作矫形器,但是它们具有不同的特性,以及不同的加工要求,因此各种矫形器的适应证也不相同。矫形器制作师不仅要了解患者的实际情况,还要懂得如何正确地选择合适的材料,通常一个错误的选择不仅浪费材料、达不到治疗效果,还影响患者治疗的信心和矫形技师的兴趣及自信心。如何选择矫形器材料取决于临床目的和患者的特点,一般情况下,需要从材料强度、时限性、柔韧性以及重量等方面考虑。

五、ICF 指导下功能障碍康复计划的制订

康复医学的主要任务包括功能障碍的预防、诊断、评定、治疗及处理。康复工作的主要目的是

让个体尽可能地不发生残疾或降低残疾程度。针对功能障碍的原因、性质和程度等,依据科学的手段尽可能地把功能障碍降到最低,最大限度地恢复残疾人在生理、心理和社会生活等方面的功能,改善生活质量,促进其融入社会。ICF提出了新的残疾模式,为我们认识残疾现象、发展康复事业,提供了理论基础和分类方法。这一理论模式也为现代社会的功能障碍康复计划的制订提供了基本框架。下面以脑瘫儿童的康复计划制订过程为例说明。

首先,根据ICF有关残疾分类的理论与方法,分析脑瘫儿童功能障碍的表现形式及其对患儿日常生活和社会参与的影响,主要包括以下4个层面。

1. 身体功能和结构方面　对运动功能障碍、特殊感知觉障碍、智力障碍和言语功能障碍等进行分析和评定。

2. 儿童活动能力方面　对儿童进食、更衣、大小便控制、转移与移动、个人卫生、认知交流等日常生活活动能力进行分析和评定。

3. 儿童参与社会生活方面　对其参与社会活动、学校学习等情况进行分析和评定。

4. 背景因素分析方面　对当地残疾人联合会、特殊教育学校、政府福利政策等工作情况和儿童心理状况进行分析和评定。

其次,采用世界卫生组织制定的标准化《残疾评定量表Ⅱ》(disability assessment scale Ⅱ, DAS Ⅱ),分析脑性瘫痪后所导致的功能障碍对残疾儿童活动和参与的影响,对日常生活和社会参与等6个方面进行系统的评定,根据ICF模式评定的结果制订以下康复治疗计划。

1. 运动功能障碍的康复治疗　由物理治疗师实施,采取Bobath、Vojta或引导式教育提高患儿的运动功能。

2. 语言功能障碍的康复治疗　由言语治疗师实施,进行语言接受能力训练和表达能力训练。

3. 日常生活活动能力的训练　由作业治疗师实施,进行衣、食、住、行、个人卫生等日常生活活动训练。

4. 社会参与度和社会参与能力的提高,由康复团队成员、家庭成员、社区和社会各类相关组织机构共同协作完成,降低对无障碍环境依赖程度及进行必要的环境改造,由职业治疗师、社会工作者等实施。

5. 个体自信心和对康复满意度的提高　由心理治疗师或康复心理专家实施,可以采取集体心理疗法、个体心理疗法、行为疗法、家庭疗法等心理康复方法。

6. 针对病损本身或其他临床问题进行相应的临床处理　由临床医师、物理治疗师、康复护士等协作完成。

在康复治疗计划的制订和实施中应注意以下几个方面。

1. 计划要根据个体情况制订　注重儿童的发育水平和认知发展状况,要根据其个体发展的水平,确定康复方案。

2. 强调运动功能训练的重要性　充分认识儿童运动功能的可塑性和整体性,帮助家长和儿童认识和理解坚持长期运动功能训练的必要性。

3. 借助儿童及家长的积极性和外部条件　充分认识儿童的认知和言语能力具有极高的可塑性,充分调动儿童及家长的学习积极性以及其他外部环境,通过科学的康复训练,实现语言能力和认知能力的发展。

4. 学会运用综合性的教学活动　借助游戏等趣味性教学活动形式,全面提升儿童的运动功能、语言功能和日常生活活动能力。

5. 合理运用矫形器、助行器等辅助器具　合理适用各种辅助工具,进行科学系统的康复训练,进一步提高儿童的社会参与能力。

本章小结

残损是身体功能或结构出现问题;活动受限是个体在进行活动时可能遇到困难;参与局限是个体投入生活情景中可能经历到不便或困难。以上是功能障碍在不同层面的表现形式,三者之间密切联系而又相互并存。

功能障碍评定包括确定现存和康复所要求的功能水平;确定功能受限制的性质及程度;确定受限制因素。ICF体系作为功能障碍评定的基本框架,是制订康复治疗计划的前提与基础,是评定康复治疗效果的客观依据。

功能障碍的康复治疗,包括康复治疗计划的制订、确立目标、消除内外在限制因素、科学使用辅助器具等方面,时刻紧密联系患者实际情况在治疗过程中极为重要。整体观念和全局观念是功能障碍康复治疗的重要原则。

(李 蕊)

练习题

以下每道题下面有 A、B、C、D、E 五个备选答案,请从中选择一个最佳答案,并将相应字母填入题干后的括号内。

1. 关于康复评定的意义,下列表述哪项不正确(　　)
   A. 确定康复治疗目标　　　　B. 又称疾病诊断,是寻找疾病病因的诊断
   C. 评估康复治疗效果　　　　D. 制订康复治疗计划
   E. 评定功能障碍的性质、部位、范围、程度、发展趋势

2. 下列不属于康复治疗目的是(　　)
   A. 最大程度促进功能恢复　　　　B. 帮助功能障碍者尽量适应其受限的状态
   C. 尽可能减少内在和外在的限制因素　　D. 帮助患者尽可能在家里待着
   E. 使患者完成尽可能多的功能活动

3. 关于功能障碍的描述不当的是(　　)
   A. 指身体不能发挥正常的功能　　B. 可以是潜在的或现存的　　C. 可逆的或不可逆的
   D. 部分的或完全的　　　　　　　E. 与健康状况本身变化存在交互关系

4. 下列属于残损的是(　　)
   A. 牙疼　　　　　　　　B. 头痛　　　　　　　　C. 尿失禁
   D. 胃蠕动　　　　　　　E. 腹痛

5. 下列不属于活动受限的是(　　)
   A. 患者左侧肱骨骨折导致左上肢不能活动,日常生活活动受到限制
   B. 患者肩周炎,肩关节周围疼痛剧烈,早起洗漱、穿衣都需要家人帮助才能勉强完成
   C. 膝关节置换术后患者长期卧床,导致下肢肌力下降,无法正常走路
   D. 患者小指因外伤截指,仍可以正常工作
   E. 患者双膝关节疼痛伴肿胀,导致无法正常活动

6. 下列哪种不属于个人辅助转移器具(　　)
   A. 拐杖　　　　　　　　B. 助行器　　　　　　　C. 轮椅
   D. 功率自行车　　　　　E. 假肢

7. 脑卒中患者在穿衣、饮食、洗澡、如厕等方面的情况,是哪个方面的评定(　　)
   A. 身体水平　　　　　B. 个体水平　　　　　C. 社会水平
   D. 环境水平　　　　　E. 功能水平

8. 脊髓损伤患者在工作、学习方面的情况,是哪个水平的评定(　　)
   A. 身体水平　　　　　B. 个体水平　　　　　C. 社会水平
   D. 环境水平　　　　　E. 功能水平

9. 制订功能障碍康复治疗计划,哪项除外(　　)
   A. 包含康复目标　　　B. 不包括心理治疗　　C. 包含治疗方法
   D. 包括功能恢复　　　E. 包括注意事项

10. 影响健康状况及造成功能和残疾结果的外在因素,哪项除外(　　)
    A. 性别　　　　　　　B. 社会体制　　　　　C. 社区环境
    D. 自然环境　　　　　E. 与个体有不同关系和作用的其他人员

11. 制订和实施康复治疗计划的基本原则包括下列(　　)
    A. 减少内在影响因素　　　　　　　　　　　B. 减少外在影响因素
    C. ICF指导下制订功能障碍康复计划　　　　D. 辅助器具的合理介入
    E. 以上全对

12. ICF更重视什么对个体残疾的影响(　　)
    A. 临床疾病　　　　　B. 生物因素　　　　　C. 心理因素
    D. 康复预防　　　　　E. 环境因素

第五章 康复治疗技术

> ★教学目标
> 1. 掌握：各种康复治疗技术的治疗原则；常用治疗技术的方法。
> 2. 熟悉：各种康复治疗技术治疗处方内容；运动处方的内容。
> 3. 了解：各种康复治疗技术的临床应用；适应证和禁忌证。
> 4. 能力目标：能针对患者目前存在的功能障碍合理选择康复治疗技术；能向患者和家属介绍相关治疗技术的基本内容、治疗过程和注意事项；具有与医务人员团结协作的素质与能力；具有与患者及家属良好沟通的能力。

康复治疗技术是康复医学的主要组成部分，康复工作以团队方式进行，涵盖物理治疗、作业治疗、言语治疗、心理治疗、传统康复治疗及康复工程技术等。贯彻早期介入、综合措施、循序渐进、主动参与的原则。

第一节 概 述

康复治疗的核心是促进患者功能最大可能地恢复，达到重返社会的最终目的。它常与药物治疗、手术治疗等临床治疗方法综合进行。康复治疗的内容丰富，主要包括运动治疗、作业治疗、言语治疗、物理因子治疗、中医疗法、康复工程等多种疗法。

一、康复治疗技术的基本概念

康复治疗是康复医学的重要内容，是使病、伤、残者身心健康与功能恢复的重要手段，也是病、伤、残者综合治疗的重要组成部分。

二、康复治疗技术的基本作用

康复治疗和训练可以最大程度地改善患者的功能，在康复医学体系中具有不可替代的作用和地位，能否接受合理有效的康复治疗是降低患者致残率和提高生存质量必不可少的关键措施。康复治疗技术对于患者来说主要有以下两点作用：①增强患者的功能，将残疾与残障程度降低到最低程度。②帮助患者回归家庭、重返社会。

三、康复治疗技术的分类

康复治疗技术内容丰富，临床上常用的目前有以下三类内容。

1. 力学和运动学原理　包括肌力训练、耐力训练、呼吸训练、牵伸训练、牵引治疗、关节活动训练、手法治疗（关节松动及传统推拿按摩手法）、平衡训练、协调性训练、体位转移、步行功能训练、医疗体操、作业治疗技术等。

2. 神经肌肉促进技术　常用的有 Bobath 技术、Rood 技术、Brunnstrom 技术、PNF 技术和运动再学习技术等。

3. 代偿和替代 包括假肢、矫形器、辅助具应用、能量节约技术等。

四、康复治疗技术的发展趋势

(一)发展动力

改革开放以来,我国经济一直保持着高速发展的势头,越来越多的人在追求高质量的生活,表现为日益增多的健身场馆、日益增强的群众健身运动及自我保健意识,以及日益受到重视的残疾人合法权益,这些均是本学科发展最强有力的动力,也预示着本学科发展的广阔前景。现代医学发展最重要的一面就是医学模式从生物医学模式向生物-心理-社会学模式的转变。物理与康复医学强调的是应用综合的医学手段,对残疾人或功能障碍者进行训练或再训练,以恢复其功能至最高可能的水平,并使他们有可能不受歧视地成为社会的整体。

(二)发展趋势

1. 社会人口老龄化 促使老年康复学,尤其老年神经康复学将成为康复医学研究的重点。根据2020年我国第七次人口普查公报所示,60岁及以上人口为2.64亿,占人口总数的18.70%(其中,65岁及以上人口为19 064万人,占13.50%)。有关资料还表明,老年患者中约有50%需要康复医学服务。此外,由于疾病谱的变化,慢性病的问题将更加突出,需要进行康复医疗的慢性病所致功能障碍者也在逐渐增多。

2. 服务社区化 给社区康复的发展带来了新的动力和机遇。跨入21世纪后,在我国,社区康复将真正成为康复医疗工作的基础。

第二节 物理治疗技术

现代康复治疗技术包括物理治疗、作业治疗、言语治疗、心理治疗和康复工程等。以往,我们习惯把物理治疗分成运动治疗和物理因子治疗两类,简称为体疗和理疗,而实际上这两部分内容同属于物理治疗的范畴。

一、概述

物理治疗技术(physical therapy, PT)指利用电、光、声、力、磁、水和温度等物理因素作用于人体,达到治疗目的的方法。广义上来讲,物理疗法包含了物理因子治疗疗法和运动治疗。

二、运动治疗

(一)概述

运动治疗是指以徒手或应用器械的方式,针对功能障碍患者,采用主动或被动的方式,通过改善、代偿和替代的途径,纠正患者的身体、心理、情感及社会功能障碍。目前运动治疗是康复治疗当中的核心治疗方式。

1. 运动对机体的作用

(1)维持和改善运动器官的功能:运动可以带动人的全身血液循环、增强抵抗力、增强肌力和骨的坚固性。适宜的运动可以帮助患者恢复自身运动器官的功能,从而改善患者的功能障碍,包括关节挛缩导致的关节活动范围异常、肌肉萎缩导致肌力的下降以及步行功能的障碍等。

(2)增强心肺功能:运动时,心率增加,心脏的泵血速度加快,每搏输出量增加,同时胸廓和膈肌的活动幅度增大,从而使心肺功能增强。

(3)增强内分泌系统的代谢能力:主动运动可以促进糖代谢,减少胰岛素分泌,维持血糖水平;增加骨组织对矿物质(如钙、磷)的吸收。因此,适当运动已经成为糖尿病、骨质疏松症的基本治疗方法之一。

(4)提高神经系统的调节能力:适当的运动可以保持中枢神经系统的兴奋性,改善神经系统反应性和灵活性,维持正常功能,发挥对全身各个脏器的调整和协调能力。

(5)改善精神和心理状态:运动中机体代谢活动增强,肾上腺素分泌增加,可以缓解精神和心理压力,干扰抑郁或焦虑情绪与躯体器官功能紊乱之间的相互影响,改善患者的情绪和心态。

2.运动治疗的应用范围

(1)神经系统疾病:如脑卒中、脑缺血、脑梗死、脑瘫、脊髓损伤、脊髓灰质炎、帕金森病、多发性硬化以及其他周围神经损伤疾病。

(2)骨科疾病:如骨折、关节炎、关节置换术后、截肢、运动外伤、颈椎病及腰椎病等。

(3)内科疾病:如高血压、糖尿病、慢性阻塞性肺疾病、冠心病、肥胖症等。

3.运动治疗的禁忌证

(1)不适宜做疲劳性主动运动或强度较大的手法及器械训练:如处于急性期,病情尚未稳定;全身状况不佳,不能承受训练;急性炎症;大出血倾向等。

(2)骨折或损害后未处理,处于急性期的局部炎症或静脉血栓急性期。

4.运动处方 指根据患者临床检查结果结合康复评定结果,给患者制订的运动治疗方案。主要包括运动项目、运动量及运动时的注意事项。

(1)运动项目:根据患者的功能障碍情况、性别、年龄、兴趣爱好、家庭条件及居住环境等进行选择。

(2)运动量:主要从强度、持续时间及频度进行考虑。

(3)注意事项:循序渐进、由易到难、个性化;运动前、中、后及时评定;及时调整等。

(二)关节活动技术

关节活动技术是指通过各种方法来维持和恢复因组织粘连或肌肉痉挛等多种因素所导致的关节功能障碍的运动治疗技术。

1.常用关节活动训练方法 ①主动运动,常见各种徒手体操。适用面广,不受场地限制,但对重度关节挛缩与粘连时,效果不佳。②助力运动,主要以器械训练(肋木、体操棒、关节训练器等)、悬吊练习、滑轮练习、水中运动。③被动运动,关节松动技术、关节牵引技术等。④持续性被动运动(continuous passive motion,CPM),利用电动或机械装置,在患者无痛范围内,进行缓慢、连续性活动关节的一种装置。

2.适应证 针对患者处于昏迷、麻痹、主动活动疼痛加重、关节活动度受限的情况下,可通过被动运动改善关节和全身功能;长期卧床患者为避免循环不良、骨质疏松和心肺功能下降;进行有氧练习主动和主动-辅助关节活动度练习。

3.禁忌证 ①运动造成该部位新的损伤。②运动有破坏愈合过程的可能。③运动导致疼痛、炎症等症状加重。

4.注意事项 ①早期训练,患者身体状况稳定后,在不加重病情和疼痛的情况下,尽早进行关节的被动活动。②熟悉关节的结构及运动形式。③在舒适体位下进行全范围活动,全范围活动包括各个关节及每个关节的全方位活动。④强度、频率适量,手法轻柔缓慢。不可引起显著疼痛或治疗后次日不出现症状加重的情况。⑤在训练过程中要时刻关注患者的反应,及时调整训练强度与方式。⑥与其他技术相结合,如牵伸技术、松动技术等。

(三)关节松动技术

关节松动技术是指利用关节的生理运动和附属运动被动活动患者关节,以达到维持或改善关节活动范围,缓解疼痛的治疗方法。

由于澳大利亚的麦特兰德(Maitland)对这一技术的发展贡献很大,也称"麦特兰德手法"或"澳式手法"。

1. 基本概念

(1)生理运动:指关节最大范围的自主运动,如关节的屈、伸、内收、外展等运动。

(2)附属运动:指关节在解剖结构允许范围内,由他人或对侧肢体完成的被动运动,例如关节的分离、牵拉相邻骨间的滑动等。

(3)凹凸定律:又叫凹凸定则,指在关节松动术操作中,移动骨骼为凸面,则滑动方向与动作方向是相反的;移动骨骼为凹面,则滑动方向与动作方向是相同的。关节松动术中遵循的凹凸关节运动的滑动运动规律为,凹面关节在运动时滑动方向和自体运动方向是一致的。

2. 基本手法

(1)摆动:固定关节近端,关节远端做往返运动,如关节的屈、伸、收、展、旋转,属生理运动。适用于关节活动达到正常范围的60%,否则应先采用附属运动手法。

(2)滚动:屈戌关节两个关节面发生的位移为滚动,一般伴关节的滑动和旋转。

(3)滑动:平面或曲面关节发生的关节面侧方移动为滑动。

(4)旋转:移动骨围绕静止骨关节面做圆周运动即为旋转。旋转常同滚动、滑动同时发生。

(5)分离和长轴牵引:分离指外力作用使关节面垂直移位,长轴牵引指使关节面水平移位。

3. 手法分级

(1)Ⅰ级:在关节活动的起始端,小范围、节律性地来回松动关节。

(2)Ⅱ级:在关节生理活动范围内,大范围、节律性地来回松动关节,但不接触关节活动的起始端和终末端。

(3)Ⅲ级:治疗者在关节活动允许范围内,大范围、节律性地来回松动关节,每次均接触到关节活动的终末端,并能感觉到关节周围软组织的紧张。

(4)Ⅳ级:治疗者在关节活动的终末端,小范围、节律性地来回松动关节,每次均接触到关节活动的终末端,并能感觉到关节周围软组织的紧张。

Ⅰ、Ⅱ级用于治疗疼痛导致的关节活动受限;Ⅲ级用于治疗关节疼痛并伴有僵硬;Ⅳ级用于治疗关节周围组织粘连、挛缩导致的关节活动障碍。

当用于附属运动治疗时,Ⅰ、Ⅱ级手法均可选择;而用于生理运动治疗时,关节活动度必须达到正常的60%才可应用,因此,一般选用Ⅲ、Ⅳ级,极少用Ⅰ级手法。

4. 临床应用

(1)适应证:因力学因素(非神经性)引起的关节功能障碍,包括关节疼痛、肌肉紧张及痉挛;可逆性关节活动降低;进行性关节活动受限;功能性关节制动。

(2)禁忌证:关节活动过度、关节肿胀、关节炎症、恶性疾病及未愈合的骨折等。

5. 操作程序

(1)体位:坐位或卧位。舒适、放松,并充分暴露治疗关节。

(2)治疗前评估:对治疗关节进行关节评估,再进行手法选择。每一种手法反复操作1 min,同一种手法可进行2~3次。

(3)治疗师位置:一只手固定关节一端,另一只手松动另一端。

(4) 手法应用:垂直或平行于治疗平面。治疗平面是指垂直于关节面中点旋转轴线的平面。操作时,关节分离垂直于治疗平面;滑动和长轴牵引平行于治疗平面。

(5) 手法操作程度:手法操作要求达到关节活动受限处。但关节的受限性质不同,手法操作幅度不同。疼痛为主时手法应达痛点,不超过痛点。僵硬为主时,手法应超过僵硬点。操作时,手法要平稳,有节奏,持续 30~60 s。不同的松动速度产生的效应不同,小范围、快速松动可抑制疼痛;大范围、慢速松动可缓解紧张。

6. 治疗反应　轻微疼痛为正常反应;若治疗 24 h 后疼痛仍不减轻或出现加重,说明治疗强度过大或治疗时间过长,可进行适当调整。

(四) 肌力训练

1. 基本概念

(1) 肌力:是肌肉在收缩或紧张时所表现出来的能力。

(2) 肌肉耐力:是指肌肉持续地维持一定长度的等长收缩,或做多次一定强度的等张(速)收缩的能力。

(3) 肌力训练:根据超量负荷的原理,通过肌肉收缩的主动收缩来改善或增强肌肉的力量。

2. 肌力训练的基本原则

(1) 分级原则:0 级、1 级、2 级时,临床多采用被动运动、电刺激、传递神经冲动的训练;当患者肌力≥3 级时,康复治疗师应该考虑采用抗阻训练的方法,达到增强肌力的目的。

(2) 超量恢复原则:超量恢复是指在适当的训练后,肌肉或肌群产生适度的疲劳。肌肉经过疲劳恢复阶段和超量恢复阶段。保证下一次训练出现在前一次超量恢复阶段是最重要的,因为这样就能以前一次超量恢复阶段的生理生化水平为起点,起到巩固和叠加超量恢复的作用,逐步实现肌肉形态的发展及功能的增强。

(3) 肌肉收缩的疲劳度原则:训练时使肌肉感到疲劳但不过度疲劳的原则。

3. 肌力训练的目的　①增强肌肉力量。②增强肌肉耐力。③为患者日后的平衡协调、步态、日常生活活动等训练打好基础。

4. 临床应用

(1) 适应证:①失用性肌萎缩,如长期制动引起的肌容量下降。②功能性肌肉无力。③神经性肌肉萎缩。④肌源性疾病。⑤骨关节畸形(如脊柱侧弯等)。⑥脊柱稳定性差。⑦关节周围主动肌与拮抗肌不平衡。⑧健身训练等。

(2) 禁忌证:①全身有严重感染和高热患者。②严重心脏病患者。③严重肌病者。④局部有活动出血的患者。⑤骨折后只进行了外固定、未形成骨痂的患者。

(3) 注意事项:合理选择训练方法,训练前应先评估训练部位的关节活动范围和肌力情况,根据评估结果选择训练方法;注意心血管反应,有高血压病、冠心病或其他心血管疾病者应禁忌在等长抗阻运动时过分用力或闭气;阻力施加及调整,阻力的方向总是与肌肉收缩使关节发生运动的方向相反,每次施加的阻力应平稳,非跳动性;避免代偿运动的出现,在增强肌力训练时为避免代偿动作的出现,治疗者应固定肌肉附着的近端。

(五) 牵伸技术

牵伸技术是指运用外力(人工或机械)牵伸短缩或挛缩组织并使其延长,利用该技术能明显改善组织的短缩或挛缩状态,以达到重新获得关节周围软组织伸展性、降低肌张力、改善或恢复关节活动范围的目的。

1. 基本概念

(1) 等张收缩:肌张力不变,肌肉长度发生变化,产生关节运动。可分为向心性收缩和离心性收缩。

(2)等长收缩:肌肉收缩时,其肌纤维长度基本不变,亦不发生关节运动。

(3)挛缩:指肌肉、肌腱装置和围绕关节周围的软组织适应性缩短,导致被动或主动牵伸明显的抵抗和限制关节活动范围。

2.牵伸方法

(1)被动牵伸:患者放松时,采用徒手或机械的外力拉长挛缩组织的方法。适用于轻度关节粘连或肌痉挛的患者,也适用于神经损伤引起的肌肉瘫痪的患者。包括徒手牵引和机械牵引两种形式。

(2)主动牵伸:又称自我牵伸,是患者经过专业人员审慎科学的指导,并在监督下独立进行牵伸训练的一种方法。

(3)本体感觉神经肌肉牵伸技术:①收缩—放松;②收缩—放松—收缩;③拮抗肌收缩。

(4)其他辅助方法:热疗及冷疗、按摩、关节松动术或支具等。

3.临床应用

(1)适应证:①适用于肩部、肘部、腕部、指部、髋部、膝部、踝部、足部以及颈腰部的短缩和挛缩组织的牵伸。如肩关节周围炎(冻结肩)、各种原因引起的关节炎(类风湿关节炎、骨关节炎、强直性脊柱炎等)。②预防由于固定、制动、失用造成的肌力减弱和相应组织短缩等结构畸形的发生。如骨折、肌腱损伤经制动或固定后,外周神经炎或外周神经损伤所致的失用性肌无力造成的挛缩等。③缓解软组织挛缩、粘连或瘢痕形成,如烧伤、软组织、皮肤严重挫伤后所致的粘连和瘢痕,尤其位于关节周围的损伤影响到肢体的活动。④中枢神经病变或损伤的患者,如脑血管意外、小儿脑瘫、脊髓损伤、颅脑损伤等由于肌张力异常增高而导致的肌肉痉挛或挛缩。⑤体育锻炼前后牵伸,预防肌肉骨骼损伤,减轻运动后肌肉疼痛。

(2)禁忌证:严重的骨质疏松;骨性限制关节活动;挛缩导致关节不可逆损伤;新发生的骨折、肌肉和韧带损伤;关节部位有感染性炎症、结核或肿瘤。

(3)注意事项:评定后明确需要治疗的肌肉和关节;避免过度牵伸,牵伸过程中无明显疼痛;对挛缩组织应缓慢持续牵伸。

(六)平衡与协调训练

1.基本概念

(1)平衡:平衡是指人体在静止或受到外力作用时保持姿势稳定的能力。平衡训练就是维持和发展平衡能力的锻炼方法,适用于脑损伤或病变、脊髓损伤或病变、外周神经损伤、骨关节疾病等,也用于内耳病变。包括静态平衡和动态平衡,其中动态平衡又包括自动态平衡和他动态平衡。

(2)协调:是指人体产生平滑、准确、有控制的运动的能力。所完成运动的质量包括按照一定的方向和节奏,采用适当的力量和速度,达到准确的目标等几个方面。协调功能障碍又称为共济失调。共济失调分为:小脑性共济失调、大脑性共济失调、感觉性共济失调。

2.平衡训练的基本原则

(1)循序渐进:①支撑面由大到小。②重心由低到高。③从睁眼到闭眼。④从静态平衡到动态平衡。⑤逐渐增加训练的复杂性。

(2)综合训练:在平衡训练的同时,也要进行肌力、言语、认知、步态等综合性训练,促进患者各项功能的恢复。

(3)注意事项:训练中要注意在监护下训练,防止出现意外。从各个方向推或拉患者,让他达到或接近失衡点,但不能扶牢患者,否则患者因无须做出反应而失去效果,要让患者有安全感,否则因害怕而诱发全身痉挛出现联合反应,加重病理模式。

3. 平衡训练的顺序　仰卧位→前臂支撑下的俯卧位→肘膝跪位→双膝跪位→半跪位→坐位→站立位。不论在什么体位下训练,首先控制头部的稳定,其次是颈部和躯干肌群的协同收缩,来保持躯干的稳定性。

4. 协调训练的原则和方法
(1) 协调训练的原则:①由易到难,循序渐进。②重复性训练。③针对性训练。④综合性训练。
(2) 协调训练的方法:①上肢协调训练,轮替性动作如双上肢交替上举、交替屈肘、前臂旋前旋后、双手交替掌心拍掌背等;指向性动作如指鼻练习、对指练习等;手眼协调练习有插木棒、抓物练习、画画或写字等。②下肢协调训练,轮替动作如交替屈髋、坐位交替踏步、拍地练习等;指向性动作如跟膝胫试验、脚趾空中写字练习等;整体动作训练如原地踏步走、原地高抬腿跑等。

(七) 步行训练

1. 基本概念
(1) 步行:指通过双脚的交互移动来安全、有效地转移人体的一种活动,是上肢、躯干、骨盆、下肢各关节及肌群之间协调完成的周期性运动。
(2) 步态:是步行的行为特征,是一个人行走时的表现模式。
(3) 步态的动力定型:步态的动力定型的形成使皮质活动变得容易和自动化,同时使皮质活动更加迅速和精确,从而减轻皮质的工作负担,使得正常人的走路不用考虑。当动力定型形成得非常巩固的时候,改变也是非常困难的,所以在步态训练时,一旦发现错误动作,一定要及时纠正,防止错误的动力定型的形成。
(4) 步行周期:步行周期是指完成一个完整步行过程所需要的时间,即指一侧足跟着地时起至该侧足跟再次着地时所用的时间。在每个步行周期中,每一侧下肢都要经历一个与地面由接触到负重,再离地腾空向前挪动的过程,根据下肢在步行时的位置,步行周期可分为支撑相(占步行周期的60%)和摆动相(占步行周期的40%)两部分。

2. 步行的条件
(1) 肌力:肌力是完成关节运动的基础,双下肢的伸肌(主要是指股四头肌、臀大肌等)应达到3级以上,才能保证另一侧下肢能够从容完成向前摆动的动作。
(2) 平衡能力:平衡能力是步行得以完成的基本保证。不同的步行环境对平衡有不同的要求,在室内的步行,平衡能力只需2级。一旦进行室外步行,平衡能力必须达到3级。
(3) 协调能力及肌张力均衡:双侧上、下肢的肌肉的协调配合,特别是拮抗肌之间的肌张力和肌力的协调匹配,是完成正常步行的必备条件。
(4) 感觉功能及空间认知功能:感觉是运动的基础,任何运动都是在感觉反馈的基础上进行的。特别是本体感觉直接影响步行的进行。步行中上、下肢各关节所处的位置,落步时的步幅及深浅高低等均直接影响步行完成的质量。
(5) 中枢控制:是指中枢神经系统在对多种感觉信息进行分析整合以后下达的运动指令。任何原因导致的中枢神经系统的损伤或破坏,都会影响对步行的调控,产生异常步态,甚至造成步行障碍。

3. 常见步行训练方法
(1) 基础训练:包括体位适应性训练、躯干及下肢核心力量训练、耐力训练、关节活动度训练、平衡与协调能力训练、感觉训练、步态训练、疼痛及基础疾病的处理等。
(2) 步行分解训练:先完成站立平衡训练。在患者达到1~3级平衡后,进行身体重心转移训练、原地向前后和两侧移步的训练。
(3) 辅助具步行训练:包括治疗性步行训练和家庭性步行训练。

(4)手术治疗:对严重的关节挛缩、关节畸形患者,可进行关节松解、肌腱延长、截骨矫形等手术。

(5)理疗:功能性电刺激,针对各种软弱肌肉或痉挛肌的拮抗肌所进行的训练,达到缓解痉挛的目的。

(6)药物:根据患者的痉挛、疼痛、认知障碍等具体情况,配合给予中枢性解痉药、止痛药和促进脑代谢药物;对疼痛步态、慌张步态先控制基础病再结合步态训练。

4. 常见异常步态

(1)剪刀步态:主要见于内收肌痉挛、髋外展肌力相对或绝对不足的脑瘫、脑卒中后偏瘫、截瘫等。

(2)偏瘫步态:又叫划圈样步态,主要是偏瘫患者下肢伸肌肌张力高,廓清不充分,左右骨盆高低不对称造成。

(3)足下垂步态:指摆动相时踝关节背屈不足,常伴随足内翻或外翻,会导致廓清障碍。

(4)膝过伸:一般是代偿性改变,多见于支撑相早期。一侧膝关节无力可导致对侧代偿膝过伸;小腿三头肌痉挛或挛缩导致膝过伸;膝塌陷步态时采用膝过伸代偿;股四头肌肌力不足或支撑相伸膝肌痉挛;躯干前屈时重力线落在膝关节中心前方,促使膝关节后伸以保持平衡等。

(5)臀大肌步态:肌力下降时其作用改由韧带支持及棘旁肌代偿,导致在支撑相早期臀部突然后退,中期腰部前凸,以保持重力线在髋关节之后。臀大肌无力的步行特征表现为仰胸、挺腰、凸肚,腘绳肌可以部分代偿臀大肌,但是外周神经损伤时,腘绳肌与臀大肌的神经支配往往同时损害。

(6)臀中肌步态:步行时上身左右交替摇摆,形如鸭子走路,故又称鸭步。

(八)有氧训练

有氧运动又称有氧代谢运动,是指人体在运动过程中所需的能量主要依靠细胞有氧代谢提供,运动方式为中等强度的大肌群呈现节律性,并保持一定时间的动力性、周期性运动,以提高机体氧化代谢能力的运动,又称耐力运动。

1. 有氧训练的基本原则　①循序渐进。②因人而异。③持之以恒。④密切监测。

2. 有氧训练的适应证

(1)健康人群:不同年龄层次的健康人群的健身运动。

(2)亚健康人群:各类亚健康人群的健身运动。

(3)常见的可以进行有氧运动的疾病:①心血管疾病,稳定型心绞痛、陈旧性心肌梗死、隐匿型冠心病、轻度至中度原发性高血压;轻度慢性充血性心力衰竭、心脏移植术后、冠状动脉腔内扩张成形术后、冠脉分流术后等。②代谢性疾病,糖尿病、单纯性肥胖症等。③肺结核恢复期、胸腔手术后恢复期、慢性呼吸系统疾病,慢性阻塞性肺疾病和慢性支气管炎、肺气肿、哮喘(非发作状态)等。④其他慢性疾病状态,如慢性肾衰竭稳定期、慢性疼痛综合征、慢性疲劳综合征、长期缺乏体力活动及长期卧床恢复期等。

3. 有氧训练的禁忌证

(1)癌症晚期及恶病质。

(2)感知、认知功能严重障碍。

(3)主观不合作或不能理解运动,精神疾病发作期间。

(4)临床上要求制动的各类患者,如脊髓损伤、颅脑外伤、骨折愈合期、手术伤口愈合阶段、严重感染期、发热、严重骨质疏松,活动时有骨折危险的患者。

(5)各种疾病的急性发作期或进展期。

(6)心血管功能不稳定阶段,如未控制的心力衰竭或急性心力衰竭、严重心律失常(室性或室上性心动过速、多源性室性期前收缩、快速型心房颤动、Ⅲ度房室传导阻滞等）、不稳定型心绞痛、增剧型心绞痛、确诊或怀疑主动脉瘤、严重主动脉瓣狭窄、血栓性脉管炎或心脏血栓、近期心肌梗死后非稳定期、急性心包炎、心肌炎、心内膜炎、严重而未控制的高血压、急性肺动脉栓塞或肺梗死、确诊或怀疑主动脉瘤、严重主动脉狭窄、血栓性脉管炎或心脏血栓等。

4.运动处方的内容

（1）治疗项目：①耐力性项目，以健身、改善心脏和代谢功能，防治冠心病、糖尿病、肥胖等为目的，如医疗行走、健身跑、骑自行车、游泳、登山，也可以做原地跑、跳绳、上下楼梯等运动。②力量性项目，以训练肌肉力量和消除局部脂肪为目的，如各种器械医疗体操，抗阻力训练（如沙袋、实心球、哑铃、拉力器等），一般适合于骨骼肌和外周神经损伤引起的肌肉力量减弱等情况。③放松性项目，以放松肌肉和调节神经为主要目的，如医疗步行、医疗体操、保健按摩（如打太极拳、练气功等），多适合心血管和呼吸系统疾患的患者、老年人及体弱者。④矫正性项目，以纠正躯体解剖结构或生理功能异常为目的。如脊柱畸形、扁平足的矫正体操，增强肺功能的呼吸体操，治疗内脏下垂的腹肌锻炼体操，骨折后的功能锻炼等。

（2）运动治疗量：①运动强度。②治疗频度。③治疗时间。

（3）注意事项：①掌握好适应证，循序渐进，持之以恒，个别对待。②根据评定结果及时调整，注意心血管反应。③保证充分的准备和结束活动，防止发生运动损伤和心血管意外。④在每一项有氧治疗处方中要根据患者个体情况注明具体注意事项。

（九）呼吸训练

呼吸训练指保证呼吸道通畅、提高呼吸肌功能、促进排痰和痰液引流、改善肺和支气管组织血液代谢、加强气体交换效率的锻炼方法。主要是通过呼吸方式、呼吸肌的训练、胸腔松动训练及咳嗽训练来改善肺功能。

1.呼吸训练的原理　呼吸是通过肺泡将氧气从空气中吸入体内，而后又将二氧化碳呼出体外的过程。通气能使肺泡里的气体和静脉血之间保持一定的压力梯度，从而通过弥散维持气体交换，循环系统提供肺和组织间的这种运输功能。正常的呼吸必须具备完整而扩张良好的胸廓、畅通的气道健全的呼吸肌、富有弹性的肺组织及与之相匹配的肺血液循环、调节灵敏的呼吸中枢与神经传导系统。任何一个环节的异常都可以导致通气或换气的功能障碍。

2.呼吸训练的适应证

（1）急、慢性肺疾病、慢性阻塞性肺疾病、肺炎、肺不张、急性呼吸窘迫、肺结核等。

（2）因手术、外伤所造成的胸部或肺部疼痛。

（3）支气管痉挛或分泌物滞留造成的继发性气道阻塞。

（4）中枢神经系统损伤后肌无力（如高位脊髓损伤），急性、慢性、进行性肌肉病变或神经病变。

（5）严重骨骼畸形（如脊柱侧弯等）。

3.呼吸训练的注意事项

（1）不要让患者用力呼吸，呼气应当是放松且轻度控制的。用力呼气会增加气道湍流，导致支气管痉挛及增加气道受限。

（2）不要让患者做过度延长的呼气，此动作有可能导致患者下次吸气时发生喘气。由此，患者的呼吸节律变得不规律且没有效率。

（3）不要让患者一开始用辅助呼吸肌及上胸部用力，建议患者在呼吸时尽量保持上胸部放松。

（4）每次深呼吸训练只让患者进行3~4次吸气及呼气训练，以免患者发生过度通气。

（十）神经生理治疗技术

神经生理治疗技术以神经生理学和神经发育学为理论基础，促进中枢性瘫痪患者的神经肌肉功能的恢复,即促进弛缓的肌肉和抑制过度兴奋的肌肉,恢复肌肉随意协调收缩的能力。神经发育疗法的典型代表为 Bobath 技术、Rood 技术、Brunnstrom 技术、PNF 技术。

1. Bobath 技术　通过控制关键点,运用反射性抑制模式,抑制异常的姿势和运动模式,诱发出非随意反应,从而达到调节肌张力或引出所需要运动的目的,适用于中枢神经损伤引起的运动功能障碍的康复治疗。该技术在脑瘫和偏瘫患者中应用较普遍。

(1) 理论核心:①Bobath 技术主要作为中枢神经系统功能障碍所导致的脑瘫与脑卒中患者的治疗方法发展至今。②虽然应修正异常且不规则的协调运动模式,控制不必要的动作与运动,但是绝不能因此而牺牲患者参与个人日常生活的权利。③通过促进技术来获得日常活动中所需的正常且最适宜的肌肉活动,只有正常的选择性运动,才能减少因异常的不规律状态所导致的影响;为了控制痉挛产生的过度肌紧张状态,患者应配合治疗师积极地参与治疗。④治疗不仅需要考虑运动方面的问题,也要考虑到患者的感觉、知觉以及适应环境的动作;治疗涉及多个知识领域,需要多角度、多方位的治疗手段。⑤治疗也是一种管理,所有的治疗都应向有助于日常生活活动的方向而努力(24 h 管理的概念)。

(2) 基本技术:①关键点的控制,人体关键点包括躯干中心部关键点(第 8 胸椎上下)、近端关键点(头颈、肩胛带、上臂、骨盆、大腿等)、远端关键点(手、前臂、足、小腿)。治疗师运用手法控制患者的身体,阻止患者的异常肌张力和异常运动模式,激活或引入正常运动模式的方法。通过对关键点的控制努力使其身体建立并保持正常的对线关系,消除或减轻异常肌张力和异常运动模式,对患侧肢体肌群进行正常模式的再教育,促使患者出现主动的运动模式。②反射性抑制模式及影响张力性姿势:反射性抑制模式是针对抑制异常运动和异常的姿势反射而设计的一些运动模式。如针对痉挛患者,即让患者保持对抗痉挛姿势的体位。影响张力性姿势是利用反射性机制改善肌张力和异常姿势。如利用非对称性紧张性颈反射让偏瘫患者头转向上肢屈肌痉挛的患侧,可抑制痉挛,促进上肢伸展。③翻正反应和保护反应及平衡反应的促进:翻正反应要以头为关键点,头被旋转到一定程度,身体会随之旋转直至达到侧卧或俯卧。可利用翻正反应来促进自动反应,当患儿能抗引力维持某种体位之后,可通过移动其重心来引出保护性伸展反应和平衡反应,可以采用平衡板或巴氏球训练。④刺激固有感受器和体表感受器:加压、抗阻负重、轻拍、叩打肌肉、挤压关节、来回推动患儿等,以提高肌张力或刺激平衡反应。

2. Brunnstrom 技术　通过对偏瘫患者运动功能恢复的详细观察,提出了著名的偏瘫恢复六阶段理论,并利用这个理论创立的一套治疗脑损伤运动功能障碍的治疗方法。

(1) 基本观点:Brunnstrom 认为脊髓和脑干水平的原始反射和异常的运动模式是偏瘫患者恢复正常的随意运动必须经历的阶段,是偏瘫患者运动功能恢复的必然过程,在恢复的早期加以利用,让患者看见自己瘫痪的肢体仍可运动,可刺激患者康复和主动参与的欲望,之后达到共同运动向分离运动发展的目标,最终出现随意的分离运动。

(2) Brunnstrom 恢复六阶段理论:具体内容如下。

第 1 阶段:弛缓期,急性期发作后,患肢处于软瘫状态,没有任何运动。

第 2 阶段:痉挛阶段,随着恢复的开始,患肢出现联合反应、共同运动,痉挛出现。

第 3 阶段:共同运动阶段,痉挛加重,出现随意运动,共同运动贯穿始终且达到高峰。

第 4 阶段:部分分离运动阶段,共同运动模式逐渐减弱,出现部分分离运动的组合,痉挛开始减弱。

第 5 阶段:分离运动阶段,进一步脱离共同运动模式,出现难度较大的分离运动的组合,痉挛继续减弱。

第 6 阶段:正常阶段,痉挛消失,每个关节可完成随意的运动,协调性与速度均接近正常。

(3) 基本技术:①利用联合反应和共同运动等粗大运动模式。第一种为利用联合反应,如早期偏瘫患者,为引起患侧上肢的屈曲或伸展,可让患者健侧上肢抗阻屈曲引起患侧下肢屈曲,可让患侧上肢屈曲;为引起患侧上肢伸展,可让患侧下肢伸展。第二种为利用共同运动,如患者不能随意地上提肩胛带,可让患者颈部向患侧侧屈或刺激患者斜方肌上部的皮肤,可诱发该侧上肢的屈肌共同运动,引起肩胛骨的抬高。如患者不能伸肘,可让患者取仰卧位或坐位,健侧上肢伸向斜前方,治疗师指示患者健侧上肢内收,同时在其上肢内侧施加阻力,反复练习,可诱发患侧上肢的伸肌共同运动,从而引起伸肘的动作。②利用原始反射:如训练患者步行时,指示患者抬头,利用对称性紧张性颈反射可缓解下肢伸肌张力增高的现象。想促进患侧肘伸展,利用非对称性紧张性颈反射,可指示患者将头转向患侧。利用紧张性迷路反射,让患者仰卧位,利于患者肘伸展等。③利用交互抑制:患者肱二头肌痉挛,伸肘困难,利用交互抑制原理,治疗师可让患者对抗阻力屈肘,感觉到患者肌力达到最大时,让患者伸展肘关节。

3. Rood 技术　Rood 技术又称多种皮肤感觉刺激技术,是通过相对应皮肤区域,采用多种感觉刺激,以诱发产生肌肉的收缩或关节运动的方法。

(1)基本观点:①感觉输入决定运动输出。②运动反应按一定的发育顺序出现。③身、心、智是相互作用的。由于大脑的损伤,高位中枢失去了对低位中枢的控制作用,出现了运动丧失或人体发育初期才具有的运动模式,因此,应用正确的感觉刺激,按照正常的人体发育过程来刺激相应的感觉感受器,就有可能加速诱发运动反应或引起运动反应,并通过反复的感觉刺激而诱发出正确的运动模式。

(2)主要技术:包括促进技术和抑制技术。促进技术是应用皮肤、本体觉刺激来诱发肌肉收缩反应,适用于大脑休克期或脊髓休克期导致的弛缓性瘫痪或肌力不足。抑制技术是利用感觉刺激来抑制肌肉收缩反应,适用于痉挛和其他肌张力增高的情况。常用的刺激方法见表5-1。

表5-1　Rood 常用刺激方法

项目	促进方法	抑制方法
触觉刺激	快速擦刷或触摸	缓慢的触摸
温度刺激	冰刺激	温、热敷
叩击	快速叩击	缓慢叩击加轻压
牵拉	快速牵拉	持续牵拉
挤压	快速关节挤压	持续挤压
听觉刺激	节奏强、高频率的音乐	舒缓的音乐
视觉刺激	光线亮、色彩艳	光线及色彩暗

(3)治疗原则:从诱发反射活动入手,结合人体运动发育顺序,刺激从上到下;由近及远;先刺激外感受器,后利用本体感受器;先两侧运动,再一侧运动,后旋转运动;主缩肌应答前的刺激应采用逆毛方向,以强化感觉的输入;一旦主缩肌开始收缩应强化沿神经传导方向的刺激以促进扩散。

4. PNF 技术　本体神经肌肉促进技术(proprioceptive neuromuscular facilitation,PNF),是利用牵张、关节压缩和牵引及施加阻力等本体刺激,应用螺旋形和对角线运动模式,来激活和募集最大数量的运动肌纤维参与活动,促进运动功能恢复的一种治疗方法。

(1)基本观点:PNF 的核心是通过刺激本体感觉,促进或抑制肌肉运动。强调对角螺旋斜线抗阻的运动模式。PNF 技术强调:充分挖掘患者的潜能,利用各种反射,按照发育顺序,注意双向运动,运动姿势在于屈肌与伸肌拮抗中的平衡,强调感觉反馈,重复所学动作,做到有目的的治疗。

(2)常用基本技术:①基本技术,特征是肢体和躯干的螺旋形和对角线主动、被动、抗阻力运动,类似于日常生活中的功能活动,并主张通过手的接触、语言命令、视觉引导来影响运动模式。根据运动模式的发生部位,可以分为上肢模式、下肢模式、颈部模式;根据肢体的相互运动,可以分为单侧模式和双侧模式。②特殊技术,包括主动肌定向技术、节律性启动、反复牵拉、等张收缩、拮抗肌反转技术、动态反转、稳定性逆转、放松技术、收缩-放松、保持收缩-放松。

5. 运动再学习　运动再学习技术(motor relearning programme,MRP)理论把中枢神经系统损伤后运动功能的恢复训练视为一种再学习或再训练的过程,以神经生理学、运动科学、生物力学、行为科学等为理论基础,以脑损伤后的可塑性和功能重组为理论依据。在强调患者主动参与的前提下,以任务或功能为导向,按照科学的运动技能获得方法对患者进行再教育以恢复其运动功能。

(1)基本观点:运动再学习理论认为实现功能重组的主要条件是需要进行针对性的练习活动,练习得越多,功能重组就越有效,特别是早期练习有关的运动。MRP主张通过多种反馈(如视、听、皮肤、体位、手等)的引导来强化训练效果,充分利用反馈在运动控制中的作用。

(2)基本技术:运动再学习疗法由7部分组成,包含了日常生活中的基本运动功能。①上肢功能。②口面部功能。③仰卧到床边坐起。④坐位平衡。⑤站起与坐下。⑥站立平衡。⑦步行。每一部分分为4个步骤:①了解正常的活动成分并通过观察患者的动作来分析缺失的基本成分。②针对患者丧失的运动成分,通过简洁的解释和指令,反复多次地练习,并配合语言、视觉反馈及手法指导,重新恢复已经丧失的运动功能。③把所掌握的运动成分与正常的运动结合起来,不断纠正异常,使其逐渐正常化。④在真实的生活环境中练习已经掌握的运动功能,使其不断熟练。

三、物理因子治疗

(一)电疗法

应用电流对人体进行治疗或预防疾病的方法称为电疗法(electrotherapy)。

1. 电疗法的分类　根据所采用电流的频率不同,电疗法通常分为以下三大类。

(1)低频电疗法:采用0~1 000 Hz的低频电流治疗疾病的方法。它包括直流电疗法、直流电药物离子导入法、感应电疗法、电兴奋疗法、电催眠疗法、经皮电神经刺激疗法、超刺激电疗法、痉挛肌电刺激疗法、神经肌肉电刺激疗法、直角脉冲脊髓通电疗法、功能性电刺激疗法等。

(2)中频电疗法:采用1 001~100 000 Hz的中频电流治疗疾病的方法。它包括等幅正弦中频电疗法、调制中频电疗法、干扰电疗法、音乐电疗法、波动电疗法等。

(3)高频电疗法:采用大于100 000 Hz、波长为1~3 000 m的高频电流治疗疾病的方法。它包括达松伐尔电疗法、中波疗法、短波疗法、超短波疗法、分米波疗法、厘米波疗法、毫米波疗法等。其他电疗法有静电疗法、高压交变电场疗法、空气离子疗法等。

2. 直流电疗法与直流电离子导入疗法　方向不随时间而变化的电流叫作直流电。直流电治疗疾病的方法称为直流电疗法。借助直流电将药物离子通过完整的皮肤、黏膜或伤口导入人体以治疗疾病的方法称为直流电药物离子导入疗法。这种方法兼有直流电和药物的双重作用,是临床常用的方法之一。

(1)治疗作用:直流电药物离子导入疗法兼有直流电与药物的作用。电解质溶于水中时发生阳离子电离现象,根据电学"同性相斥"的原理,药物阳离子在阳极下导入人体,阴离子在阴极下导入人体。药物离子经皮肤上的汗腺、皮脂腺管口或黏膜、伤口的细胞间隙进入人体,导入的药量不多,一般在皮下1 cm以内的深度形成"离子堆",在局部存留数小时至数天,因此作用表浅而缓慢,但局部药物浓度较高,局部产生治疗作用。导入的药物也可随血液、淋巴液进入远隔部位产生作用,或通过刺激神经末梢产生治疗作用。

(2)临床应用:①适应证,如周围神经病、自主神经功能紊乱、高血压病、关节炎、慢性炎症浸润、慢性溃疡、血栓性静脉炎、瘢痕、粘连、颞颌关节功能紊乱、慢性盆腔炎等。②禁忌证,如恶性肿瘤(局部电化学疗法除外)、高热、昏迷、活动性出血、心力衰竭、妊娠、急性化脓性炎症、急性湿疹、局部皮肤破损、金属异物、心脏起搏器金属电极、对直流电过敏者。

3.低频电疗法　应用频率在1 000 Hz以下的脉冲电流治疗疾病的方法称为低频电疗法。脉冲电流形态多样,有不同的波形,常用的有方波、三角波、正弦波、梯形波、锯齿波等。脉冲分单、双向。目前临床常用的低频电疗法有神经肌肉电刺激、功能性电刺激、经皮神经电刺激。

(1)经皮神经电刺激疗法:经皮神经电刺激疗法(transcutaneous electrical nerve stimulation,TENS)也称为周围神经粗纤维电刺激疗法,是通过皮肤将特定的低频脉冲电流输入人体刺激神经达到镇痛的方法。①治疗作用。镇痛、增强外周血液循环,增加组织血供、加速骨折愈合,也可加速溃疡愈合、降低偏瘫患者的肌张力,缓解痉挛。②治疗技术。较低频率(1~10 Hz)、较长波宽(150~500 μs)的电针型;较高频率(25~100 Hz)、较短波宽(10~150 μs)常规型;较高频率(150 Hz)、较长波宽(>300 μs)的短暂强烈型。③临床应用。适应证,如各种急慢性疼痛,也可用以治疗骨折后骨连接不良、慢性溃疡、中枢瘫痪后感觉运动功能障碍等;禁忌证,如戴有心脏起搏器者、颈动脉窦部位、妊娠妇女下腹腰骶部、头颈、体腔等部位。

(2)神经肌肉电刺激疗法:以低频脉冲电流刺激神经肌肉以治疗疾病的方法称为神经肌肉电刺激疗法(neuromuscular electrical stimulation,NMES),又称电体操疗法。波形采用三角波和方波。①治疗作用。对失神经支配而发生变性的肌肉进行合适的电刺激,可以引起肌肉节律性收缩,改善血液循环和营养代谢,可延缓肌肉萎缩,防止纤维化和挛缩;并可促进神经再生,恢复神经传导功能。②临床应用。适应证,如下运动神经元伤病引起的弛缓性瘫痪、失用性肌萎缩、习惯性便秘、宫缩无力等;禁忌证,如上运动神经元伤病的痉挛性瘫痪、戴有心脏起搏器者。其余禁忌证同直流电疗法、TENS。

(3)功能性电刺激:功能性电刺激(functional electric stimulation,FES)是用低频脉冲电流刺激已丧失功能的器官或肢体,以所产生的即时效应来代替或纠正器官或肢体的功能的康复治疗方法。多采用方波,也有梯形波、三角波。①治疗作用。功能性电刺激较多用于中枢性瘫痪者。上运动神经元发生病损时,下运动神经元是完好的,通路存在,而且有应激功能,但失去了来自上运动神经元的正常运动信号,不能产生正常的随意的肌肉收缩。这时给予适当的电刺激,就可以产生相应的肌肉收缩,以补偿所丧失的肢体运动;同时也刺激了传入神经,经脊髓投射到高级中枢,促进肢体功能的重建及心理状态的康复。②临床应用。适应证,如脑卒中、脊髓损伤、脑瘫后的下肢、上肢运动功能障碍(进行站立、步行功能训练、手功能训练)、马尾或脊髓损伤后的排尿功能障碍等、中枢性呼吸肌麻痹、脊柱侧弯等;禁忌证,如戴有心脏起搏器者、意识不清、肢体骨关节挛缩畸形、下运动神经元受损、神经应激性不正常者。

4.中频电疗法　应用频率为1~100 kHz的电流治疗疾病的方法称为中频电疗法。中频电与低频电相比较的优点为:①电流频率越高,人体对其产生的阻抗越低,故中频电流可作用于更深的部位。②中频电流的电流方向变化更快,不易引起电极下的电解反应,故治疗中不易损伤人体组织。③中频电不易引起肌肉的强直性收缩,对皮神经和感受器也不产生强烈的刺激,只有轻微的震颤感,故中频电疗时人体能够耐受较大的电流强度。常见中频电疗法有等幅中频电疗法、干扰电疗法和调制中频电疗法。

(1)等幅中频电疗法:应用频率1~5 kHz的等幅正弦电流治疗疾病的方法称为等幅中频电疗法。①治疗作用。消炎消肿、镇痛、软化瘢痕、松解粘连、促进局部血液循环、调节神经系统功能等。

②临床应用。适应证,如瘢痕增生、注射后硬结、血肿机化、肩关节周围炎、狭窄性腱鞘炎、血栓性静脉炎、声带麻痹、咽喉炎、肠粘连、慢性盆腔炎、硬皮病、神经炎、带状疱疹后遗神经痛等;禁忌证,如急性炎症、出血倾向、恶性肿瘤、活动性肺结核、戴有心脏起搏器者、孕妇腰腹部等。

(2)干扰电疗法:将两组或三组不同频率的交流电同时交叉地输入人体,就会发生干扰现象,产生一种不断变化的综合电流。①干扰电特点。它的强度比两组中的任何一组电流都大;两组电流在三维空间交叉,能产生立体的空间刺激效应,且随电流相位的变化,刺激强度会有所变化,变化的频率即为差频。②治疗作用。由于干扰电场在人体内部产生低频调制中频电流,因此干扰电疗法兼有低频电与中频电的作用。主要治疗作用有镇痛、改善局部血液循环、引起神经肌肉兴奋、调节内脏器官功能、调节自主神经功能等。③临床应用。适应证,如软组织损伤、扭挫伤、骨关节炎、颈椎病、腰椎病、肌筋膜炎、坐骨神经痛、骨折延迟愈合、术后粘连、肠麻痹、胃下垂、习惯性便秘、尿潴留、张力性尿失禁、慢性盆腔炎等;禁忌证与等幅中频电疗法相同。

(3)调制中频电疗法:中频电流被低频电流调制后,其幅度和频率随着低频电流的幅度和频率的变化而变化的电流称为调制中频电流。应用这种电流治疗疾病的方法称为调制中频电疗法。调制中频电流含有 1~150 Hz 的低频电流和 2~8 kHz 的中频电流,其中低频电流有不同的频率和波形,不同的调幅度(0~100%)和不同的调制方式(连续调制、间断调制等)。因此兼有低频电与中频电两种电流的作用,作用较深,人体不易产生适应性。①治疗作用。消炎、镇痛、促进局部血液循环、锻炼肌肉、提高平滑肌张力、调节自主神经功能等。②临床应用。适应证与禁忌证同干扰电疗法。

5. 高频电疗法　频率大于 100 kHz 的交流电称为高频电流。应用高频电流作用人体进行治疗的方法叫作高频电疗法。主要通过波长进行分类,分为长波、中波、短波、超短波和微波五个波段。临床上常用的是超短波和微波疗法。

(1)超短波和微波疗法的概念:短波的波长 10~100 m,频率为 3~30 MHz。应用短波治疗疾病的方法称为短波疗法。超短波的波长 1~10 m,频率 30~300 MHz。应用超短波治疗疾病的方法称为超短波疗法。短波疗法与超短波疗法都属于高频电疗法,处于超高频段。

(2)治疗作用:超短波疗法与微波疗法的治疗作用近似,但超短波的作用深度深于短波,可深达到骨组织,在脂肪层中产生热量较多,其主要治疗作用如下。①促进血液循环,改善组织血供,有利于增强组织营养,加速炎症产物和水肿的消散。②中等剂量治疗时降低感觉神经的兴奋性而达到镇痛作用;血液循环的改善有利于减轻缺血性疼痛,也有利于致痛物质的排除。③中小剂量治疗时免疫功能增强,单核吞噬细胞的功能增强及血液循环的改善有利于对病原菌的控制,促进炎症的吸收和消散。④降低肌肉张力,缓解痉挛,减轻疼痛。⑤小剂量能促进组织生长修复,但大剂量长时间会导致伤口周围结缔组织增生过度、脱水老化,影响伤口愈合。⑥大剂量时所产生的高热一般在 42.5 ℃ 以上温度,有抑制和杀灭肿瘤细胞的作用,并有与放疗、化疗协同治疗肿瘤的作用。⑦除温热效应外还有非热效应。

(3)治疗技术:治疗时病患部位处于超短波电极所产生的高频交变电磁场中。短波与超短波治疗法通常采用以下两种方式治疗。①电感场法,将短波电缆盘成各种形状环绕或放置于病患部位进行治疗,也可采用内置盘绕电缆的鼓形电极或采用涡流电极,治疗时将电极对准病患部位。电缆或任何一种电极均应与皮肤保持 1~2 cm 距离,其间可垫以毛巾或衬垫。电感场法以电缆或电极所产生的高频交变磁场作用于人体,作用较表浅,在浅层肌肉中产热较多。②电容场法,将短波或超短波的电容电极对置或并置于病患部位进行治疗。电容场法以高频电场作用于人体,电极对置的作用深度较深,脂肪层中产热较多。③短波与超短波疗法的治疗剂量,按照患者治疗时的温热感觉程度划分,可分为以下四级。无热量(Ⅰ级剂量),无温热感,适用于急性炎症的早期、显著水肿或血液循环障碍的部位。微热量(Ⅱ级剂量),有刚能感觉到的温热感,适用于亚急性和慢性炎症。温热量(Ⅲ级剂量),有明显的温热感,适用于慢性炎症和慢性疾病。热量(Ⅳ级剂量),有刚能忍受的强烈热感,适用于恶性肿瘤的高热疗法。调节剂量时首先使治疗仪的输出处于谐振状态,仪器的电流表指针上升达到最高,然后通过改变电极与皮肤之间的距离来调节治疗剂量。一般大功率机治疗时,无热量采用5 cm的电极间隙,微热量采用3 cm电极间隙;小功率机治疗时,无热量采用2 cm电极间隙,微热量采用1 cm电极间隙。恶性肿瘤高热治疗时务必使瘤内温度达到42.5 ℃以上。

急性炎症每次治疗时间为8~10 min,每日1次,5~10次为1个疗程;慢性疾病每次治疗时间为10~15 min,每日1次,5~10次为1个疗程;恶性肿瘤高热疗法每次治疗时间为40~60 min,每周1~2次,5~15次为1个疗程,应与放疗、化疗的疗程基本同步。

(4)临床应用:①适应证,主要适用于炎症和伤病的急性期与亚急性期,也适用于慢性期,如软组织和五官的感染、气管炎、支气管炎、肺炎、胸膜炎、胃炎、肠炎、胃功能紊乱、肾炎、急性肾功能衰竭、膀胱炎、扭挫伤、肌筋膜炎、骨髓炎、关节炎、颈椎病、肩关节周围炎、骨性关节炎、腰椎间盘突出症、坐骨神经痛、面神经麻痹、周围神经损伤、脊神经根炎、脊髓炎等。高热疗法与放疗、化疗配合适用于皮肤癌、乳腺癌、淋巴结转移癌、恶性淋巴瘤、膀胱癌、宫颈癌、直肠癌、肺癌等恶性肿瘤。②禁忌证,如高热、昏迷、活动性肺结核、妊娠、局部金属异物、活动性出血、心肺功能衰竭、戴有心脏起搏器者。恶性肿瘤禁用Ⅰ~Ⅲ级剂量。③注意事项,小儿骨骺、睾丸、眼及皮肤感觉障碍、血液循环障碍明显的部位用小剂量治疗。超短波慎用于冻结肩、瘢痕增生、软组织粘连、内脏粘连,以免刺激结缔组织增生。

(二)超声波疗法

以超声波治疗疾病的方法称为超声波疗法。超声波是每秒振动频率在20 kHz以上的机械振动波,超声波疗法所采用的超声波频率为100~10 000 kHz,一般多为800~1 000 kHz。在超声波治疗的同时用超声波将药物透入的疗法称为超声透入疗法。超声波在介质中传播时能量逐渐被吸收而衰竭,在空气中衰竭迅速。

1. 治疗作用　超声波的机械振动作用于人体时引起微细按摩效应、温热效应,以及多种理化效应而产生治疗作用。

(1)降低痉挛肌肉的张力,减轻痉挛造成的疼痛。

(2)加速局部组织血液循环,提高细胞膜通透性,改善组织营养,促进水肿消散。

(3)低强度或脉冲超声波刺激组织生物合成和再生修复,骨痂生长愈合。

(4)促进结缔组织分散,松解粘连,软化瘢痕。中等量超声波可使挛缩的肌肉松弛而解痉。小剂量超声波可刺激结缔组织增生;中剂量超声波可促使结缔组织和胶原纤维分散,增生的结缔组织延展软化,结缔组织黏固物质透明质酸分离,粘连松解。

(5)低强度超声波作用于交感神经节时,可以调节其分布区神经血管和内脏器官功能。

(6)动物实验表明超声波有溶栓作用。

超声波治疗时声头与治疗部位之间不得有空气间隙,以免超声衰减,影响透入人体。切忌声头在空载时输出超声,以免损坏声头内的晶片。在骨表面治疗时,因超声引起骨膜振动,易致疼痛或损伤,超声强度不宜过大。眼、卵巢、睾丸部位应避免应用中、大剂量超声波,以免造成损伤。

2. 临床应用

(1)适应证:如神经痛、软组织损伤、皮肤皮下粘连、关节纤维性强直、注射后硬结、血肿机化、狭窄性腱鞘炎、瘢痕增生、骨关节炎、肩关节周围炎、肱骨外上髁炎、骨折后连接不良、慢性溃疡、压疮。药物透入适应于皮肤癌、类风湿关节炎、冠心病等。

(2)禁忌证:如恶性肿瘤、急性炎症、心力衰竭、活动性出血、孕妇下腹部、眼、睾丸、小儿骨骺部。

(三)光疗法

应用人工光源或日光辐射治疗疾病的方法称为光疗法。光疗法所用的人工光源有红外线、可见光、紫外线、激光4种,光疗法在伤病的治疗中应用广泛。

光波的波长短于无线电波。按照光波波长排列,光谱可依次分为红外线、可见光与紫外线3部分。波长的计量单位为微米(μm)与纳米(nm)。1 mm=1 000 μm,1 μm=1 000 nm。

1.红外线疗法　应用红外线治疗疾病的方法称为红外线疗法。红外线是不可见光,是光波中波长最长的部分,位于红光之外,故称为红外线。红外线可分为两部分:波长1.5~400 μm为远红外线(长波红外线),0.76~1.5 μm为近红外线(短波红外线)。红外线辐射于人体时主要产生温热效应,故又有热射线之称,属于热辐射。

(1)治疗作用:远红外线只达到表皮,近红外线可达皮下组织,表浅组织产热后通过热传导或血液传递,可使较深层组织温度升高,血管扩张,血流加速,并降低神经的兴奋性,因而有改善组织血液循环、增强组织代谢、促进水肿吸收、炎症消散、镇痛、解痉的作用。

(2)治疗技术:常用的红外线治疗仪有两种:一种是发光红外线灯即白炽灯和钨丝红外线灯,主要辐射近红外线和少量可见光;另一种是不发光的红外线灯,由电阻丝或有涂料的辐射板(棒)构成,辐射远红外线。治疗时裸露病患部位,灯距30~100 cm不等,视灯的功率而异,以患者有舒适的温热感为宜。每次15~30 min,每日1~2次,10~20次为1个疗程。

红外线治疗时要严防眼部受红外线辐射,戴防护镜或浸水棉花敷于患者眼部,以免引起白内障或视网膜损伤。

(3)临床应用:适应证,如软组织损伤(24 h后)、纤维肌痛综合征、关节炎慢性期、神经炎、神经痛、炎症浸润吸收期、延迟愈合的伤口、冻疮、压疮、肌痉挛、关节纤维性挛缩等;禁忌证,如急性软组织损伤早期、恶性肿瘤、高热、急性化脓性炎症、活动性出血、活动性结核等。

2.蓝紫光疗法　可见光在光谱中位于红外线与紫外线之间,波长400~760 nm,分为红、橙、黄、绿、青、蓝、紫七色光。蓝紫光是其中波长最短的部分,蓝光波长450~490 nm,紫光波长400~450 nm。以蓝紫光治疗疾病的方法称为蓝紫光疗法,适用于新生儿高胆红素血症。

(1)治疗作用:蓝紫光照射人体后皮肤血管扩张,血液中的胆红素吸收蓝紫光后,在光和氧的作用下经过一系列光化学变化,变为水溶性,低分子量的、易于排泄的、无毒胆绿素,和胆汁一起由尿和粪便排出体外,使血液中过高的胆红素浓度下降。

(2)治疗技术:采用6~10支20 W白光荧光灯或蓝光荧光灯,婴儿裸露全身,戴防护眼罩进行照射,在1~3 d内连续或间断照射,蓝紫光总照射时间24~48 h,白光总照射时间24~72 h。照射过程中每1 h给患儿翻身1次,使其身体前后交替照射。治疗过程中注意观察婴儿皮肤和粪便的颜色,检查血胆红素。如不退黄或血胆红素不下降,应该用其他治疗方法。

(3)临床应用:适用于新生儿的胆红素血症。

3.紫外线疗法　应用紫外线治疗疾病的方法称为紫外线疗法。紫外线在光谱中位于紫光之外,故称为紫外线。为光波中波长最短的部分,可分为3段:波长320~400 nm为长波紫外线,280~320 nm为中波紫外线,180~280 nm为短波紫外线。

(1)治疗作用:紫外线照射于人体皮肤时,一部分被反射,另一部分被吸收,主要产生光化学效应,故又有光化学射线之称。紫外线照射可产生的治疗作用如下:①杀菌。②消炎。③镇痛。④脱敏。⑤影响细胞生长。⑥促进维生素D_3形成。⑦调节机体免疫功能。⑧光致敏作用。

(2)治疗技术:①紫外线灯管,由石英玻璃制成,管内充有适当的汞和氩气。紫外线治疗灯有两类:低压汞灯(又称冷光水银石英灯)主要产生短波紫外线,用于体表照射,并可通过石英导管进行体腔内照射。高压汞灯(又称高压水银石英灯)主要产生中、长波紫外线,主要用于体表照射。②紫外线照射的剂量,以最小红斑量(minimal erythema dose,MED)表示,即紫外线在一定距离下垂直照射皮肤引起最弱红斑所需的时间。MED反映机体对紫外线的敏感性,故又称生物剂量(biological dose,BD)。其计量单位为秒(s)。③紫外线照射的强度,取决于4个不同的条件,即灯、人、部位和距离。紫外线治疗的剂量按照照射视野皮肤红斑的强度分为5级。0级,亚红斑量,<1MED,皮肤无肉眼可见的红斑反应,用于全身或局域照射。Ⅰ级,弱红斑量,1~3 MED,皮肤照射6~8 h出现轻微红斑反应,24 h内消退皮肤无脱屑。照射面积800 cm²为宜。Ⅱ级,中红斑量,4~6 MED,照射4~6 h后出现明显红斑反应,伴皮肤水肿及轻度灼痛。2~3 d内消退,皮肤有斑片状脱屑和色素沉着。照射面积600~800 cm²,用于病灶局部或节段照射。Ⅲ级,强红斑量,8~10 MED,照射2 h后出现强红斑,伴皮肤水肿及灼痛。4~5 d消退,皮肤有大片状脱皮和色素沉着明显。照射面积小于250~400 cm²,用于炎症或疼痛病灶局部。Ⅳ级,超强红斑量,>10 MED,照射2 h后红斑反应剧烈,水肿,水疱,剧烈灼痛,5~7 d后消退,伴明显色素沉着,照射面积不宜超过30 cm²,用于严重感染病灶中心。人的年龄、性别、肤色、部位不同、妇女生理状态、疾病、药物、局部温热治疗等因素,均影响人体对紫外线的敏感度。在确定紫外线治疗剂量时应充分考虑这些变异因素,适当减小或加大照射剂量。紫外线照射一般隔日1次,急性炎症感染时每日1次。为了维持治疗所需要的红斑,下一次照射的剂量应在上一次照射剂量的基础上再做不同的增加。④照射方法,全身照射、局部照射、体腔或窦道照射、光敏疗法、全身或局部紫外线照射。

(3)临床应用:分为适应证和禁忌证。

适应证:①全身照射适用于佝偻病、骨软化症、过敏症、疖病、免疫功能低下、玫瑰糠疹、银屑病等。②局部照射适用于皮肤皮下化脓性感染、急性神经痛、急性关节炎、急性支气管炎、肺炎、支气管哮喘、伤口感染或愈合不良等。③体腔内照射适用于口腔、咽、鼻、外耳道、阴道、直肠、窦道等腔道感染。④光敏治疗适用于银屑病、白癜风等。

禁忌证:①恶性肿瘤。②心肝肾功能衰竭。③出血倾向。④活动性结核。⑤急性湿疹。⑥红斑狼疮。⑦日光性皮炎。⑧光过敏性疾病。⑨应用光敏药物(光敏治疗时除外)。

4.激光疗法　运用激光治疗疾病的方法称为激光疗法。激光具有一般光的反射、折射、干涉等物理特性;因激光是受激辐射放大的人工光,又具有发散角度小、方向性强;能量密度高、亮度大;光谱纯、单色性好;相干性好等特点。

根据工作物质的不同可分为气体、液体、固体、半导体激光。目前常用的医用激光器有氦氖激光器(发生波长632.8 nm的红光)、氩离子激光器(发生波长480 nm、515.5 nm的蓝青绿光)、二氧化碳激光器(发生波长10.6 μm的近红外线)、红宝石激光器(发生波长694.3 nm的红光)等。

(1)治疗作用:①低强度激光对组织产生刺激激活作用,改善组织血液循环,加快代谢产物和致痛物质的排除,增强组织代谢,加速组织修复,并可提高免疫功能。作用于反射区时能调节相应节段的生理功能。②高强度激光对组织作用时产生高热效应,蛋白质变性凝固,甚至炭化、汽化,可使组织止血、黏着、焊接或切割、分离。③光敏治疗时血卟啉等光敏剂在血液中达到一定浓度而聚集于肿瘤细胞内,在激光照射下被激活而发出荧光,可用于对肿瘤的诊断定位。高能态HpD与氧结合后产生光动力学效应,产生对细胞有毒的单线态氧而损伤、杀灭肿瘤细胞。

(2)治疗技术:①低强度激光疗法,采用氦-氖(He-Ne)激光器,输出红光激光。功率5~30 mW。近年来还采用砷化镓(AsGa)与镓铝砷(Ga-Al-As)半导体激光器,输出红外激光。功率5~50 mW不等,可直接或通过光导纤维照射,每次10~20 min,穴位或伤口照射时每部位3~5 min,每日或隔日1次,5~10次为1个疗程。②中强度激光疗法,多采用二氧化碳激光散焦照射,用以治疗扭挫伤、关节炎、喉炎、支气管炎、神经痛、压疮、神经性皮炎、皮肤瘙痒症等。③高强度激光疗法,采用二氧化碳(CO_2)激光器、掺钕钇铝石榴石(Nd-YAG)激光器,输出红外激光,功率100~200 W。进行激光外科治疗时,将聚集光束对准病患部位,瞬间产生组织凝固、炭化、汽化,较小病灶可一次消除,较大病灶可分次处理,也可以通过内窥镜进行体腔内治疗。还有氩离子(Ar^+)激光器,输出蓝绿紫激光,功率5~50 W,用于皮肤科或眼科。④光敏诊治:主要用于恶性肿瘤,如体表恶性肿瘤或经内窥镜、光导纤维进行体腔内照射治疗口腔、食管、胃、膀胱等体腔肿瘤的治疗。

激光治疗时应注意保护眼睛,戴防护眼镜(眼镜的性能与激光的种类相适应)或用布、毛巾遮盖眼部,避免激光直接照射。光敏治疗者于注射药物1个月内居住暗室,严禁日光直晒,以免引起全身性光敏反应。

5. 临床应用

(1)适应证:①低强度激光体表照射,适用于皮肤下组织炎症、伤口愈合不良、口腔溃疡、窦道、脱发、面肌痉挛、变态反应性鼻炎、耳廓软骨膜炎、带状疱疹、纤维肌痛综合征、关节炎、支气管炎、支气管哮喘、神经炎、神经痛、外阴白色病变等。②高强度激光治疗,适用于皮肤赘生物、宫颈糜烂、胃肠、支气管或膀胱内肿物、手术切割、止血等。③光敏治疗,适用于皮肤、口腔、食管、胃、膀胱等体腔内肿瘤。

(2)禁忌证:①恶性肿瘤(光敏治疗除外)。②皮肤结核。③活动性出血。④心肺肾功能衰竭。

(四)磁疗法

应用磁场作用于机体治疗疾病的方法称为磁疗法,或称磁场疗法。磁场类型有恒磁场、交变磁场、脉动磁场、脉冲磁场。常用的医用磁材料有铁氧体磁、金属磁和稀土钴磁。

1. 治疗作用　磁场作用于人体时,可以改变人体生物电流与磁场的大小与方向,改变代谢与生物化学过程。

(1)镇痛:降低神经末梢的兴奋性,提高痛阈,缓解疼痛。

(2)消肿作用:改变局部血液循环,促进渗出物吸收。

(3)消炎作用:使血管通透性增高,促进炎症产物排除,并增强免疫功能,促进炎症消散。

(4)镇静作用:加强大脑皮质的抑制过程,可改善睡眠质量,调节自主神经的功能。

(5)降压作用:影响大脑皮质的兴奋与抑制过程,加强对皮质下中枢的调控,调节血管舒缩功能使血管扩张,微循环改善,降低血管平滑肌的紧张度,减少外周阻力,从而降压。

(6)软化瘢痕与松解粘连作用:磁场可使瘢痕由硬变软,颜色变浅。

(7)其他:促进骨痂生长,实验研究报道表明强磁场对癌细胞有抑制、杀伤作用。

2. 治疗技术与临床应用

(1)静磁场疗法:应用恒定磁场治疗疾病的方法称为静磁场疗法。①直接敷磁法,将直径1 cm左右、表面磁感应强度为0.05~0.10 T的磁片敷贴于治疗部位皮肤上,每个部位可敷贴1~2片,同名极并列或异名极并列,最多6片。本法适用于软组织损伤、软组织炎症、关节炎、神经痛等。②间接敷磁法,将磁片缝制于衣服或用品上成为磁疗乳罩、磁疗腰带、磁疗腹带、磁疗护膝等磁疗用品,磁片通过织物间接作用于治疗部位。本法适用于乳腺小叶增生、腰背肌筋膜炎、胃肠功能紊乱、关节炎等。③耳磁法,将磁珠或小磁片敷贴于耳部穴位上,本法适用于神经症、溃疡病、支气管哮喘、胆石症等。另外,还有磁针疗法。

(2)动磁场疗法:应用动磁场治疗疾病的方法称为动磁场疗法。①旋转磁场疗法,采用旋磁治疗仪进行治疗的方法为旋转磁场疗法。其磁感应强度为0.06~0.15 T,治疗15~20 min,每日1次,10~15次为1个疗程,适用于网球肘、软组织损伤、肋软骨炎、颞颌关节炎等。②电磁疗法,采用电磁治疗仪进行治疗的方法称为电磁疗法。仪器内有电流通过线圈铁芯产生动磁场,治疗时可根据治疗部位及病情选用不同脉冲频率与磁感应强度,磁感应强度为0.1~0.8 T不等,治疗局部可产生温热感,治疗时间15~20 min,每日1次,10~15次为1个疗程,适用于关节炎、扭伤、骨性关节炎、跟骨骨刺、神经痛等。

3. 注意事项

(1)磁片、磁头不得撞击、火烤,以免破坏磁场。

(2)勿使手表靠近磁片、磁头。

(3)永磁体磁片可反复使用多年,疗程结束后可妥善保存备用。

(4)进行直接敷磁法或耳磁法后,每5~7 d检查一次局部皮肤,如无不良反应,可在原部位连续敷贴;如出现水疱,可改用间接敷磁法或更换敷贴部位,在磁片下垫一层纸或纱布。

(5)少数人进行磁疗尤其是头颈部磁疗后,可能会出现头晕、恶心、心慌、气短等反应,轻者无须处理,可继续磁疗;重者一般于减少所敷的磁片或减弱磁感应强度后或停止磁疗后反应即消失,无后遗症。

(6)禁用于戴有心脏起搏器者。

(五)石蜡疗法

以加热后的石蜡作为导热体来治疗疾病的方法称为石蜡疗法。石蜡疗法是传导热疗法的一种。石蜡是高分子碳氢化合物,热容量大,导热性小,加热后能吸收大量热,保温时间长,冷却凝固后缓慢放热,是良好的导热体,热蜡敷布于人体体表时能很好被耐受。

1. 治疗作用

(1)温热作用:石蜡具有较强而持久的温热作用,可以减轻疼痛,加强血液循环,促进炎症消散,增强组织营养,加速组织修复,缓解肌肉痉挛,降低纤维组织的张力,增强其弹性。

(2)机械作用:石蜡具有良好的可塑性、黏滞性和延展性,敷布于体表时可紧贴皮肤,冷却后体积缩小,对组织产生压迫作用,可促进水肿消散。

(3)润滑作用:石蜡具有油性,可以增强皮肤的润滑性,软化瘢痕。

2. 治疗技术 医用石蜡在常温下为白色半透明固体,熔点50~55 ℃。石蜡加热应采取间接加热法,用电热熔蜡槽或双层套锅隔水加热。石蜡可反复使用,但需注意清除其中混入的水、皮屑、毛发等杂物,定时加新蜡,加热到100 ℃进行消毒,蜡疗有以下几种治疗方法。

(1)蜡饼法:将加热后完全熔化的蜡液倒入木盘、搪瓷盘或铝盘中,厚约2 cm,冷却至初步凝结成块时敷贴于患部,外部保温,此法适用于躯干或肢体较平整部位的治疗。

(2)浸蜡法:石蜡完全熔化后冷却至60 ℃左右时,患者手、足浸入蜡液后立即提出,反复浸提数次,蜡在手、足表面凝成手套样或袜套样模,再持续浸入于液蜡中,此法适用于手足部。

(3)刷蜡法:石蜡完全熔化后冷却至60 ℃左右时,用排笔蘸蜡液反复均匀涂刷在病患部位,使蜡在皮肤表面冷聚成膜,外面再包蜡饼、保温,此法适用于躯干凸凹不平部位或面部的治疗。

以上各种蜡疗法在瘢痕或血液循环、感觉障碍部位施用时蜡温应稍低。各种蜡疗法均应持续治疗20~30 min,每日1次,15~20次为1个疗程。

3. 临床应用

(1)适应证:如软组织扭伤恢复期、慢性关节炎、肩关节周围炎、腱鞘炎、骨折或骨科术后关节挛缩、术后粘连、瘢痕增生、坐骨神经痛、纤维肌痛综合征等。

(2)禁忌证:如恶性肿瘤、高热、急性炎症、急性损伤、皮肤感染、结核、出血倾向、开放性伤口。

(六)温热疗法

以各种热源为介质,将热直接传导于人体以治疗疾病的方法称为温热疗法。常用的传导热源有蜡、砂、泥、热空气、蒸汽、坎离砂、化学热袋等。一般取材方便、设备简单,容易操作、应用方便。

各种传导热源作用于人体时共同的主要治疗作用是:温热效应,可改善血液循环、镇痛、促进炎症吸收、降低肌肉张力、加速组织修复生长。其效应与辐射热、高频热有相同之处,但又有区别,三者作用特点比较见表5-2。

表 5-2 传导热、辐射热、高频热对比

区别	传导热	辐射热	高频热
产热原因	蜡、水、泥、热敷等直接接触人体体表,热由体外传导至体内,为外源热	白炽灯、红外线等在体外一定距离辐射至体表进入人体,为"外源性热"	高频电作用于人体后引起传导电流,欧姆损耗与位移电流、介质损耗所产生的"内生热"
热作用的稳定度	在治疗过程中热源的温度逐渐下降	辐射强度稳定	依电流的稳定度而定,电流稳定时热作用的强度稳定
热作用的强度与均匀度	体表接触热源处最热,作用只达皮肤	体表最热,作用可达皮下	热作用较均匀,但电容场法时脂肪层较热,电感场法、辐射场法时含水组织较热
非热效应	无	无	有
化学作用	热源内化学成分对人体有化学作用	无	无
机械压迫作用	有	无	无

（七）冷疗法

利用低温治疗疾病的方法称为低温疗法。低温疗法可分为两类：利用低于体温与周围空气温度,但在 0 ℃ 以上的低温治疗疾病的方法称为冷疗法；在 0 ℃ 以下的低温治疗疾病的方法称为冷冻疗法。其中 -100 ℃ 以下的治疗为深度冷冻疗法。

冷疗时热能传递的两种方式。①传导：不同温度的两种物质接触而发生的交换,如冰敷。②气化：物质由液体变成气体时吸收热能而发生的变化,如冷气雾治疗。

常用于局部冷疗法的致冷原有冷水、冰块、氯乙烷等。

1. 治疗作用

（1）冷使组织温度下降、小血管收缩、血管通透性降低,可以止血,减少渗出、减轻水肿,但长时间(>15 min)冷作用可引起继发性血管扩张反应。过长时间可引起血流淤滞,皮肤发绀。

（2）冷可降低感觉神经末梢的兴奋性和神经传导速度,可以减轻感觉的敏感性,冷的冲动向中枢传导可掩盖或阻断疼痛冲动,因而达到减轻疼痛的作用。

（3）冷可降低运动神经的传导速度,使肌肉兴奋性下降,肌肉的张力与收缩力下降,从而使肌肉痉挛缓解。

（4）冷可使组织代谢降低,体温降低。

2. 治疗技术

（1）冰水冷敷：将毛巾浸入冰水后敷于患部,每 2~3 min 更换 1 次,持续 15~20 min。

（2）冰水浴：将肢体浸入含有碎冰的 4~10 ℃ 冷水中浸浴数秒后,提出、擦干,做被动运动或主动运动,复温后再浸入,如此反复提浸,0.5 h 内浸入 3~5 次,以后一次浸入时间 20~30 s,共持续 3~4 min。

（3）冰袋冷敷：将碎冰块放入袋中或使用化学冰袋,敷于患部,或缓慢移动摩擦,持续 15~20 min。

（4）冷气雾喷射：将装有氯乙烷等易蒸发的气化冷冻剂的喷雾剂对准患部喷射,每次 5~20 s,可间歇 0.5~1.0 min 反复使用,至皮肤苍白为止。多用于肢体急性损伤疼痛处,禁用于头面部,以免损伤眼、鼻、呼吸道。

(5) 冷疗机治疗：根据病患部位的大小和治疗需要，选用冷疗头和温度，将冷疗头按在患部皮肤上或缓慢移动冷疗头，每次 10～15 min。

冷疗时要注意掌握温度，患者出现明显冷痛或寒战时即应终止治疗，防止因过冷而发生冻灼伤、冷冻伤、组织坏死。冷疗时要注意保护冷疗区周围的正常皮肤。对冷过敏者接受冷刺激后皮肤出现潮红、瘙痒、荨麻疹、重者血压下降、虚脱，此时应立即终止冷疗，予以保温、热饮处理。

3. 临床应用

(1) 适应证：如软组织急性扭伤、蚊虫咬伤 24 h 内，冷疗可以减轻或防止肿痛的发生；急性烧伤时可以用冰降温而减轻组织损伤；皮肤、皮下软组织化脓性炎症的浸润，早期进行冷敷可避免化脓过程的发生；高热、中暑、肌肉痉挛、关节炎急性期、鼻出血、上消化道出血等。

(2) 禁忌证：如动脉硬化、动脉栓塞、雷诺病、红斑狼疮、高血压病、心肺肾功能不全、致冷血红蛋白尿、对寒冷过敏、皮肤感觉障碍、老人、婴幼儿、恶病质者等。

第三节　作业治疗技术

作业是指人类的活动、劳作、事件或从事的工作。作业治疗（occupational therapy，OT）是为恢复患者的生活、工作能力，有目的、有选择性地从日常生活活动，职业劳动和认知活动中选择一些作业形式对患者进行训练，以缓解症状，改善或增强其躯体、心理和社会功能，使患者达到最大程度的生活自理，提高其生活质量，帮助其重返社会。

一、概述

作业治疗技术（作业治疗）一词，是在 19 世纪由美国医师 George Barton 首先提出的。第一次世界大战期间，肢体伤残患者的数量剧增，作业治疗得以用于伤员的治疗。第二次世界大战后，随着康复医学的兴起，特别是全面康复概念的提出，作业治疗技术的重点才逐渐转移到功能障碍的康复上来。1951 年"世界作业治疗师联合会"成立后，作业治疗技术在世界各地广泛开展起来，成为康复治疗的一个重要组成部分。

(一) 作业治疗技术与运动治疗技术的区别

作业治疗技术与运动治疗技术都是康复治疗技术当中的重要治疗手段，但是治疗目标、范围、手段、重点等都有着很大区别。运动治疗的目的在于以恢复患者各关节的活动度和增强肌力为主；而作业治疗则是在上述功能的基础上，利用生活或生产性活动，恢复及改善关节的功能和各种精细协调动作。作业治疗强调的是某项功能活动或任务的完成，或是以生产、制作某一工艺或产品来改善患者的综合能力，并以上肢或手的精细、协调运动为主。运动治疗则以下肢的运动、步态、平衡或肢体的粗大运动为主。同时，作业活动易于增加患者的兴趣，积极性较高，两者之间有一定差别。然而，临床上在对患者进行康复治疗的时候，两者常常相互配合应用，并可结合其他康复治疗措施，如心理、言语、认知训练等康复治疗手段一起进行，以增强康复治疗的综合效果，作业治疗与运动治疗的区别见表 5-3。

表 5-3　作业治疗与运动治疗的区别

区别	作业治疗	运动治疗
治疗目标	日常生活活动能力和工作能力	运动功能
治疗范围	躯体和心理功能障碍	躯体功能障碍
治疗手段	日常生活活动、生产性和休闲娱乐活动、辅助器具的使用和训练等	肌力训练、神经肌肉促进技术、牵引、手法治疗、器械训练、医疗体操等
治疗重点	体现患者的综合能力,增加功能活动的控制能力和耐力,增强手的灵活性、手眼协调性,以上肢或手的精细、协调运动为主	增加肌力及关节活动度,改善运动协调性、运动耐力及躯体平衡
患者参与	主动参与	主动为主,被动为辅
趣味性、积极性	强	弱

(二)作业治疗的对象和目的

1. 对象　具有作业功能障碍的所有人。

2. 目的　作业治疗是应用与日常生活、工作及休闲娱乐等有关的一些活动,使患者功能恢复的康复治疗技术。其主要目的是在于增强肢体尤其是手的灵活性及协调性,增加功能活动的控制能力和耐力,调节患者心理状态,改善和提高患者的日常生活和工作能力,提高生存质量,使其早日回归家庭、重返社会。

(三)作业治疗的分类

1. 按作业名称分类　①木工作业。②编织作业。③黏土作业。④制陶作业。⑤手工艺作业。⑥电气装配与维修。⑦日常生活活动。⑧治疗性游戏。⑨认知作业。⑩书法、绘画和园艺。⑪文书类作业。⑫计算机操作。

2. 按治疗目的和作用分类　①用于减轻疼痛的作业。②用于增强肌力的作业。③用于改善关节活动范围的作业。④用于增强协调能力的作业。⑤用于增强耐力的作业。⑥用于改善整体功能的作业。⑦用于调节精神和转移注意力的作业。

(四)作业治疗的选择及原则

作业治疗需要根据患者功能障碍的情况及其身体基本状况,并结合患者的个体因素,包括其年龄、性别、职业、文化程度、个人兴趣、爱好以及患者的生活、工作环境等,选择一些有针对性的、患者能主动参与的、个体化的作业治疗方法,以制订较完善的作业治疗方案。具体应遵循如下原则。

1. 根据治疗的目的选择作业治疗的内容与方法　根据患者功能障碍的评定结果,明确其治疗目的或设定其目标,制订适合患者的作业治疗计划。当患者某种功能障碍明确,需改善某项功能时,按作业治疗的具体目的进行选择。

2. 根据患者的功能状态选择适宜的作业活动　每个患者的功能障碍程度不同,身体状况和个体差异也不同,应根据患者的个体情况,选择患者能主动参与并能完成70%及以上的作业活动。

3. 根据患者的个人爱好、兴趣,因人而异选择作业活动　作业治疗活动是一种有目的、有意义的活动。为了更好地达到治疗目的,我们选择活动时要考虑到患者的年龄、性别、文化背景的不同,个人爱好、兴趣的差异等。因此,选择的作业活动要能够充分调动患者的积极性及参与意识,能够调节患者的心理状态。

4. 根据患者所处的环境、因地制宜地选择作业活动 患者在住院治疗期间,医院的康复条件较好,可重点训练患者的日常生活自理能力及沟通能力,学会掌握各种生活技能。患者回归家庭及社区后,根据其生活或工作环境,需要训练患者如何利用在医院所学到的技能,去适应其所处的环境。让患者回到家中学会自理及能独立生活。

5. 根据患者的身体状况选择作业活动的强度 每一种作业活动的强度不一样,选择作业活动时,应根据患者当时的身体状态及个体不同情况,选择患者能够承受的作业活动强度和活动时间。如果作业治疗的强度过大,时间过长,患者则难以忍受,不能完成作业活动;如果作业治疗量过小,即作业治疗的强度过小,时间过短,则达不到作业治疗的效果。所以选择的作业活动强度即治疗量要适宜。

(五)作业治疗的临床应用

1. 适应证

(1)儿科疾病:如脑瘫、肢体残疾、发育不良、孤独症等。

(2)内科疾病:如高血压病、冠心病、心肌梗死、糖尿病、慢性阻塞性肺疾病等。

(3)骨科疾病:如截肢、手外伤、烧伤、骨折、人工关节置换术后、肩关节周围炎、脱位等。

(4)神经系统疾病:如脑卒中、颅脑外伤、脊髓损伤、周围神经病损、老年性痴呆等。

(5)精神科疾病:如焦虑症、抑郁症、神经症、精神分裂症等。

2. 禁忌证

(1)意识不清、严重认知障碍不能合作者。

(2)危重症患者、心肺肝肾功能严重不全者等。

(六)作业治疗常用设备

1. 手的精细活动及上肢活动训练器械 如插板、木钉、磨砂板、套圈、七巧板、手指抓握练习器、手指屈伸牵拉重量练习器、手腕功能综合训练器、结扣解扣练习器、计算机等。以及各种训练手指精细抓捏握动作用的小粒滚珠、木棒和细小的物件等。

2. 日常生活活动训练器具 如穿衣钩、扣钮器、穿袜器、鞋拔、长柄梳子、拾物器、C形夹、姿势矫正镜、个人洗漱、清洁用具及物品、餐具、自动喂食器、厨具、家用电器、模拟厕所与浴室设备及功能独立性评定器具等。

3. 认知功能测量及训练器具 如各种记忆图片、实物、棋牌、积木、拼图材料,交流沟通板及实体觉测验器具、感觉统合测验器材和计算机测试软件等。

4. 工艺治疗用设备或器材 如黏土和制陶材料及其工具和设备、刺绣用材料及器材、竹编或藤编工艺材料及用具、写字和绘画用笔及颜料等。

二、作业评定的内容

作业评定是作业治疗的前提和基础,是制订作业治疗计划、选择作业治疗方法的重要依据。作业评定贯穿于作业治疗的全过程。定期地进行作业评定,有利于分析治疗效果,判断预后。并可根据定期的评定结果,决定是否继续或需要修正作业治疗方案,调整治疗方法,或确定患者出院时的功能状况,以分析患者是否具有适应家庭生活和环境的能力,最终为患者回归家庭和重返社会提出建议及指导。

1. 感觉及运动功能评定 感觉及运动功能是维持躯体运动或活动的基本要素。包括感觉、知觉、肌力、耐力、关节活动度、关节稳定性、原始反射、肌腱反射、精细运动、协调运动、平衡功能、单侧、双侧肢体活动及对外界刺激的接受和处理活动情况等。

2. 认知功能评定 认知是指人在对客观事物的认识过程中,对感觉输入信息的获取、编码、操作、提取和使用的过程。包括注意、记忆、定向、知觉及思维等。认知功能是综合运用脑的高级功能的能力。包括意识觉醒水平、定向力、注意力、记忆力等。

3. 日常生活活动能力评定　日常生活活动(activities of daily living,ADL)是指人们为了满足日常生活的需要而每天必须反复进行的、具有共性的基本活动。日常生活活动能力评定是完全从患者实用的角度来进行评定,它是对患者一种综合活动能力的测试。日常生活活动一般包括衣、食、住、行和个人卫生等5个方面的内容。

4. 社会心理功能评定　是指个人进入社会和处理情感方面的能力,包括自我认识、自我表达、自我价值、自我控制、社会及人际关系等。

5. 环境评定　环境是指人类生活的周围空间与有关事物。人与环境之间的关系极为密切,环境因素是日常作业活动中不可分割的一部分。患者在日常活动中所遇到的障碍,除与身心功能障碍有关外,还常与其所处的环境条件有关。生活环境的状况直接或间接地影响患者生存质量的好坏。所以,为了让患者更好地适应环境,提高患者的生存质量,我们应对其居住、生活及工作环境进行实地考察、分析和评估,寻找出不利于患者活动的环境因素及安全因素,并提出改造意见,最大限度地提高患者的独立性,促进其融入社会。

6. 职业能力评定　职业康复是康复医学的重要组成部分,而职业能力的评定是作业评定的一项重要内容,目的是判断患者或残疾者的作业水平和适应职业的可能性,了解患者或残疾者的工作能力或就业潜能。职业能力评定是一项综合性能力的评定,涉及患者或残疾者的躯体、心理、认知等方面功能,以及作业技能和社会因素等。职业能力评定的内容一般包括患者的残存功能、智力检查、职业倾向测验和职业操作能力检查等。

作业评定是康复评定的重要组成部分,其内容除了康复功能评定的基本内容,如感觉、运动、认知、言语、心理等功能评定外,作业评定尤其强调患者在作业技能和作业能力方面的评定,以及日常生活活动能力和功能独立性评定,强调患者的整体身体状况及环境因素的影响。

三、作业评定的注意事项

在作业评定的过程中,治疗师应与患者一起找出患者在日常生活、工作、休闲等活动中亟待解决的问题,共同制订作业治疗方案,使作业治疗更具有目标性。在具体评定时应注意如下几点。

1. 根据患者功能障碍情况选择适宜的评定方法　评定要重点突出,有目的性,同时应注重患者整体功能情况。如在评定患者的肌力、关节活动度的同时,更应考虑这些功能障碍对患者日常生活、工作、休闲等活动的综合影响,故应重点评定:日常生活活动能力、步态分析、手功能以及与休闲或工作相关的能力评定等。

2. 选择标准化的评定方法　因为作业活动能力是患者的各项功能的综合体现,其评定方法也要能反映患者的这种综合能力。因此,尽量采用大家公认的、标准化的量表进行评定。如 Barthel 指数、功能独立性评定、世界卫生组织生活质量测定简表(WHOQOL-BREF)等,这些测定量表均有较高的信度、效度和灵敏度,评定的结果较为客观。

3. 重视发挥患者的主动参与性　在作业评定过程中,需让患者了解评定的内容和方法。作业治疗师要充分认识到患者在整个作业评定或治疗过程中"自我"的重要性。充分发挥患者主动参与的积极性,这对患者完成作业治疗活动、提高康复治疗效果具有非常重要的作用。

4. 作业治疗师要重视和加强与患者的沟通能力　与患者建立友好关系,良好的沟通能力,不仅能获得患者更多、更准确的信息资料,同时,也能让患者或家属充分理解和积极配合,更好地完成作业活动功能评定工作。

5. 评定时应注意适当的时间、地点及患者的生理状况　如评定患者日常生活活动中的穿衣、洗漱、梳头、剃须等活动,最好是在患者起床后或上午进行,以求真实。定期地再次评定,每次也应在同一时间和地点进行。同时还应注意患者的生理状态,避免患者在身体不适或疲劳的状态下进行评定,以减少偏差。

6. 评定中注意环境因素的影响　在进行作业评定时,应保持环境整洁、安静、宽敞、空气清新和温度宜人,应尽量在模拟实际家庭生活或工作的环境下进行评定,以减少不良环境或不实际的环境因素对评定结果的影响。

四、治疗性作业活动

治疗性作业活动是治疗师根据患者的具体情况精心选择的基本活动,它直接来源于生活、工作及休闲活动。患者在反复实施和完成作业活动的过程中获得身、心两方面的康复。治疗性作业活动是作业治疗实用性及灵活性的具体体现,同时也是作业治疗师创造性和开拓性的直接体现。

(一)概念

治疗性作业活动是作业治疗的重要组成部分,是通过精心选择的、具有针对性的作业活动,维持和提高患者的功能,预防功能障碍或残疾的加重,使患者获得或提高独立的生活能力,提高生活质量。

(二)特点

治疗性作业活动具有如下特点:①有一定的治疗目标,对身体活动功能,如心理上、情绪、健康等有一定的治疗作用。②患者本人参加活动,从中受到了训练,并因作业活动的成果而感到满足。③所选的作业活动与患者日常生活或工作学习有关。④有助于改善患者的功能障碍,提高生活质量。⑤符合患者的兴趣,活动的方式可在一定范围内由患者自己选择。⑥作业活动时间、活动量、活动难度等可依年龄、性别、体质等加以调节。⑦作业活动的性质及作用主要以科学知识和治疗师的专业经验为依据。

(三)应用原则

治疗性作业活动的种类繁多,临床应用时要根据患者的功能障碍情况,进行有目的和有针对性的精心选择,若选择或应用不当则起不到治疗作用,甚至会造成相反的结果。因此,在选择和训练时应遵循以下原则:①在评定基础上有目的地选择。②作业活动分析。③调整作业活动。④以集体形式活动。⑤充分发挥治疗师的指导、协调作用。

(四)治疗作用

治疗性作业活动既能帮助患者维持和提高现有功能及最大限度发挥残存功能,还能改善患者的心理状态,提高其社会适应能力。治疗性作业活动具有躯体、心理、职业、社会4方面的治疗作用。

1. 躯体功能方面　根据患者的躯体功能情况,选择正确的作业活动训练方法,改善患者运动功能、感觉功能以及日常生活能力。

(1)增强肌力和耐力:如木工、金工、制陶、泥塑、投篮、舞蹈、飞镖、足球、绘画、书法、轮椅竞技、缝纫、郊游、爬山等作业活动,可提高机体的肌力及耐力。

(2)改善关节活动范围:如滚筒、砂磨板、制陶、泥塑、绘画、书法、编织、篮球、乒乓球、舞蹈、捏橡皮泥、纺织等作业活动,可增加关节活动范围,提高活动能力。

(3)改善手的灵活性:如泥塑、棋类游戏、牌类游戏、绘画、书法、编织、折纸、镶嵌等作业活动,提高手的功能。

(4)减轻疼痛:如通过进行牌类游戏、棋类游戏、泥塑、绘画、书法、音乐等转移患者注意力,达到减轻疼痛的目的。

(5)改善平衡和协调能力:如套圈、保龄球、篮球、舞蹈、足球、飞镖、投掷游戏等作业活动,提高身体平衡及协调能力。

(6)促进感觉功能恢复:如利用不同材料进行的棋类游戏、牌类游戏、手工艺制作、制陶、泥塑等作业活动方法,促进感觉功能的恢复和提高。

(7)提高日常生活能力:如进行穿衣、进食、洗浴、如厕、家务活动等,恢复或提高患者的ADL能力。

2.心理方面　治疗性作业活动能够调节情绪、消除抑郁、陶冶情操、振奋精神、改善患者心理状态,恢复或提高患者康复的信心。

(1)调节情绪:如采用木工、金工、泥塑等宣泄性活动,使患者情绪得到合理宣泄,从而促进其心理平衡。

(2)转移注意力:如采用音乐、舞蹈、绘画、书法、泥塑、棋牌类游戏、编织、折纸、镶嵌、电子游戏等转移其注意力,调节患者精神。

(3)增强自信心:如穿衣、进食、洗浴、家务活动等日常生活活动练习,可提高患者独立生活能力。

(4)提高成就感:如制陶、泥塑、绘画、书法、编织、折纸、镶嵌、手工艺制作等作业活动,让患者生产出产品,提高自身成就感及满足感。

(5)改善认知、知觉功能:如电子游戏、绘画、棋类游戏、牌类游戏、书法、音乐等作业活动,可提高患者注意力和解决问题的能力。

3.职业能力方面　有针对性选择与患者职业有关的作业活动,可提高患者劳动技能,增强患者的竞争与合作意识,提高职业适应能力,增强患者再就业的信心。

4.提高社会适应能力方面　通过有目的和有针对性地进行集体作业活动,改善患者的社会交往能力和人际关系,促进患者重返社会,同时也增强了社会对残疾人的了解和理解。

五、感觉统合治疗

(一)概念

感觉统合(sensory integration,SI)是一个信息加工过程,是大脑将从各种感觉器官传来的信息进行多次组织分析、综合处理,作出适当的反应,使人和谐有效地生活、学习。感觉统合是儿童发育的重要基础,感觉统合发育的关键期在7岁以前。

感觉统合是触觉、本体觉、前庭觉、视觉、听觉、嗅觉、味觉等各种感觉的统合。其中,触觉、本体觉、前庭觉三大系统是生存所需要的最基本且最重要的三大主干感觉系统。

(二)感觉统合失调的病因与分型

1.病因

(1)生物学因素:发育中的大脑容易受多方面生物学因素的影响而导致不同程度的脑功能障碍,主要包括遗传因素、胎儿因素、孕妇因素和环境因素。可发生在产前、产中、产后不同阶段。

(2)社会心理因素:如独生子女被溺爱,过度保护;抱得过多,缺少运动、爬行;缺少同伴玩耍;缺乏主动探索环境的机会;特殊家庭的子女被忽视,甚至被虐待;与社会严重隔离、缺乏教育和良性环境刺激机会。

2.分型

(1)感觉调节障碍:机体不能对所接收的感觉信息进行正确的组织与调节,表现出害怕、焦虑、固执、自我刺激、自伤等不恰当的行为反应,所有的感觉系统都可以发生调节障碍。①感觉反应过高及感觉防御,是指机体对同一感觉刺激反应明显较一般人快速、强烈或持久,逃避刺激。②感觉反应低下即感觉迟钝,是指机体对同一感觉刺激的反应明显较一般人低下和缓慢,需要更大强度和更长时间的刺激才能发生行为反应。③感觉寻求是指机体因不能满足感觉需求而不断地寻求更强或更长时间的感觉经验,表现为不停活动、爬高爬低、故意跌倒等。

(2)感觉辨别障碍:因大脑不能正确地诠释所接收的感觉信息,或者信息处理时间过长,影响了机体对环境的反应。所有的感觉系统都可以发生辨别障碍。躯体感觉辨别障碍(触觉、本体觉、前庭觉分辨障碍)者无法完成分级、平滑、协调的运动。视、听辨别障碍者看不清、听不懂。

(3)感觉基础性运动障碍(动作计划及运用障碍):因个体不能正确地处理与运动计划相关的感觉信息,在行动计划和安排上存在缺陷,包括动作运用障碍和姿势控制障碍两种类型。儿童表现出不能形成动作概念(缺乏活动动机),或者不能计划动作(想做而做不到),或者无法有效执行动作指令(适应性反应),导致个体学习技巧性活动困难,动作笨拙,动作不连贯,不会玩新游戏,不会做新的手工活动,眼手协调性差,球类技能差,进食技能发育不完善,言语障碍,不会正确使用表情等。

3.感觉统合失调的治疗目的与适应证

(1)治疗目的:促进大脑发育成熟,使大脑能有效地处理来自环境与身体的感觉信息,继而做出与环境需要相适应的反应,最终帮助儿童提高兴趣及专注力、组织能力和学习能力。

(2)适应证:适用于所有感觉统合失调人群,包括脑瘫、唐氏综合征、注意力缺陷、多动障碍、智能障碍、语言障碍、发育迟缓、孤独症等全面发育障碍者。此外感觉统合治疗不仅适用于儿童,也适用于成人。

4.常用感觉统合治疗设备与方法 见表5-4。

表5-4 常用感觉统合治疗设备与方法

名称	使用方法	感觉输入	作用
滑行类: 滑板、滑梯、斜坡滑板	以坐、卧、站、跪等姿势在器材上进行各种活动,如静态飞机式、青蛙蹲、乌龟爬行(仰卧)、俯卧旋转、牵引滑行、滑板过河、在滑板上水平推球等	前庭感觉 本体感觉 触觉 视觉	强化前庭系统功能 促进双侧统合,促进身体保护性伸展反应成熟 强化身体形象,有利于注意力集中
悬吊类: 秋千(方板、椅型、柱状、南瓜型);圆筒吊缆、圈状吊缆、网状吊缆	以各种不同的姿势,如俯卧、坐、站等在器材上摇晃,并结合手眼协调活动	前庭感觉 本体感觉 触觉 视觉	提高平衡、姿势控制及动作运用能力 强化身体形象,促进身体协调 提高前庭系统功能 纠正触觉防御 提高手眼协调和注意力
平衡类: 平衡台、独脚椅、旋转浴盆、平衡木	静坐或跪立于晃动的平衡台上,双人扶持并摇晃平衡台;仰卧或俯卧并平衡台,在摇晃的平衡台上匍匐前进;平衡台上蹲起;坐独脚椅、在独脚椅上踢腿运动;坐、蹲、站、俯卧旋转浴盆	前庭感觉 本体感觉 触觉 视觉	提高前庭感觉功能,控制重力感 发展平衡能力 强化身体形象,建立身体协调及双侧统合 增强腰腹肌及下肢肌力 提高视觉空间、眼动控制及视觉运动协调能力

续表 5-4

名称	使用方法	感觉输入	作用
触觉类： 触觉球、触觉板	表面有特殊设计软质颗粒和香味,多种形状和质地的装饰,鼓励儿童赤足在触觉板上行走;触摸及感受触觉球;熟练后可以配合取物、扔物活动,或与其他器具配合使用	触觉 嗅觉	提供丰富的触觉和嗅觉刺激;减轻触觉防御;提供触觉分辨能力,稳定情绪
滚动类： 彩虹筒	俯卧于彩虹筒、在筒内滚动	前庭感觉 触觉 本体感觉	提高姿势控制及平衡能力 强化运动计划能力 促进身体协调,强化身体形象概念
弹跳类： 蹦床、羊角球、袋鼠跳	在蹦床上双脚并拢跳起,并使小腿后屈,足跟踢至臀部;双手抱球跳跃;两人一组进行抛接球游戏;投球入篮;坐在羊角球上,双手紧握手把,双脚蹬地向前跳;站在跳袋中,双手提起袋边,双脚同时向前跳	前庭感觉 本体感觉	抑制感觉防御 矫治重力不安全感和运动计划不足 发展下肢力量及上下肢协调 锻炼跳跃能力、强化姿势控制和身体双侧统合 有助于情绪稳定
球类： 巴氏球、皮球	俯(仰)卧巴氏球;坐上巴氏球,巴氏球滚压;俯卧巴氏球抓物;趴地推球;对墙壁打球	前庭感觉 本体感觉 触觉	增强身体与地心引力之间的协调 提高运动计划能力 提高注视能力、手眼协调能力 强化身体形象 提高对移动物体控制和运用的能力
重力类： 重力背心、弹力背心、重力被	走路摇晃、注意力不集中、自我刺激的儿童穿上重力背心或盖上重力被,每次 20 min 左右,间隔 2 h 可重复使用	本体感觉 触觉	强化本体觉及触觉 稳定情绪 提高注意力

六、认知与感觉障碍康复

认知功能是指人在对客观事物的认识过程中对感觉输入信息的获取、编码、操作、提取和使用的过程,是输入和输出之间发生的内部心理过程。认知的加工过程通过脑这一特殊物质实现,因此,认知过程是高级脑功能活动。广义的认知包括认知觉和感知觉。常见认知障碍包括注意力、记忆力、思维、解决问题能力及推理能力障碍等;常见知觉障碍包括失认症、失用症、空间关系障碍、躯体构图障碍等。

(一)知觉功能训练

1. 知觉障碍　是指在感觉传导系统完整的情况下,大脑皮质特定区域对感觉刺激的认知和整合障碍。临床上以各种类型的失用症和失认症最为常见,知觉功能训练是促进知觉功能障碍者改善触觉整合功能和单侧空间忽略,建立代偿,帮助其回归家庭和重返社会的训练技术。颜色拼图、拼板、照片、图片、训练用纸、笔、计算机辅助设备、砂纸、日常用品等均可作为训练工具。根据患者失认与失用的程度选择合适的训练内容和方法。

(1)物体失认障碍:可进行日常用品的识别训练;让面容失认者借助语言提示,反复识别家人、亲属、名人等的照片;用颜色卡片对颜色失认者进行命名和辨别颜色训练;教会患者使用视觉以外的正常感觉进行代偿。

(2)触觉失认障碍:请患者闭目,用手感觉、分辨和识别不同质地的材料,如砂纸;用粗糙的物品沿患者的手指向指尖移动进行触觉刺激;利用视觉或健手的感觉帮助患肢进行感知,重拾对物体形状、材料、温度等特质的体验。

(3)单侧空间忽略:可进行各种视觉搜索训练,在日常生活中尽量给予忽略侧各种感觉刺激;用患肢或双手交叉进行跨越中线的作业活动;对忽略侧进行删除作业练习。

(4)意念运动性失用障碍:在治疗前及治疗中给患肢以触觉、本体感觉和运动觉刺激,加强正常运动模式和运动计划的输出;对于动作笨拙和动作异常者尽量不用语言来纠正,而应握住患者的手帮助其完成,随动作的改善逐渐减少辅助量;尽量使活动在无意识的水平上整体出现。

(5)调整生活环境:如在物品上贴标签,或把不能识别的人物的名字写在照片上。

(二)认知功能训练

认知功能障碍指在中枢神经系统传入、传出通路完整的情况下,大脑皮质损害造成大脑对外周感受器所输入信息的认识、分析、综合、逻辑判断并发出指令,以及通过传出系统做出反应的能力出现障碍。包括注意力障碍、记忆障碍、推理障碍、执行功能障碍等。认知功能训练目的是改善一项或整体认知功能,促进患者回归家庭和社会。基本认知训练主要包括注意力和记忆力两个方面,分述如下。

1. 注意力训练　①信息处理训练:如兴趣法、示范法、奖赏法、电话交谈等。②以技术为基础的训练:如猜测作业、时间作业、顺序作业等。③分类注意训练:通过书面作业或根据录音带、电脑中的指令,进行连续性、选择性、交替性和分别性注意训练。

2. 改善记忆力的训练　①助记术:如图像法、层叠法、联想法、故事法、现场法、倒叙法、关键词法、数字分段记忆法等。②PQRST练习法:通过预习、提出问题、再次仔细阅读、复述和测验来促进记忆。③环境适应:使环境有序简洁,物品固定放置,突出要记住的事物等。④训练患者有效使用外在记忆辅助工具,如记事本、计算机、时间安排表、定时器、闹钟、标志性张贴等。⑤计算机辅助记忆康复训练:如使用教育性、专业性训练软件,利用多媒体技术,强化记忆训练。根据患者的功能水平,在实验室训练的同时,指导其在日常生活活动中进行注意训练或采用记忆代偿方法。

七、辅助器具与助行器的使用

为了提高下肢功能障碍患者的生活自理能力及治疗需要,常需使用助行器以辅助移动及行走。助行器的应用是康复医学的一项重要治疗手段。随着科技的发展,有关助行器的研究及制作有了较大发展,各种类型助行器层出不穷,给患者的选择使用带来了方便,同时,为患者生存质量的提高提供了极大的支持和帮助。

(一)概念

帮助下肢功能障碍患者减轻下肢负荷、辅助人体支撑体重、保持平衡和辅助人体稳定站立及行走的工具或设备称为助行器,也可称为步行辅助器。

(二)助行器作用

1. 减轻下肢负荷,支持体重　下肢肌力减弱,不能支撑体重或因各种关节疾病致关节疼痛不能负重时,助行器可减轻下肢负荷,支持体重,具有替代作用。

2. 保持平衡　对于存在平衡功能障碍患者,助行器能增加其支撑面,有保持其身体平衡的作用。

3. 增强肌力 带垫式拐杖对于上肢伸肌有增强肌力作用,主要原因是为了减轻下肢负重,上肢需用力下压,从而间接对上肢肌肉肌力起了训练增强作用。

4. 缓解疼痛,改善步态 对于因下肢疼痛不能行走或步态异常者,助行器可有效地缓解疼痛,改善或纠正步态异常。

5. 辅助移动及行走 轮椅可辅助患者进行转移及移动,杖及助行架可扩大患者行走时的支撑面,增加步行时的稳定性,从而可辅助行走。

6. 其他 如下肢骨性关节炎、骨折、软组织损伤后,用来缓解疼痛;脊柱侧弯或肢体变短时用来代偿畸形;偏盲或全盲时用作探路器;同时对于社会层面上的考虑,可用来提醒别人注意自己是走路慢和不稳者,保护自己,以免受到意外伤害。

(三)助行器的种类

根据分类方式的不同,助行器有不同的分类方法。

1. 根据助行器的结构和功能分类 根据结构和功能的不同,可将其分为无动力式助行器、功能性电刺激助行器和动力式助行器。

2. 根据操作方式进行分类 我国目前所使用的国家标准采用按操作方式进行分类的方法。2004年中国国家标准化管理委员会所使用的国家标准《残疾人辅助器具分类和术语》(GB/T 16432—2004),根据国际标准化组织残疾人辅助器具分类标准,将助行器归为个人移动辅助器具主类,包括单臂操作助行器和双臂操作助行器。

(1)单臂操作助行器:指用单臂操作的助行器,通常称为拐杖,包括手杖、肘(拐)杖、前臂支撑拐、腋(拐)杖、多脚拐杖和带座拐杖。

(2)双臂操作助行器:单个使用的需用双臂进行操作的助行器,常称为步行器,包括助行架、轮式助行架、助行椅以及助行台。

(四)常用助行器

1. 手杖 可分为单足手杖和多足手杖两大类。手杖是最常见的助行器,症状较轻的下肢功能障碍者常借助手杖辅助行走,但它提供的稳定性和支撑力最差。①单足手杖:按是否可调节长度,分为不可调式和可调式两种。按其把手形状可分为钩形、丁字形、斜形、铲形、球头、鹅颈型杖等(图8-1)。单足手杖与地面只有一个接触点,因此轻巧且适合上下楼梯,但由于提供支撑与平衡作用较少,稳定性较差。②多足手杖:包括三足手杖和四足手杖。三足手杖与地面有3个接触点,能提供比单足手杖较好的支撑与稳定性。四足手杖因具有4个支撑点,支撑面积较大,可以提供较好的稳定性,但当行走在不平的路面时,容易造成摇晃不稳的现象,因此建议最好在室内使用。

(1)适用对象:①单足手杖,对握力好、上肢支撑力强的患者适用。②三足手杖,对平衡能力稍差、借助单足手杖还不安全的患者适用。③四足手杖,对平衡能力差、臂力较弱或上肢有震颤麻痹、使用三足手杖安全感不足的患者适用。

(2)使用方法及注意事项:①在使用手杖的过程中,手杖应拿于健侧手,肘关节最好能弯曲20°~30°,双肩保持水平。上下楼梯时应遵循健侧先上,患侧先下的原则。②患者的腕和手必须能支持体重才能使用手杖,否则应选用前臂支撑拐。③行走时应目视前方,要鼓励其使用正常步态。④为避免患者利用四足手杖负重时靠在杖上求得平衡,走路时,手杖不能靠患者太近;同时为避免手杖着地负重时向内倾倒,因此也不要离患者太远。

2. 肘拐 肘拐是带有一个手柄、一个立柱和一个向后倾斜的前臂支架的助行器,因为支撑架上部的肘托托在肘部的后下方,故命名为肘拐。肘拐常常成对使用。

(1)适用对象:肘拐可以支持和加强腕部力量,为下肢提供较大支持,因此当患者力量和平衡严重受累时导致步行不稳定,手杖无法提供足够稳定性,这时应选用肘拐辅助行走。

(2)长度的测量:①手柄到地面的长度测量,把手位置的确定同手杖。②手柄至前臂托的长度,为腕背伸,手掌面至尺骨鹰嘴的距离。

(3)使用注意事项:①肘拐使用时相对较笨拙,患者需要反复练习使用。②患者上肢应有良好的力量,以便使用肘拐时可较好支持体重。③肘拐前臂套应松紧适宜,过紧会使肘拐难于移动,太松则容易脱落。④前臂套应保持在肘与腕之间中点稍上方,过低会导致支撑力不足,太高则可影响肘关节活动甚至损伤尺神经引起相应症状。

3.腋拐　腋拐是人们最熟悉常用的助行器,对减轻下肢负荷和维持身体平衡具有较好的作用。

(1)种类:分固定式与可调式两种。固定式不能调节长度,一般为木制的;可调式长度可调节,一般为铝合金、钛合金或碳素钢材料制作的,临床使用方便、结实、耐用。

(2)优点及缺点:①优点是外侧稳定性好,能起到较好的平衡作用;为负重受限者提供功能性行走;适合上下楼梯时使用。②缺点是使用不当易产生腋下压迫,致腋窝内血管、神经受损;相对笨重,在拥挤的地方使用存在安全问题。

(3)适用对象:任何因疾病导致步行不稳定,且手杖或肘拐无法提供足够稳定者均可选用腋拐。如脊髓灰质炎后遗症、胫腓骨骨折、骨折后因骨不连而植骨后导致单侧下肢无力而不能部分或完全负重者;截瘫、双髋用石膏固定或用其他方法制动时致双下肢功能不全、不能用左、右腿交替迈步者。

(4)长度的测量:确定腋拐长度的方法很多,简单的方法有以下几种:①身高乘以77%。②身长减去41 cm。③站立时,从腋下5 cm处量至小趾外15 cm,站立时大转子的高度为把手的位置,也是手杖的长度及把手的位置,测量时患者应穿常用的鞋站立。④患者下肢或上肢有短缩畸形,可让患者仰卧位,下肢穿上鞋或穿戴矫形器,上肢放松置于身体两侧,将腋杖轻轻贴近腋窝,在小趾前外15 cm处与足底平齐处为腋拐最适当的长度,肘关节屈曲25°~30°,腕关节背伸时的掌面为把手部位。测量时应注意腋垫顶部与腋窝之间应有5 cm或三横指的距离,过高会有臂丛神经受压迫的危险;太低则不能抵住侧胸壁,难以稳定肩部,并且易致走路姿势不良。

(5)使用方法:持双腋拐步行多经历以下几种步行方式。①腋拐迈至步:开始步行时常使用这种方法,具有步行稳定,实用性强的特点,但速度较慢,尤其适用于道路不平及拥挤的场合。②腋拐迈越步:多在迈至步成功后开始应用。具有步幅较大、速度较快,姿势较美观的特点,适用于路面宽阔及人少的环境。③腋拐四点步:因接地点为四点故称为四点步。其步行稳定性好,但速度较慢,步态接近正常步行,适用于恢复早期骨盆肌上抬有肌力患者。④腋拐三点步:步行速度快,稳定性良好。适用于一侧下肢患病且不能负重的患者。

(6)使用注意事项:①上肢和躯干必须要有一定的肌力,为固定上肢来支撑体重,需要背阔肌、斜方肌、胸大肌、肱三头肌等用力;为使腋拐前后摆出,需要三角肌用力;为牢固握住把手,需要前臂屈肌和伸肌及手部屈肌用力。②上臂应夹紧,控制身体的重心,避免身体向外倾倒。③腰部应保持直立或略向前挺出姿势,而不能向后弯。④拐杖的着地点应在脚掌的前外侧处,肘关节维持弯曲20°~30°,有利于手臂的施力,手腕保持背屈的力量。⑤腋垫应抵在侧胸壁上,通过加强肩和上肢得到更多的支持,正常腋拐与躯干侧面应成15°的角度。⑥使用腋拐时着力点是在手柄处,而不是靠腋窝支撑,以避免伤及臂丛神经。

4.轮椅　轮椅使用者通常为因残疾不能步行、行动不便或遵医嘱不能负重行走的患者。

(1)步行功能减退或丧失者:截肢、下肢骨折未愈合、截瘫、其他神经肌肉系统疾患引起双下肢无力、严重的下肢关节炎症或疾病等致患者步行功能减退,即使借助拐杖或其他助行器也无法步行,应考虑选用轮椅。

(2)非运动系统本身疾病引起,但步行对全身状态不利者:严重的心脏病或其他疾患引起全身性衰竭等患者;因双下肢不适宜负重,应遵医嘱使用轮椅代步。

(3)中枢神经系统疾患使独立步行有危险者:痴呆、单侧空间失认等智能和认知能力障碍的脑卒中后遗症患者、颅脑损伤者、严重帕金森病或脑瘫难以步行者应选用轮椅。

(4)慢性病患者和体弱者:可借助轮椅重新返回工作岗位,甚至参加各种社会活动和体育运动。

八、压力治疗

压力治疗又称加压疗法,是指通过对人体体表施加适当的压力,以预防或抑制皮肤瘢痕增生、防治肢体肿胀、促进截肢残端塑形、防治下肢静脉曲张以及预防深静脉血栓等的治疗方法。国内最早于20世纪80年代开始应用压力治疗抑制烧伤后瘢痕增生,并取得显著疗效。

(一)压力治疗的作用

1. 抑制瘢痕增生　压力治疗可有效地预防和治疗增生性瘢痕,并促进瘢痕成熟。
2. 消肿　通过加压可促进血液和淋巴回流,从而减轻肢体水肿。
3. 预防关节挛缩和畸形　通过抑制瘢痕增生可预防和治疗因增生性瘢痕所导致的挛缩和畸形。
4. 促进肢体塑形　可促进截肢后残肢尽早塑形,利于假肢的装配和使用。
5. 预防深静脉血栓　通过压力治疗预防长期卧床者下肢深静脉血栓的形成。
6. 防治下肢静脉曲张　对于从事久坐或久站工作人群的下肢静脉曲张,可以有效地预防和治疗。

(二)压力治疗的适应证

1. 增生性瘢痕　适用于各种原因所致的瘢痕,包括烧伤后的增生性瘢痕和外科手术后的瘢痕。
2. 水肿　适用于各种原因所致肢体水肿,如外伤后肿胀、手术后的下肢肿胀、偏瘫肢体的肿胀,淋巴回流障碍导致的肢体肿胀、下肢静脉曲张性水肿等。
3. 截肢　用于截肢残端塑形,防止残端肥大皮瓣对假肢应用造成影响。
4. 预防性治疗

(1)烧伤:预防烧伤后21 d以上愈合的创面发展成增生性瘢痕及预防瘢痕所致的关节挛缩和畸形。

(2)长期卧床者:预防下肢深静脉血栓的形成。

(3)久坐或久站工作者:预防下肢静脉曲张的发生。

(三)压力治疗的禁忌证

1. 治疗部位有感染性创面　此时加压不利于创面的愈合,甚至会导致感染扩散。
2. 脉管炎急性发作　加压会加重局部缺血,使症状加重,甚至造成坏死。
3. 下肢深静脉血栓　加压有使血栓脱落的危险,脱落栓子可能导致肺栓塞或脑栓塞。

(四)压力治疗的方法

压力治疗的常用方法包括绷带加压法和压力衣加压法,一般在使用压力衣加压前,先使用绷带进行加压治疗,同时常需配合压力垫和支架等附件以保证加压效果。

1. 绷带加压法　是通过使用绷带进行加压的方法。根据使用材料和方法的不同,绷带加压法分为弹力绷带加压法、自粘绷带加压法、筒状绷带加压法及硅酮弹力绷带加压法等方法。

(1)弹力绷带加压法:弹力绷带为含有橡筋的纤维织物,可按患者需要做成各种样式。主要用于早期瘢痕因存在部分创面而不宜使用压力衣的患者。使用时根据松紧情况和肢体运动情况往往需要4~6 h更换1次。开始时压力不可过大,待患者适应后再加压力,至患者可耐受为限。治疗初愈创面时,内层要敷1~2层纱布,以减轻对皮肤的损伤。

特点:优点为价格低廉,清洗方便,易于使用。缺点为压力大小难以准确控制,可能会导致水肿、影响血液循环、引起疼痛和神经变性。

(2)自粘绷带加压法:用于不能耐受较大压力的脆弱组织,可在开放性伤口上加一层薄纱布后使用。主要用于手部或脚部早期伤口愈合过程中。对于2岁以下儿童的手部和脚部,自粘绷带能够提供安全有效的压力。

特点:优点为可尽早使用,尤其适合残存部分创面的瘢痕;此外,可提供安全有效的压力于儿童手部或足部。缺点为压力大小难以控制,压力不够持久。

(3)筒状绷带加压法:绷带为长筒状,有各种规格,可直接剪下使用,根据选择尺寸不同,提供不同的压力。用于可承受一定压力的伤口表面,主要应用于使用弹力绷带和压力衣之间的过渡时期。

特点:优点为使用简便,尺寸易于选择,尤其适用于3岁以下生长发育迅速的儿童;单层或双层绷带配合压力垫可对相对独立的小面积瘢痕组织起到较好疗效。缺点为压力不易控制、不够持久,不适合长期使用。

(4)硅酮弹力绷带法:硅酮和压力治疗是目前公认的治疗烧伤后增生性瘢痕的有效方法。因此,可将两者结合使用。现已有成品市售,使用更加方便。

2.压力衣加压法　压力衣加压法是通过制作压力服饰进行加压的方法,包括量身定做压力衣加压法、智能压力衣加压法、成品压力衣加压法等。

(1)量身定做压力衣加压法:利用有一定弹力和张力的尼龙类织物,根据患者需加压的位置和肢体形态,通过准确测量和计算,制成头套、压力上衣、压力手套、压力肢套、压力裤等使用。

特点:优点为压力控制良好、穿戴舒适、合身。缺点为制作程序较复杂、需时长、成本高,外形不如成品压力衣美观。

(2)智能压力衣加压法:智能压力衣也属于量身定做压力衣的一种,但制作工序已智能化,应用专门的制作软件及硬件进行制作。智能压力衣加压法是目前较新的压力治疗方法,在港台地区已应用于临床。

特点:除具备量身定做压力衣的优点外,还有制作方便、节省制作时间以利于早期使用、合身性更佳、外形美观等优点。缺点为制作成本高、价格较贵。

(3)成品压力衣加压法:通过使用购买的成品压力衣进行压力治疗的方法,若选择合适,作用同量身定做的压力衣。

特点:优点为做工良好,外形美观,使用方便及时,不需量身定做,适合不具备制作压力衣条件的单位使用。缺点为选择少,合身性差,尤其是严重烧伤肢体变形者难以选择适合的压力衣。

3.附件　在进行压力治疗时往往需要配合使用一些附件以保证加压效果,同时尽量减少压力治疗的不良反应。

(1)压力垫:是指加于压力衣或绷带与皮肤表面之间,用以保持凹面或平面瘢痕均匀受压或增加局部压力的物品。由于人体形状不规则,需在穿压力衣时配置压力垫以达更好的治疗效果。压力垫常用的材料有海绵、泡沫、塑性胶、合成树脂、合成橡胶、硅胶、热塑板等。

(2)支架:是置于压力衣或绷带下面,用于保护鼻部、前额、双颊、耳郭、鼻孔、掌弓等部位免于损害或变形的支托架。支架常用材料为低温热塑板材。

(五)压力治疗的不良反应及处理

1.皮肤损伤　绷带或压力衣可对瘢痕造成摩擦,导致皮肤损伤,还会出现水疱和局部溃烂,尤其是新鲜瘢痕。处理方法:可在绷带或压力衣下加一层纱垫,四肢可用尼龙袜做衬,以减少压力衣和皮肤之间的摩擦。出现水疱后,抽出其中液体,涂以甲紫。只有破损严重或创面感染时才解除压力。

2. 过敏 有些人可能会对织物过敏,发生皮疹或接触性皮炎。可加一层棉纱布进行预防,过敏严重者可考虑其他方法加压。

3. 瘙痒 尤其在起始的1~2周,可能与织物的透气不良、皮肤出汗、潮湿、化学纤维的刺激有关。一般无须特殊处理,瘙痒可在压力作用下减轻。

4. 肢端水肿 主要因近端使用压力而导致肢体远端血液回流障碍,造成远端肢体水肿,如压力臂套可导致手部肿胀。处理方法:如近端压力较大,远端亦应加压治疗,如穿戴压力手套或压力袜。

5. 发育障碍 见于儿童,国外及中国香港均有压力治疗影响儿童发育的报告,如颌颈套引起下颌骨发育不良而后缩。此外,如压力使用不当(如未使用支架保护)可引起手掌弓的破坏、鼻部塌陷、胸廓横径受损出现桶状胸等。处理方法:预防为主,使用压力垫和支架保护易损坏部位,如鼻部、耳部、手部等。

九、环境康复

环境是指人类生活的周围空间与有关事物。人类的所有活动都发生在他们所处的环境当中,人类与环境的关系极为密切,他们可相互影响。人类有适应和改造环境的能力,环境因素也可影响人的各种活动。

(一)环境改造的目的

环境改造的目的主要包括以下几点:①更好地为患者的日常生活提供便利。②帮助患者准确完成动作,降低体力消耗。③提高患者的自理能力及生存质量。④促进患者功能代偿、提高患者的环境适应能力。⑤加强对患者的安全保护,注意防止意外伤害的发生。⑥增强患者康复信心,促使其重新投入生活,回归社会。

(二)环境改造的内容

环境改造,亦称环境干预,其内容一般包括辅助器具的适配和使用、相关物件的改造和环境场景的改造等。

1. 辅助器具的适配和使用 人的生存,离不开个人能力和环境条件。当个人能力受限,不能满足生存需求时,便产生障碍。这时辅助器具一方面可以帮助提高个人能力,另一方面可以创造无障碍环境,以降低患者参与社会生活的难度,从而满足个人生存的需求。因此,辅助器具的使用也是环境改造的一部分,辅助器具可以使残疾人最大限度提高生活自理能力,改善生存质量。

治疗师应该让患者了解辅助器具的功能和用途,指导患者正确选择适合自身情况的辅助用具,并教会患者恰当使用与维护。随着患者功能改变,治疗师应根据辅助用具是否需要调整,并根据患者改变后的功能情况对辅助器具的使用进行重新评定。辅助器具的评估适配应按照以下步骤进行。

(1)观察:患者个体的功能障碍及活动表现情况。

(2)询问:了解患者个体的病史,生活环境和经济情况。

(3)了解:患者的需求和期望值。

(4)评估:患者的功能障碍程度,潜在功能。

(5)处方:确定适合患者的辅助器具。

(6)适配:为患者配置适合的辅助器具。

(7)训练:让患者进行使用并教会正确的使用方法。

(8)评价:对患者配置辅助器具进行最后的效果评价。

(9)跟踪:对患者的使用效果和新的需求进行跟踪服务。

2. 相关物件的改造 是指对患者日常生活密切相关的一些用具、器具、设施、物件等所进行的改造。对相关物件的改造要注意物件的实用性和安全性,考虑患者能否使用及是否更易于拿取。所以,在选材方面要轻便,外形勿过于庞大或太细小,最好能够弥补患者的功能缺陷及环境的缺陷。

3.环境场景的改造　对环境场景改造要注意环境布局,它可以直接影响残疾患者作业活动。如果布局合理,环境可以起到帮助作用。所以,环境场景改造的核心主要是建立无障碍设施,为残疾人享受生活或参与社会活动创造基本条件。

十、职业康复

(一)基本概念

职业康复(vocational rehabilitation,VR)是一个协调的、系统的专业服务过程,它可使伤残者能获得、保有和维持工作、经济独立、自尊和生活自理。成功就业的最有效方法是认识到现有的和潜在的工作困难,并尽早进行职业康复。

(二)职业康复的内容

国内残疾人职业康复主要在残联和民政系统内进行,伤病后的职业康复在卫生系统和劳动保障系统内进行,主要内容包括职业评定、职业训练、职业培训、职业指导和工作安置等。

1.职业评定　包括工作分析、功能性能力评估、工作模拟评估和工作行为评估等。

2.职业训练　包括模拟工作能力强化和现场工作强化训练等。

3.职业培训　通过培训使病伤残者掌握新的职业技能,如编织等手工艺制作培训、电脑培训、文员培训、木工培训、金工培训等。

4.职业指导　通过建立职业康复档案、提供劳动市场信息、提出就业建议、工作环境改造指导、职业健康指导和跟踪服务等,使康复后的伤残者重返工作或再就业。

5.工作安置　为公司(单位)及康复者提出工作调整建议或转换工作岗位建议,是协助工人安全返回工作岗位的一个重要项目,进行岗位安置,包括复工安置和再就业安置。

(三)职业康复的任务

国际劳工组织在1985年《残疾人职业康复的基本原则》中指出,职业康复主要包括以下6个方面的任务。

(1)掌握残疾人的身体、心理和职业能力状况。
(2)就残疾人职业训练和就业的可能性进行指导。
(3)提供必要的适应性训练、身心功能的调整以及正规的职业训练。
(4)引导从事适当的职业。
(5)提供需要特殊安置的就业机会。
(6)残疾人就业后的跟踪服务。

(四)职业康复的目的

职业康复的主要目的是帮助残疾人准备并获得就业,通常是公开就业(如有薪酬的工作)。职业康复所提供的康复服务是为达到最大限度的独立和就业而设计的,并提倡全面的融入和参与到社会中去。康复治疗师与各种类别的残疾个体合作,包括肢体残疾(如脊椎脊髓损伤、脑卒中、关节炎、多发性硬化症、先天性或骨科方面的问题、慢性疼痛、截肢等)、认知障碍(如脑外伤、器质性脑病、发育障碍和学习困难等)、精神异常(如抑郁症、躁郁症和精神分裂症)等。职业康复的最终目的是使病、伤、残者获得并保持适当的工作,促进其参与社会。

(五)职业康复的原则

1.平等原则　平等原则是职业康复的最基本原则,不分民族、种族、性别、职业、病种,每个人都有工作的权利和接受职业康复服务的权利。

2. 实用原则　所有康复训练内容必须符合伤病残者的现实情况,具有可操作性,能真正解决他们的实际就业问题。

3. 个体化原则　制订治疗方案要因人而异,根据患者的个人兴趣、职业兴趣、个人特长与技能、社会与社区资源、单位安置意向等来制订个体化职业康复方案。

4. 全方位服务原则　职业康复服务不仅仅是提高病伤残者的工作技能或帮助病伤残者就业,更不是简单的职业调查和咨询,而是通过各种职业康复服务,来帮助病伤残者保持工作和预防职业性伤害等。

(六)职业康复的程序

职业康复的程序包含了康复治疗师与伤残者个体合作的关系,他们一起制订切实可行的职业目标,所提供的服务就是要达到就业。这一过程大致包括以下3个方面。

1. 对个体的评估和计划的制订　职业康复治疗师与伤残者面谈、笔试和在真实或模拟的工作环境中进行实际操作性的评估,根据评估结果制订针对性的康复计划。

2. 综合性的服务　给予伤残者咨询、教育、职业培训、作业治疗、物理治疗、认知训练、言语治疗和辅助技术的应用。

3. 工作安置　包括在职培训或试工、工作发展、求职训练、辅助就业、永久性的工作安置和就业后的跟踪服务等。

第四节　言语听觉与吞咽障碍的康复治疗

言语治疗技术是康复医学治疗的重要组成部分,是针对有言语障碍和交流障碍患者进行评定、治疗和研究的一种治疗技术。言语形成是由听力、听觉、内部语言形成、语言表达4个阶段完成。临床上,常将构成言语的各个环节受损或发生功能障碍(如听、说、读、写)时称为言语障碍。

一、概述

言语治疗,又称为言语训练或言语再学习,是指通过各种手段对有言语障碍的患者进行针对性治疗。其目的主要是通过言语训练来改善患者的言语功能。对经过系统训练效果仍不理想者,或因重度语言障碍而很难达到正常的交流水平时,可采用非言语交流方式的训练或借助于替代言语交流的方法如手势语、交流板和言语交流器等。言语治疗的原则具体如下。

1. 早期开始　早期发现有言语障碍的患者是关键。只有早期发现才能早期开始治疗,开始得愈早,效果愈好。

2. 及时评定　治疗前应进行全面的言语功能评定,了解障碍的类型及其程度,制订相应的治疗方案。并要定期评定以了解治疗效果,及时调整治疗方案。

3. 循序渐进　言语训练应遵循循序渐进的原则,先易后难。如果听、说、读、写均有障碍,治疗应从听理解开始,重点应放在口语的训练上。合理安排治疗时间及内容,避免患者疲劳及出现过多的错误。

4. 及时反馈　言语治疗就是治疗人员给予某种刺激,使患者做出反应。正确的反应要强化(正强化),错误的反应要加以更正(负强化),反复进行可以形成正确反应,纠正错误反应。

5. 患者主动参与　言语治疗是训练者与被训练者之间的双向交流过程,在这一过程中需要患者的主动参与。

6.营造语言环境 为激发患者言语交流的欲望和积极性,要注意设置适当的语言环境,采用集体治疗、个别治疗或家庭治疗。

二、构音障碍的治疗

(一)轻度至中度构音障碍的治疗

轻度至中度构音障碍时,有时难以听懂或分辨患者的言语表达。其部分构音器官运动受限。

1.构音改善训练 ①本体感觉刺激训练:用长冰棉棒按唇→牙龈→上齿龈背侧→硬腭、软腭→舌→口底→颊黏膜顺序进行环形刺激。②舌唇运动训练:唇的张开、闭合、前突、缩回;舌的前伸、后缩、上举、向两侧运动等。为了使患者便于模仿和纠正动作,训练时最好面对镜子。较重患者可用压舌板或手法协助完成。③发音训练:让患者尽量长时间保持双唇闭合、伸舌等动作,然后做无声的构音运动,最后做轻声的引导发音。④减慢言语速度训练:用节拍器或治疗师轻拍桌子,由慢到快,患者随节拍发音可明显提高理解度。节拍的速度应根据患者的具体情况而定。此方法不适合重症肌无力的患者。⑤辨音训练:通过口述或放录音,让患者分辨出错音,也可通过小组训练的方式训练。

2.鼻音控制训练 鼻音过重是由于软腭、腭咽肌无力或不协调,将鼻音以外的音发成鼻音。治疗方法包括推撑疗法和引导气流法。①"推撑"疗法:患者两只手放在桌面上向下推或两手掌相对推,同时发短元音[a],也可训练发舌后部音[ka]等。这种疗法可以与打哈欠、叹息疗法结合应用。②引导气流法:可以引导气流通过口腔,减少鼻漏气。吹吸管、气球、蜡烛、纸张等都可以引导和集中气流,还可以训练患者延长呼气时间。

3.克服费力音的训练 此音是由于声带过分内收所致。治疗方法:①让患者处在一种很轻的打哈欠状态时发声,打哈欠可以完全打开声带而停止声带的过分内收。②颈部肌肉放松法:低头、头后仰、向左右侧屈以及旋转。③咀嚼练习。④训练患者随"h"发音。

4.克服气息音练习 此音的产生是由于声门闭合不充分引起的。通常方法有"推撑"法、咳嗽法。如单侧声带麻痹的患者可用注射硬化剂(硅)来增加声带的体积。也可采用手法辅助发音(如辅助甲状软骨的运动等)。

5.语调训练 语调不仅是声带振动的神经生理变化,而且是说话者表达情绪的方式。多数患者表现为音调低或单一音调。训练时可采用可视音调训练器来帮助训练。

6.音量控制训练 呼吸是发音的动力,自主的呼吸控制对音量的控制和调节也极为重要。训练时指导患者持续发声,并由小到大,使呼气时间延长。如音量小时,可让患者与治疗师间的距离拉大,鼓励患者增大音量。

7.呼吸训练 ①上肢上举、摇摆,可改善呼吸功能。②双上肢伸展吸气,放松呼气,可改善呼吸协调动作。③进行吸气→屏气→呼气训练,并使用吸管在水杯中吹泡,吹气球、蜡烛、纸张等,尽量延长呼气时间。

(二)重度构音障碍的治疗

重度构音障碍是由于严重的肌肉麻痹及运动功能严重障碍以致难以发声和发音。这些患者即使经过言语治疗其言语交流也难以进行。对急性期患者训练使用替代言语交流的方法(如图画板、词板、句子板等),同时利用手法辅助进行呼吸、舌唇运动训练等,并进行本体感觉刺激训练;对病情长且已形成后遗症或病情逐渐加重的退行性患者进行适当的替代言语交流的方法训练,以保证基本的交流需要,构音的训练往往难以收效。

(三)注意事项

1.针对言语表现进行治疗 从言语治疗学的观点出发,强调针对异常的言语表现而不是按构音障碍的类型进行治疗。

2.按评价结果选择治疗顺序　一般情况下,按呼吸、喉、腭和腭咽区、舌体、舌尖、唇、下颌运动逐个进行训练。治疗从哪个环节开始和先后的顺序,要根据构音器官和构音评定的结果而定。应遵循由易到难的原则。

三、失语症的治疗

(一)治疗目标

利用各种方法改善患者的语言功能和交流能力,使之尽可能像正常人一样生活。不同程度患者有着不同治疗目标。①轻度失语:改善语言和心理障碍,适应职业需要。②中度失语:充分利用残存的语言功能以改善功能障碍,适应日常交流需要。③重度失语:尽可能利用残存的语言能力和代偿方法,进行最简单的日常交流,适应回归家庭需要。

(二)治疗方法

1.刺激疗法　Schuell失语症刺激疗法是多种失语症治疗方法的基础。以对损害的语言符号系统应用强的、控制下的听觉刺激为基础,最大程度地促进失语症患者的语言再建和恢复。其原则为:①采用强的听觉刺激。②采用恰当的语言刺激。③利用多途径的语言刺激。④反复利用感觉刺激。⑤每个刺激均应引出反应。⑥正确反应要强化,并不断矫正刺激。

(1)听力理解训练:①采用图片-图片匹配、文字-图片匹配、文字-文字匹配、图片选择等方法,一般先从3张常用物品的图片,由单词的认知和辨认开始,逐渐增加难度。如患者单词听理解正确率近100%时,可进行语句理解训练。②把一定数量的物品或图片放在患者面前,让其完成简单的指令,如"把牙刷拿起来"。逐渐增加信息成分,使指令逐渐复杂。③记忆跨度训练:治疗师出示一系列图片,患者按治疗师要求去做。如"把笔、帽子和牙刷拣出来"等,逐渐增加难度。

(2)口语表达训练:①语音训练,模仿治疗师发音,包括汉语拼音的声母、韵母和四声。②命名训练,按照单词→短句→长句的顺序进行。③复述练习,从单词水平开始,逐渐过渡到句子、短文。④实用化练习,将练习的单词、句子应用于实际生活。⑤自发口语练习,看动作画,让其用口语说明;看情景画、漫画,让患者自由叙述,与患者进行谈话,让患者回答自身、家庭及日常生活中的问题等。

(3)阅读理解及朗读训练:①视觉认知训练,将一组图片摆在患者面前,将相应的文字卡片让患者看过后进行"文字-图片"匹配。可以逐渐增加图片的数量。②听觉认知训练,将一组文字卡片摆在患者面前,患者听治疗师读一个词后指出相应的字卡。③语词理解训练,治疗师在一堆字卡中挑选出两个字,让患者指出先后顺序;然后选择多个字让患者排成词组;用句子或短文的卡片,让患者指出情景画,进行"语句-图画"匹配。并让患者执行书面语言的指令等。④朗读单词、句子、篇章,出示单词卡,让患者出声读出。如不能进行,由治疗师反复读给患者听,然后鼓励患者一起朗读,最后让其自己朗读。

(4)书写训练:①抄写,让患者抄写一定数量的名词、短语和句子。②听写,听写单词、短句、长句及短文等。③看图描写,看图片写出词句。④鼓励患者记日记和写信。

(5)计算能力训练:从患者现有的计算能力开始,逐渐增加难度。可结合日常生活中熟悉的内容进行,如买票、买菜等。

以上介绍的训练方法可能适合部分失语症患者,因为失语症患者的程度和表现不同,所以应在总的原则下,根据患者的水平灵活应用。经过一个时期的治疗后,要进行再评价,以决定是否维持原训练计划,或修改部分训练计划,最终完成长远治疗目标。

2.实用交流能力的训练　失语症患者经过系统的言语治疗后,如果言语功能仍没有明显改善,则应考虑进行实用交流能力的训练。其目的是使言语障碍的患者最大程度地利用其残存的能力(言语的或非言语的),掌握日常生活中最有效的交流方法。

促进实用交流能力的训练主要原则。①重视日常性的原则:以日常活动的内容作为训练课题,通过多种方式提高交流能力,并在日常生活中练习和体会训练的效果。②重视传递性的原则:通过多种方式,达到综合交流能力的提高。③调整交流策略的原则:患者学会选择适合不同场合及自身水平的交流方法,并让其体验运用不同对应策略的效果。④重视交流的原则:设定更接近于实际生活的语境变化,并在交流中得到自然的反馈。

(1)交流效果促进疗法(promoting aphasics communication effectiveness,PACE):此方法是在训练中利用接近于实用交流的对话结构,在治疗师与患者之间双向交互传递信息,使患者尽量调动自己的残存和潜在能力,以获得实用化的交流技术。此法适用于各种类型及程度的言语障碍患者,尤其是对重度失语症者,亦可用于小组或家庭训练。

交流促进法的注意事项和停止训练的标准:①内容选择应适合于患者水平,对重症患者应限制图片的数量。②对需要示范代偿方法者,可同时进行手势语、绘画等代偿手段。③如果患者习惯于过去的训练方法,对交流促进法不理解或感到压力过大,不应强制施行。④经过一段时间的训练,患者的言语功能已超过应用此法水平的,可停止交流促进法的训练。

(2)非言语交流方式的利用和训练:非言语交流除了具有传递信息的功能外,对失语症患者来说也是一种重要的交流方式。作为一种社会交往技能,可以通过训练而得到加强。对重症失语症患者可将其作为最主要的交流代偿手段来进行训练。①手势语训练:手势语不单指手的动作,还应包括头及四肢的动作。训练可以从习惯用的手势开始(如用点头、摇头表达是或不是等)。②画图训练:对重度言语障碍但具有一定绘画能力的患者,可以利用画图来进行交流。训练中鼓励患者结合其他的传递手段,如画图加手势等。③交流板或交流手册:适用于口语及书写交流都很困难,但有一定的文字认知和画图能力的患者。④电脑交流装置:包括按发音器、电脑说话器、环境控制系统等。

四、语言发育迟缓的治疗

(一)语言发育迟缓的分类

1. 按交流态度分类　分为两群:Ⅰ群,交流态度良好;Ⅱ群,交流态度不良。

2. 按言语符号与指示内容的关系分群　原则上适用于实际年龄3岁以上儿童。分为ABC 3个主群(图5-1)。但这种分群并不是固定不变的,随着语言的发展,有的儿童会从某一症状群向其他的症状群过渡。

(二)训练原则

1. 以儿童语言发育达到的阶段为训练的出发点　根据患儿语言发育迟缓评定的结果显示其语言处于哪个阶段水平,训练者就把此阶段定为开始训练的出发点,设定训练目标、方法和内容。

2. 横向扩展与纵向提高相结合　训练时要注意同时朝两个方向努力。①在同一阶段内横向扩展:如患儿可以理解事物的名称(名词理解),则在词汇训练时要进一步向动词、形容词等扩展;例如,患儿语言发育阶段在阶段3-1,即手势符号阶段(详见《康复评定技术》),患儿如果能对"喝"这一声音做出正确的手势,则可把其他动作如"吃、睡觉、洗"的手势表达作为新的学习内容。②向下一阶段水平纵向提高:如果横向扩展训练已达到目标,则训练转向下一阶段水平的纵向提高为目标。

3. 专业训练与家庭训练相结合　训练不能仅限在治疗室或教室内进行,只要有人际互动时,任何人、时间、地点均可进行,否则训练效果就会局限在训练场所。父母在儿童语言训练过程中是主要的参与者,应指导父母把儿童的语言训练结合到日常生活中加以应用,这样训练的效果就可以得到保持。

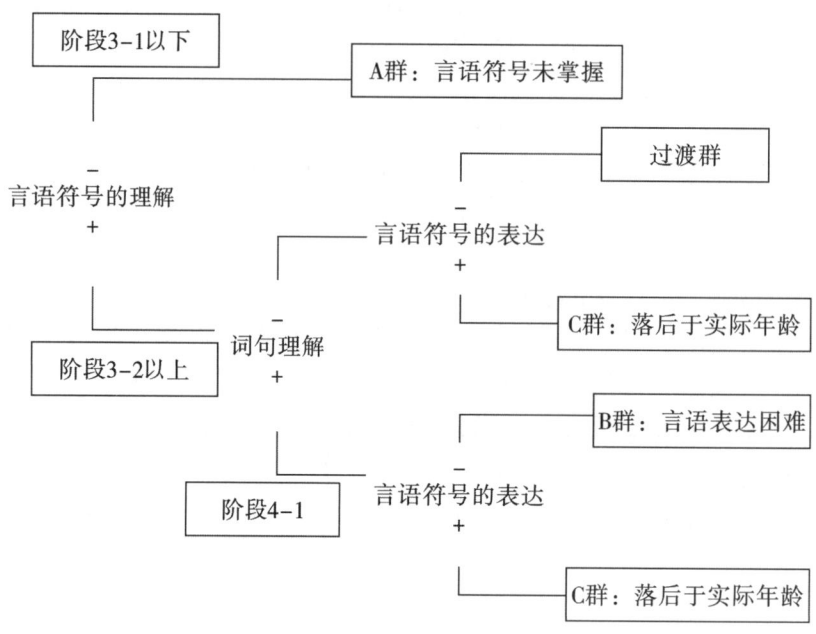

图 5-1 语言发育迟缓症状分群

4.语言训练与病因治疗相结合　目前没有一套方法适合于所有儿童,因此,应针对不同病因的患儿,除开展言语训练之外,还要注意病因治疗。其中尤其对孤独症患儿,目前治疗方法主要集中在几个主流方向:应用行为分析、感觉统合训练、艺术治疗、音乐治疗和现代行为心理学等。

(三)训练目标

1.A群(言语符号未掌握)　以获得言语符号(理解)与建立初步的交流关系为目的,先建立符号理解后再形成基础概念,重点是首先导入手势语、幼儿语等象征性较高的符号。

2.B群(言语表达困难)　训练目标为掌握与理解水平相一致的言语表达能力。此时的训练并不是单一进行表达方面的训练,而是与理解性课题共同进行。重点是将手势语、言语作为有意义的符号进行实际性的应用,在表达基础形成的同时从手势符号向言语符号过渡,以达到拟定的目标。

3.C群(发育水平低于实际年龄)　训练目标是扩大理解和表达范围。在进行提高理解方面训练的同时,要进行表达、基础性过程等各个侧面的平衡性训练,也要导入符合水平的文字、数量词学习、提问与回答方面的训练。

4.过渡群(理解语言符号但不能说话)　训练目标为获得词句水平的理解,全面扩大表达范围。在提高理解水平的同时也要提高表达方面的能力。与 C 群相同,不能单一进行表达方面的训练,而忽略其他方面的训练。首先可以导入用手势符号进行表达的训练。

5.Ⅱ群(交流态度不良)　根据语言符号的发育阶段进行以上的训练。对于交流态度不良的儿童的训练,要以改善其交流态度为目的进行训练。

(四)训练方式

训练方式一般包括直接训练和间接训练。

1.直接训练　直接训练是以治疗师为主导进行训练,计划并执行训练;通常也会与患儿父母或其他专业人员合作制订训练计划,选择训练场所、训练频率、个别训练或集体训练等。

(1)训练场所:训练场所包括治疗室、户外或家中,根据训练课题选择合适的地方进行一对一的训练时,训练室要安静、宽敞、充满儿童喜爱的气氛;集体训练可在训练室和户外进行;家中的训练要注意去除不利的有关因素,例如训练场所应避免摆放太多物品或玩具,以免影响儿童的注意力。

(2)训练频率:根据患儿的语言发育阶段水平和训练计划、训练场所的状况决定。一般来说,训练次数越多、时间越长、项目越少的训练效果越大。时间尽量安排在上午,儿童注意力相对集中;每次以半小时至一小时为宜,每次课题设定以2~3个为宜。

2. 间接训练　间接训练是指治疗师指导患儿父母或其照顾者,执行治疗工作。当治疗师通过评估认为父母或其照顾者是改变儿童行为的最佳人选时,可采用此方法。治疗师协助,与父母共同制订训练计划,并根据儿童的训练反应修订治疗计划。

一般来说,当语言发育异常儿童需建立新的行为时,直接训练最为恰当;而在横向扩展及其所学的沟通行为形成习惯时,可采用间接训练方法,指导父母让儿童使用新近建立的行为,在日常生活中多加应用及巩固。

五、口吃与耳聋的治疗

(一)对口吃儿童父母的指导

儿童在成长时期,行为和语言主要受父母及其他家庭成员的影响,由于很多家长对口吃的治疗并不了解,以下七种方法,能有助于家长早日解决儿童口吃问题。

1. 速度　影响流畅性的因素之一,儿童经常加快语速以紧跟成人的语言节奏。当儿童语速加快时,特别是2~4岁的小孩,他们可能出现重复和拖音现象,因为其口唇和下颌不能快速移动,同时,在语速快时很可能出现语音的形成与呼吸的不协调。

2. 提问　尽量减少闭合式提问,问题数量较多时,儿童非流畅性言语就会增多,许多成人与儿童的交流为提问式,而问题常常把儿童卡住。改变口语交流方式,减少提问次数,如减少50%的问题数量,效果较佳。

3. 言语表达　不要难为孩子,避免"做给我看,说说看"的习惯。因为这样,会扰乱儿童的思维过程,需要大量回忆。不要过分关注言语的形成,如提示孩子:"告诉爸爸,你去过哪里?""告诉爷爷,你生日得到了什么?"家长在提问的同时可以加以描述父亲、母亲、爷爷过去的某些事情,尽量给孩子插嘴的时间,让孩子能发表自己的看法。

4. 随时随地　家长利用休息时间谈论当时发生的事情,儿童的流畅言语会增加。当谈论的物体和事情摆在他面前时,儿童发音会更加流畅,利于其流畅性言语的表达。

5. 即刻重复　对于3岁以下的儿童,如我们能重复其刚才说过的话,非流畅性可以减轻。当儿童口吃时,小心地简单流畅地重复刚刚说的话而不引起其对口吃的注意,这不是一种愉快地交流方式,但可以使儿童知道我们已经明白他的意思,使其能放松地、愉快地交流。

6. 倾听与关注　儿童要求我们注意听他们说话时,其言语非流畅性增加。他们不善于等待说话的机会,为了引起注意,他们经常打断家长说话或打扰家长的活动。许多儿童说话时要求我们看着他们,注视他们的眼睛,不希望我们边听边做饭或看书,往往要求我们100%的注意力。如果当时我们不能集中全部注意力来听,可以让孩子稍等片刻。当父母边听边做别的事,如集中注意力开车时,那么孩子就有可能说话更加不流畅,因为当时不可能很集中地注意孩子。另外,他要求你注意的东西随着汽车的奔驰可能会消失得无影无踪。

7. 语言发育　2~4岁儿童非流畅性言语为语言发育的一个阶段,他们正学习新词汇并尝试用这些新的词汇连成句子,正在学习不同于陈述句的疑问语序,正拓展言语的表达和理解。对在单词获取和言语形成阶段,儿童表现出不流畅性言语,我们的目标是减轻语言发育过程中的阻力,减少对孩子单词、概念、颜色和书写的教育。尽管他们可能中断学习,但可以在很轻松的环境中学习,一旦流畅性语言建立,父母就可以对其继续进行教育。

(二)建立专门流畅性技巧

经过医师指导后,有些儿童的口吃消失了,有些口吃得到了改善,但也有一些儿童严重程度改善不明显,可能是环境的干预和交往方式的改变对儿童口吃的效果不明显,那么直接改变儿童说话行为就很有必要了,对口吃儿童的干预,传统的方法是不进行直接的训练,但近年来的研究证实,对一些儿童也需要进行直接的干预或训练。

对下列3种口吃的儿童需要直接进行干预。

(1)说话时呼吸气流的处理不当或声音紧张。

(2)有意识地终止口吃。

(3)有意识地回避口吃。

医师根据两岁半至四岁半儿童运动协调、理解、构思的不成熟特点设计合适的治疗方案。治疗重点不在口吃本身,而应尽可能地应用合适的指导性技巧,教口吃儿童如何发起始音或词,而口唇处于放松状态。

(三)成人口吃的治疗

儿童口吃的治疗方法也适合成人口吃的治疗,在方式上可以采用强化的形式,用1~2周的时间对口吃者进行集体的强化训练,也可以采用到医院接受语言治疗师训练的形式,每次训练的时间为30 min~1 h,但后者治疗需要的时间较长。

1. 控制节律与速度 口吃者可以用节拍器控制口语语速,节拍器上具有不同刻度可以按要求设定需要选定的节律速度,开始可以从每分钟40拍开始训练,逐渐提高难度,也可以用口吃训练仪器训练。

2. 韵律训练 利用韵律的方式进行治疗,选用一些单词让患者将字与字之间用韵律连起来,熟练以后可以用同样的方法训练句子。也可以让患者先用"呼"语的方法将口语读出,句子训练的方法与单词训练相同。

3. 齐读 与其他人读同一内容,选定说话内容,治疗师与患者齐读,开始时读的速度要稍微放慢,逐渐减少齐读部分,转为以患者为主。治疗师哼唱,过渡至治疗师在患者说话开始阶段进行哼唱或齐读。

4. 听觉反馈仪器的训练 口吃患者的听觉反馈也尤为重要,改变听觉反馈对提高口吃者言语流利性的潜在临床价值被越来越多的人认识到,尤其是延迟听觉反馈的引用受到了广泛的关注。

5. 肌肉放松训练 利用放松肌肉的方法使患者全身放松,在放松的情况下说话,并可合并运用齐读法,逐渐减少身体的放松部位,然后说话,最后慢慢适应在非放松的条件下说话。

6. 心理治疗 成年人口吃比儿童存在更严重的心理伴随症状,初期阶段以重复为主,口吃者本身没有自我感知。由于症状的加重,口语出现堵塞的情况发生后,患者逐渐有所认识,并伴随情绪反应,更有甚者口唇、舌出现震颤的现象。在口吃的心理治疗方面,应该让经验丰富的心理治疗专家参与治疗,给予其战胜疾病的信心,积极配合治疗。

7. 药物疗法 目前尝试的药物治疗有抗焦虑、抗抑郁、支气管扩张剂等,这些药物可在一定程度上改善口吃症状,常用药物如氟哌啶醇,对治疗口吃有一定的效果,但不良反应较大,而且容易引起药物依赖。

(四)口吃的治愈标准

在达到预期的治疗目标后,一般还要观察12~18个月,才能完全结束治疗,这是因为在训练中虽然恢复了流畅性语言,但在训练结束后还会出现非流畅性语言。评价治疗是否成功必须符合以下3个标准。

(1)不流利的言语数量在正常的范围内。

(2)正常范围流利言语持续5年。

(3)患者本身确认不再有口吃症状,不存在流利性障碍。

(五)听障儿童的言语康复训练

言语能力训练是指根据听觉能力和言语能力评估的结果,选择适合的训练内容,采用恰当的手段和方法实施言语能力训练并进行监控的过程,其目的在于提高听障儿童说话的清晰度和流畅度,使其获得准确的言语能力。

1. 呼吸训练 训练主要是为了帮助听障儿童在自然呼吸的基础上学会自主控制呼吸和言语呼吸的方法,争取养成正确的言语呼吸能力和习惯。

2. 发音训练 指在听障儿童对声音有了一定的认识之后,诱导他们发音,使他们逐步掌握正确的发音部位和发音方法,能够基本正确地发音。因此发音训练的目的是为帮助听障儿童掌握正确的发音方法,形成良好的发音习惯。发音训练的具体内容包括:①发音诱导准备性训练(包括颈肩放松训练、构音器官放松训练、发音器官放松训练、口腔训练)。②起声训练,包括自然起声感知训练、目标音起声感知训练。③发声功能训练。④构音功能训练。⑤语音能力训练。

3. 言语交际训练 在听障儿童听觉训练和言语训练的基础上,训练听障儿童在听和说的过程中使用一些规则和技巧。目的是培养听障儿童的交流沟通意识,鼓励他们使用尽可能多的交流方式,并逐步掌握交流沟通的基本技能,同时在交流沟通中巩固和发展语言。

六、吞咽障碍的治疗

(一)训练方法

1. 直接吞咽训练 直接吞咽训练要求患者意识清醒、吞咽反射可以引出、内科状况稳定。

(1)食物选择:由于患者的吞咽功能不同,因此所选食物的黏稠度和质地都应有不同的选择。黏稠度是指食物对剪切力的耐受力,通过黏稠度检测仪可以客观地检测出。食物给予的顺序通常是:黏稠度由半流质、流质到水;质地由软食、半固体到固体。

(2)进食体位和进食的选择:体位为30°~45°仰卧位,这种体位在重力的作用下有利于吞咽,能够放松颈前肌群,进一步利于吞咽。一口量是指每个患者每口进食最适合的量。应根据患者的不同而定量,从小量开始,逐渐增加,直至达到患者最适合的一口量。进食时应该缓慢开始,每次时间控制在45 min左右,因很多患者无法坚持,故可采取少量多次的方式训练,延长进食时间,减少用餐的次数。每次进食后检查口腔有无残留物,防止残留食物引起误吸。

2. 松弛疗法 吞咽障碍的患者常伴有构音障碍,通过随意肌群的放松,可降低咽喉肌群的紧张,从而为呼吸和更好地发音打下基础。具体方法如下。①下肢松弛:从远端开始脚趾屈曲,膝关节伸直。②上肢松弛:手握拳,双上肢向前平伸。③胸腹部松弛:收小腹同深吸气动作。④头-颈-肩部松弛:耸肩,皱眉闭目,用力咬牙,下颌上下左右旋转,舌抵硬腭,每个动作均做3 s,放松,继续重复,往返10次。

3. 发音训练 具体操作方法:首先让患者深吸一口气,然后呼气,呼气时嘱患者咳嗽,然后将咳嗽声音改成发音,发元音O,让其大声叹气;要尽可能的坚持一口气发音,时间越长越好,然后由发单元音过渡到发2~3个元音;让患者数数,从1开始,变换音量,训练对音量的控制能力;深吸一口气,然后鼓腮,维持住,然后呼出。

4. 门德尔松手法 这种手法最常用于咽部,强调动作轻柔,与吞咽动作同步。方法:在患者进行吞咽的同时,护理人员应用拇指和示指托起甲状软骨和环状软骨,上提后使食物能够顺利下咽。

5. 声门上吞咽 此法应用的原理是吸气后,呼吸停止声门闭锁,可以防止食物的误吸。方法为让患者在进食之前先吸一口气,然后屏住呼吸,开始咀嚼,然后吞咽,吞咽后嘱咐患者咳嗽1~2次,让患者空吞咽1次,最后恢复到正常呼吸。

6. 呼吸训练　以提高摄食吞咽时对呼吸的控制能力可以采用此方法。此法强化声门闭锁,缓解肌肉紧张。首先训练腹式呼吸,让患者卧位,腹部放一定重量的物体,嘱咐患者吸气和呼吸,感受腹部回缩和隆起的感觉。

7. 吞咽和空吞咽交替　防止咽部的食物残留可以采取此种方法。在每次摄食时,进行几次吞咽,可以去除残留食物。

8. 屏气-发声运动　强化声门闭锁时,可用此方法。让患者坐在椅凳上,双手支撑凳面做推压运动,同时发"啊"音,可以有效防止误吸。

(二)注意事项

1. 合理选择食物　对于吞咽障碍患者的食物选择,应该做到有利于吞咽,而且不容易发生误吸,所以要根据患者病情和个体化差异合理地选择食物。流动性较强的食物,如液体、稀汤容易导致误吸;而不易流动的食物,如香蕉、米糊等食物则不容易导致误吸。对于食物,剁碎和煮烂比较容易吞咽,而质地粗糙的食物吞咽起来比较困难。可以适当地鼓励患者饮用清水补充水分,因为清水不容易引起肺内感染。酸性和脂肪多的食物容易因误吸引起肺炎,因此要少摄入。根据患者病情情况逐步过渡为正常状态。

2. 注意进食的体位　进食的体位很重要,应采取30°~45°坐位。在坐位时,进食头不要低下,更不能后仰。卧位时,最好将头和全身朝健侧倾斜,这样有利于食物正常流入食管,吞咽容易些,同时降低被吸入气管的危险。

3. 注意吞咽技巧　教会患者掌握一口量的应用,一般一口量的大小为一匙,饮水尽量不用吸管,选择用汤匙。进食时让患者多做吞咽动作,轻咳,用力吞咽。

4. 食具的选择　开始时以长柄或粗柄、小且边缘钝滑的汤匙为宜。逐渐改变为正常的应用食具。

5. 心理护理　恐惧是多数患者在训练前共有的心理,可影响和干扰正常的训练。因此在功能训练前要对心理进行疏导和护理。

6. 其他　口腔的清洁很重要,要定期清洁口腔卫生,防止食物残渣在口腔内存留。为防止食管反流造成误吸,患者在餐后应保持原体位半小时以上。

第五节　中国传统康复技术

中国传统康复治疗方法已经有数千年的历史,是中国医药宝库的重要组成部分,有独特的疗效,也是我国康复医学赶超国际先进水平的重要切入点。从事中医的康复治疗技术人员称作中医康复技师或医师。中医康复技师或医师需要熟知中国传统医学的按摩、推拿、针灸、足疗、药膳、药酒、刮痧、太极等技法,并把相关的技法用于患者功能障碍的康复治疗中,并能指导患者及家人运用其中的一些基本的、简单易行的、实用有效的技法和康复保健知识进行治疗。

一、概述

中国传统康复疗法是指在中医学理论指导下对患者进行康复治疗的方法,其主要手段有针灸、推拿、中药、拔罐、食疗、气功、调摄情志等,在现代康复治疗中常配合其他方法共同促进患者康复。

二、针刺疗法

针法又叫刺法,是用各种特制的金属针具,采用不同的手法,刺激人体有关腧穴。临床上常与灸法配合使用。目前针刺常用的工具是不锈钢制成的毫针。治疗时要根据患者的病情、性别、体质、年龄、胖瘦、针刺部位,选择不同规格的针具,并注意检查针尖是否带钩、变钝,针根和针身有否锈蚀、弯曲、缺损或折痕等。临床一般以25~75 mm长和0.23~0.38 mm粗细的毫针为最常用。

针刺前要向初诊患者做好解释工作,消除其思想顾虑,取得患者的配合,针具、施术部位、操作者的手指要消毒。针刺时,应根据腧穴部位的解剖特点选择不同的进针方法、针刺角度和深度,一般以不刺伤内脏和其他器官的前提下出现较好的针感为原则。通过提插、捻转、刮针等各种针刺手法取得或增强针感。

三、灸类疗法

临床上常以艾为施灸的主要原料,将干燥的艾叶捣制成艾绒,然后制成艾条和艾炷使用,所以灸法常俗称艾灸。常用灸法主要有艾炷灸、艾条灸、温针灸和温灸器灸等。

1. 艾炷灸　艾炷是将艾绒捏成上小下大的圆锥状物。每燃完一个艾炷称为一壮,分直接灸和间接灸两类。①直接灸:是将艾炷直接放在皮肤上施灸的方法,此法适用于慢性虚寒性疾病。②间接灸:是在艾炷与皮肤之间加一层间隔物,常用的有生姜、大蒜、食盐、附子饼等。

2. 艾条灸　又称艾卷灸,施灸时将艾条的一端点燃,在距离皮肤2~3 cm施灸,灸至局部皮肤红晕为度。一般每穴灸3~7 min,此法称为"温和灸"。亦可将点燃的艾条像鸟雀啄食状上下移动施灸,此法称为"雀啄灸"。

3. 温针灸　即将针刺和艾灸结合施治的一种方法。操作方法是,针刺得气后在留针时,将一小团艾绒捏裹在针柄上,或用一小段艾条插套在针柄上,点燃施灸,待艾绒燃尽后取针。

4. 温灸器灸　将艾绒装入温灸器的小筒中,点燃后将温灸器盖好,置于施灸部位,进行温灸,直到所灸部位皮肤红润为度。此法对小儿、妇女畏惧灸治者较适宜。

5. 注意事项　①患者在饥饿、疲劳、精神过度紧张、身体虚弱时,针刺时应采用卧位,手法不宜过重。②对于孕妇,腹部、腰骶部不宜针刺,三阴交、合谷等穴禁止针刺。③小儿囟门未闭者,头顶部不宜针刺。④有出血倾向者,皮肤有感染、溃疡、瘢痕或肿瘤的部位不宜针刺。⑤针刺应避开血管及防止刺伤重要器官。⑥对面部和有大血管的部位,不宜采用瘢痕灸。

四、推拿疗法

(一)滚法

着力于施术处。肘关节微屈,以肘部为支点,前臂主动旋前运动,带动腕关节做屈腕动作。

1. 侧掌滚法　拇指伸直,余指的掌指关节屈曲,使手背部尺侧第5掌指关节处运动,使手背偏尺侧处在施术处上进行连续不断的均匀地滚动。肘关节微屈,以肘部为支点,前臂主动旋后运动,带动腕关节做伸腕的运动,使手背偏尺侧处在施术处进行连续不断地均匀地滚动。

2. 握拳滚法　手握空拳,手近端指间关节突起处着力于施术处,腕关节放松,肘部为支点,前臂主动前后运动,带动屈曲的指间关节做小幅度的伸屈运动。

(二)按法

按法有指按法和掌按法两种。按法是最早应用于推拿治疗的手法之一,在《内经》多处提到按法的使用。由于本法动作较为简单,便于掌握,在临床运用中又很好的治疗效果,因此,至今仍为各种推拿流派中的常用手法。

1. 动作要领　用指端或指腹或用单掌或双掌,或双手重叠按压体表。
2. 操作要求　①着力部位要紧贴体表,不可移动。②用力要由轻到重,不可用暴力猛然按压。
3. 临床应用　本法常与揉法结合使用,组成"按揉"复合手法。指按法适用于全身各部穴位;掌按法常用于腰背和腹部。本法具有放松肌肉、开通闭塞、活血止痛等作用,常用于头痛、胃脘痛、腰痛、肢体酸痛麻木等症。

（三）揉法

吸附于一定部位或穴位,作轻柔缓和回旋揉动,带动该处的皮下组织,称为揉法。揉法分为掌揉、指揉两种。

1. 动作要领　①用手掌大鱼际或手指螺纹面或掌跟吸附于一定部位或穴位上。②腕部放松。③以肘部为支点,前臂作主动摆动,带动腕做轻柔回旋揉动。
2. 操作要求　①压力要轻柔,动作要协调而有节律。②频率120次/min。
3. 临床运用:本法轻柔缓和,刺激量小,适用于全身各部位,老幼皆宜。有宽胸理气、消积导滞、活血祛瘀、消肿止痛等作用。常用于治疗脘腹胀痛、胸闷胁痛、便秘泄泻等胃肠道疾患,以及因外伤引起的红肿疼痛等。

（四）搓法

1. 动作要领　用双手掌面挟住身体的一定部位,相对用力做快速搓揉,同时做上下往返移动揉搓。
2. 操作要求　双手用力要对称,搓动要快,移动要慢。
3. 临床应用　搓法适用于腰背、胁肋及四肢部,以上肢部最为常用,一般作为推拿治疗的结束手法,具有调和气血、舒筋通络的作用,放松肌肉。

（五）抖法

1. 动作要领　用双手或单手（一般都是双手）握住患肢远端,用力做连续的、小幅度的上下颤动。
2. 操作要求　颤动幅度要小,频率要高。
3. 临床应用　本法可用于四肢部位,以上肢部最为多用,具有疏松脉络、滑利关节等作用。常与搓法配合,作为治疗的结束手法。常作为治疗肩、肘关节的功能障碍和腰腿痛（如腰椎间盘突出症）等的结束手法。

（六）拿法

1. 动作要领　用大拇指和示、中二指,或大拇指和其余四指作相对用力,在一定的部位和穴位上进行节律性的提捏。
2. 操作要求　用劲要由轻到重,不可突然用力,动作要缓和而有连贯性。
3. 临床应用　拿法的刺激较强,常配合其他手法应用于颈项、肩部和四肢等部位。具有祛风散寒、开窍止痛,舒筋通络等作用。常用于治疗头痛、项强、四肢关节及肌肉酸痛等症状。临床应用时,拿后常继以揉摩,以缓和刺激。

（七）运动关节类手法

对关节作被动性活动的一类手法称为运动关节类手法。本类手法包括摇法、背法、扳法、拔伸法等。

1. 摇法　使关节作被动的环转活动的称摇法。摇法是推拿常用手法之一,常用来防治各部位关节酸痛或运动功能障碍等症。

2.拔伸法　拔伸即牵拉、牵引的意思。固定肢体或关节的一端,牵拉另一端的方法,称为拔伸法。拔伸法操作时,用力要均匀而持久,动作要缓和。不可用一次突发的猛力,要根据不同的部位和病情,适当控制拔伸的力量和牵拉的方向,如果运用不当,不但影响治疗效果,甚至造成不良后果。

第六节　康复工程

随着我国老年人口的不断增多,功能障碍患者独立意识的增强,以及人们对生活质量的追求,康复工程技术产品正逐渐被认知和关注,如残疾人、老年人、慢性病和一些急性病患者会因为生活不便,需要使用辅助器具来改善功能,提高生活自理能力,同时一些辅助器具也会给健全人带来方便,比如卫浴间加装扶手、地板铺防滑垫等。

一、概述

康复工程(rehabilitation engineering,RE)全称为生物医学康复工程,是生物医学工程领域中一个重要的分支。康复工程技术是指工程技术人员在康复医学临床中运用工程技术的原理和各种工艺技术手段,对人体的功能障碍进行全面的评定后,通过代偿、替代或辅助重建的方法来矫治畸形、弥补功能缺陷、预防和改善功能障碍,使功能障碍患者最大限度地实现生活自理和改善生活质量,重返社会。康复工程技术针对人体的功能障碍主要有:①肢体运动障碍。②脑功能障碍。③视听觉障碍。④言语交流障碍。

(一)康复工程产品的选配原则

1.最适合就是最好　对每个康复辅具需求者来说,选配康复辅具不是技术越先进、功能越全、价格越贵越好,重要的是适合自身需求,有利于发挥残存的功能和更好地改善功能。

2.适时适用　康复辅具的选配不仅要适用,而且应适时。矫形器配置一般越早越好,如先天性马蹄内翻足要早发现、早治疗;失禁和防压疮的康复辅具也要及早配置,延误就会带来更多伤痛和溃疡。

3.因人适配　康复辅具的选配不是单纯买卖,而是因人适配。每个功能障碍患者的功能缺失情况各不相同,对康复辅具产品的要求也各不相同。康复辅具产品的选配就如同配义齿和眼镜一样,应由专业的康复工程技术服务人员对患者进行功能评估,选配最合适的康复辅具产品。

(二)选配康复辅具产品的程序
选择适合的康复辅具产品最重要的是因人而异,具体程序如下。
1.观察　观察患者的残障程度。
2.询问　询问患者的病史、生活环境和经济情况等。
3.了解　了解患者的需求和期望值。
4.评估　评估患者的障碍程度、潜在功能等。康复辅具的评估适配是在康复辅具服务专业机构中由医工结合的专业人员组成的团队对患者进行评估适配。
5.处方　确定适合患者的康复辅具的处方。
6.适配　为患者配置最适合的康复辅具。
7.训练　让患者进行试用,并教会患者正确的使用方法。
8.评价　对为患者配置的康复辅具进行最后的效果评价。
9.跟踪　对患者的使用效果和新的需求进行跟踪服务。

二、假肢

假肢又称"义肢",是用于弥补因先天性肢体缺损或后天截肢所致的肢体部分或全部缺失的人工肢体。假肢通常由接受腔、连接部件、人造关节、仿真假手(脚)四部分组成。

(一)分类

1. 按用途分类　分为装饰性假肢、功能性假肢、作业性假肢和运动假肢。
2. 按结构分类　分为内骨骼式假肢(骨骼式假肢)和外骨骼式假肢(壳式假肢)。
3. 按驱动来源分类　分为自身动力源假肢和外部动力源假肢。
4. 按解剖部位分类　分为上肢假肢和下肢假肢。
5. 按穿戴时间分类　分为临时假肢和正式假肢。

(二)残肢的评定

1. 残端的形状　圆柱形的残端较圆锥形的残端更适合现代的假肢接受腔,有利于残肢与假肢的对位对线。
2. 残端的皮肤　皮肤应满足无感染、溃疡、窦道、破损、游离植皮、过度松弛、臃肿、皱缩、突出的瘢痕或皮肤病等。
3. 残肢关节畸形　膝上(大腿)截肢术后,髋关节应无屈曲、外展畸形;膝下(小腿)截肢术后,膝关节应无屈曲、畸形才不影响假肢的安装。
4. 残肢的关节活动度　评估残肢关节的活动度是否受限或过大。
5. 残肢的肌力　相关肌群的肌力应达三级以上才能穿戴假肢。
6. 残肢的长度　现代假肢装配技术手段,对残肢长度的要求不高,只要残肢有良好的皮肤愈合和满意的软组织覆盖就能装配一个发挥较好代偿功能的假肢。
7. 残肢的周径　为了解残肢的水肿情况和判断假肢接受腔的合适程度,最好每周测量一次。

(三)残肢的手术后处理

1. 正确放置残肢体位　手术后合理的残肢体位摆放对避免发生关节挛缩是十分重要的,尤其是下肢截肢后残肢体位的摆放,如膝上截肢,髋关节应伸直且不要外展;膝下截肢,膝关节应伸直位。
2. 硬绷带包扎的应用　可以有效地预防血肿和减轻水肿,促进静脉回流,固定肢体,对肌肉固定和肌肉成形术者有利于肌肉组织愈合,使残肢尽早定型,为尽早安装正式假肢创造条件。
3. 手术后即刻临时假肢的应用　主要作用是限制残肢肿胀,加速残肢定型,减少患肢痛,术后尽早离床,减少卧床并发症,对患者也到鼓舞作用。
4. 弹力绷带的应用　主要是为了减少残肢肿胀和避免过多的皮下脂肪沉积,使残肢尽早定型。小腿及上肢使用10 cm宽,大腿使用12~15 cm宽,2~4 m长;弹力绷带的压力是从远端向近端逐渐递减。
5. 残肢的康复运动训练　在不影响残肢手术效果的情况下应该尽早地进行残肢运动训练,小腿截肢者应该尽早进行股四头肌的等长收缩训练,大腿截肢者应该尽早进行臀大肌和内收肌的等长收缩训练,前臂截肢者要进行屈、伸肘肌和肩关节周围肌肉的训练;当绷带包扎去除后应在治疗师的指导和监督下进行恢复和增加肌肉力量及关节活动度的训练,这是预防关节挛缩、防止畸形的重要措施,为尽早穿戴假肢创造条件。

(四)注意事项

1. 不适合穿戴假肢的人群　体质极度衰弱、平衡与协调功能严重障碍、出血性疾病、重度心血管疾病、重度精神性疾病、对假肢材料过敏者等。

2. 做好残肢皮肤的保护　保护残肢的皮肤和瘢痕,及时处理损伤的皮肤等。

3. 保持残肢端和接受腔的稳定性　为保证残肢与接受腔相配的稳定性,装配假肢者应保持体重稳定。若因某种原因不能穿戴假肢时,则需每天用弹力绷带适当缠绕残肢,使残肢的体积保持稳定。

4. 随时对假肢的对线进行调整　若下肢假肢者更换与原假肢鞋跟高度不同的鞋,在使用前,需要对假肢重新进行对线调整。

三、矫形器

矫形器是装配于人体外部,通过力的作用,预防、矫正畸形,补偿功能和(或)辅助治疗骨关节、神经、肌肉疾病的器械的总称。

(一) 分类

1. 按装配部位分类　分为上肢矫形器、下肢矫形器和脊柱矫形器三大类。

2. 按作用分类　分为保护用矫形器、稳定用矫形器、减免负荷矫形器、站立用矫形器、步行用矫形器、夜间用矫形器、牵引用矫形器和功能性骨折治疗用矫形器等。

3. 按主要材料分类　分为塑料矫形器、金属矫形器、皮质矫形器和木质矫形器等。

4. 按辅助治疗的疾病分类　包括脊髓灰质炎后遗症用矫形器、马蹄内翻足矫形器、脊柱侧弯矫形器、先天性髋关节脱位矫形器、骨折治疗矫形器等。

(二) 基本功能

1. 稳定与支持　通过限制关节的异常运动来保持其稳定性,减轻疼痛或恢复其承重功能,如脊髓灰质炎后遗症、脊髓损伤患者使用的膝踝足矫形器。

2. 固定与保护　通过固定和保护病变的肢体或关节以促进病变的愈合,如骨折用矫形器。

3. 预防和矫正　多用于儿童预防和矫正。儿童生长阶段,由于肌力不平衡、骨发育异常或外力作用常引起肢体的畸形,应早期应用矫形器治疗。

4. 免荷　如股骨头无菌性坏死为了减轻轴向承重使用坐骨承重矫形器。

5. 抑制站立、步行中的肌肉反射性痉挛　通过控制关节运动,减少肌肉反射性痉挛,如脑瘫患儿使用踝足矫形器,防止出现痉挛性马蹄内翻足,改善步行功能。

6. 改进功能　矫形器改进患者日常生活和工作能力。

7. 长度补偿　双下肢不等高,需要补偿,保持骨盆水平。

(三) 康复评定

1. 装配矫形器前　根据患者存在的问题、一般身体情况、心理状态和经济条件等因素,结合矫形器的结构、材料和形式等特点,选取穿戴矫形器部位的有关尺寸,绘制肢体轮廓图,根据生物力学的要求修整石膏模型,制作及装配矫形器。

2. 装配矫形器后　通过患者对矫形器的试穿,评估矫形器的设计、结构、质量、松紧、大小和康复作用是否达到处方要求,动力装置是否可靠,以便及时进行相应的调整。

3. 穿戴矫形器期间　评估患者熟练穿戴程度和舒适度,以及穿戴矫形器后,能否达到预期目的和效果,对日常生活、工作和社会活动是否存在积极作用。

(四) 心理康复和知识宣教

因缺乏对矫形器知识的了解,有的患者对矫形器的作用缺乏信心,或者不能最大限度地发挥穿戴的积极作用,甚至出现使用不良后果。医务人员应向穿戴者解释穿戴矫形器的原因和目的,说明矫形器的结构、特点、使用方法和注意事项,减轻心理负担、消除疑虑。

(五)康复训练

1. 穿脱矫形器的训练 指导患者及其家属掌握矫形器的正确穿脱方法,操作时按照程序逐一进行,做到安全、便利和不损害矫形器。

2. 运动训练 进行有助于消除水肿,增强相关肌群的肌力、耐力,改善关节活动度和协调功能等训练。

(六)矫形器的维护

经常清洗矫形器,保持矫形器的整洁和干燥。存放低温热塑材质的矫形器时,应远离热源。一般,矫形器技师每3个月或半年随访一次,了解矫形器的使用情况、疗效,有无不良副作用以及病情变化等,并根据存在的问题进行必要的调整。

四、残疾人辅助器具

(一)轮椅

轮椅是下肢残缺、神经损伤、肌肉或关节病变等原因导致下肢功能严重减退、丧失,以及因病情或年龄等问题不能行走者的代步工具。轮椅不仅能为步行障碍患者进行户外活动,参与社会和重返工作岗位提供机会,还有助于改善长期卧床患者的心血管功能。

1. 分类

(1)普通型轮椅:主要由轮椅架、靠背、扶手、座位、大轮、轮环、刹车装置、小轮和脚踏板等部分组成。

(2)电动型轮椅:轮椅配备能源和驱动装置,能通过患者的上肢活动和声音等控制轮椅的运动。

(3)特殊轮椅:包括单侧驱动型轮椅、站立轮椅、躺式轮椅、竞技式轮椅和坐便轮椅等。

2. 轮椅的选择

(1)类型和配置的选择:根据残疾和功能障碍程度、性格特点、生活习惯、居住和工作环境、经济条件和兴趣爱好等,选择适合的轮椅类型、材质和辅助件,例如:车闸延伸,防震、防滑装置和轮椅桌等。

(2)尺寸的选择:轮椅各部位尺寸是否合适,直接影响使用者的舒适度和安全性。合适的轮椅应满足以下几个方面的要求。①座位高度:坐好后,足跟或鞋跟至腘窝的距离加4 cm。座位太高,轮椅不能到达桌旁;座位太低,则坐骨结节承受压力过大。②座位宽度:坐好后,两臀最宽的尺寸加5 cm。座位太宽,不易坐稳,操纵轮椅不方便,双肢易疲劳,进出大门也有困难;座位太窄,坐起不便,臀部及大腿组织容易受到压迫。③座位长度:坐好后,后臀部最突出处至小腿腓肠肌之间的水平距离减去5.0~6.5 cm,或小腿后方上段至座位前缘的距离为5.0~6.5 cm时,为适合的座位长度。座位过短,体重主要落在坐骨结节上,易造成局部受压过多;座位过长会压迫腘窝部位,影响局部血液循环,并易磨损皮肤。对大腿较短或有髋、膝屈曲挛缩的患者,则需要选用短的座位。④靠背高度:靠背越高,越稳定,靠背越低,上身及上肢的活动就越大。低靠背是座位面至上肢平伸时腋窝的距离减去10 cm;高靠背是座位面至肩部或后枕部的实际高度。⑤扶手高度:坐好后,上臂垂直,前臂平放于扶手上,座位平面至前臂下缘的高度加上2.5 cm。扶手太高,上臂被迫上抬,易疲劳;扶手太低,需要上身前倾才能维持平衡,不仅容易疲劳,也会限制呼吸。⑥脚踏板高度:坐好后,先降低脚踏板至双足刚好踏上,然后上抬1.3~1.5 cm为其高度。通常脚踏板面至少离地5 cm,以免碰触到地面突出物。

(3)指导患者及其家属使用轮椅:包括指导独自使用轮椅的训练和辅助使用轮椅的训练。例如:打开和收起轮椅,进行坐姿、转移、减压、技能训练和推轮椅上下楼梯等。

3.康复训练

(1)轮椅的使用:主要练习轮椅的打开和收起。打开轮椅时,双手掌分别放在座位启动横杆上,同时向下用力压即可打开;收起轮椅时,先将脚踏板翻起,然后双手握住坐垫中端,同时向上提拉。

(2)轮椅的操纵:主要在平地上进行向前推动轮椅,向后倒退轮椅和上下斜坡的训练。

(3)轮椅的转移:主要进行床—轮椅、轮椅—坐便器间的转移训练。

4.注意事项

(1)每次使用轮椅前,都应检查轮椅的安全装置是否完好,各螺丝是否拧紧等。

(2)上下轮椅、进行轮椅与床或座椅间的转移时,应先刹车制动,以免在体位转移的过程的轮椅意外滑动使患者摔倒。

(3)为了舒适和预防压疮,可以配备泡沫橡胶或凝胶坐垫;为防止座位下陷可在坐垫下垫一张0.6 cm厚的胶合板;为防止手部受伤,应佩戴手套。

(4)高位截瘫患者使用轮椅时,应有专人保护,以免发生意外。

(二)自助具

自助具是指为弥补降低或丧失的功能,利用残存功能,便于患者省时、省力的独立完成一些日常生活、工作或娱乐活动的器具。根据用途自助具可分为饮食自助具、穿着自助具、修饰和梳洗自助具、阅读书写自助具、取物自助具、排便自助具、家务劳动自助具和文娱自助具等。

1.常见的自助具

(1)饮食自助具:一般通过改良日常餐具,方便进餐、防止食物倾洒或滑漏,包括自助叉、自助匙、自助筷子和自助杯等。

(2)穿着自助具:包括穿衣棒、扣钮器、拉锁环、穿袜自助器等。

(3)修饰和梳洗自助具:包括自助剃须刀、自助指甲刀、多功能袖套等。

(4)阅读书写自助具:包括持笔自助器、加粗笔和翻页器等。

2.注意事项

(1)自助具与其他康复手段和技术配合使用,才能达到最佳的康复效果。

(2)使用自助具前,应进行相应的康复训练,掌握自助具的使用范围和方法等。

(3)使用自助具过程中,应根据康复治疗的效果及时进行调整或更换。

五、辅助器具的制作材料与发展趋势

(一)制作材料

1.低温热塑板材　临床上,我们常见的神经损伤、骨折、韧带损伤、肌腱损伤、瘢痕挛缩、脊柱侧弯术后固定、骨折术后固定等都可以用低温热塑板材制作矫形器进行矫正和固定。低温热塑板材是人工合成的新型塑料,化学名称是反式聚异戊二烯。低温热塑板材以其技术先进、使用方便、性能可靠,广泛应用于医疗、矫形器领域,主要起外固定和康复的辅助治疗作用。

低温热塑板材的特性:①可塑性,可根据患者的需要和医务人员所设计的形态进行塑型。②温度,它是一种低温热塑材料,加热至65~80℃时材料就能软化,但只是形态结构的改变,而并没有发生任何化学反应,所以具有无毒、无味的特性。③安全方便,加热后材料本身并不很热,不会烫伤患者皮肤,便于操作。④伸展性,低温热塑板材材料被激活后,可牵拉使其扩展延伸,冷却后不回缩。⑤恢复性,低温热塑板材材料在塑型之后,如果术者对塑型不满意或者需要改变矫形器形状,可以把材料再次加热,加热后的材料可以很快恢复到原来的形状并进行再次塑型。⑥刚性,低温热塑板材材料在塑型之后由于增加了曲面形状,因而可以进一步增加材料的刚性。⑦透光性,X线可穿透,所以当患者需要做放射线检查时不必摘下矫形器即可拍摄。⑧透气性,低温热塑板材材料表面有孔,所以透气性好,而且可以在需要的部位开窗。⑨黏合性,低温热塑板材材料在加热激活后有一定的黏性。在材料干燥以后,可以用热枪加热其表面,直接黏合尼龙搭扣。加热后的材料可以当作黏合剂,黏合所需要的配件。当矫形器遇到损害时(如裂缝)等,可以用热风枪加热被损害部位,促使矫形器复原,而且非常坚固。

2.高温热塑板材　高温热塑板材与低温热塑板材类似,但因软化温度高,需在160~180℃平板加热器内加热。高温热塑板的冷却速度慢,不能直接在患者身上成形,否则引起烫伤,所以必须先做一个石膏模型(先做阴模,再做阳模)。制作步骤以下肢矫形器为例:①取型。②灌阴型。③修阳型。④下料。⑤加热塑料板材成形。⑥修剪整形和安装矫形器附件。⑦下肢矫形器的检验。

(二)发展趋势

通过对2017年中国康复辅具行业发展现状的分析,中国康复辅具未来发展主要有以下八大趋势。

1.康复辅具的市场将持续扩大　随着我国经济社会的快速发展,到2020年我国康复辅具的年销售总额预计将超过7 000亿元人民币,未来10年我国康复辅具行业发展速度将继续保持在年均两位数以上的增幅。

2.我国中低端康复辅具市场将快速扩张　目前,我国基层医疗机构康复辅具配备水平较低、缺口大,亟需"更新换代"和"填补缺口"。"十三五"医改规划将把康复辅具纳入医保范围,发展基层康复机构康复辅具的配备成为2017年的重要工作内容,中低端的康复辅具将会出现快速增长。

3.国产自主创新康复辅具将不断涌现　随着科学技术的进步特别是国家鼓励创新康复辅具研发生产政策的实施,以及健康需求的拉动,我国自主创新的康复辅具将会加速涌现。国产高端康复辅具在市场的占有比例将会逐步提高,跨国公司产品在国内高端康复辅具市场的主导地位将被逐步打破。国内康复辅具产品将从中低端市场向高端市场突破。同时,技术升级也将引领医疗机构的高值耗材消费升级。

4.康复辅具的进出口将继续增加　从我国康复辅具进出口的趋势判断,进出口总额将进一步增加。其中,进口康复辅具将继续稳定增加,并将继续以高端影像类产品为主;出口额将继续增加,且高端康复辅具的占比将继续增加,出口康复辅具的品种结构将逐步改善。

5.康复辅具行业的兼并、重组将加速　我国康复辅具行业间的横向和纵向一体化的兼并、联合、重组都将出现,生产将加快向大型康复辅具企业集中,中小企业将集中精力专注某种辅具或者某种辅具零部件的研发工作或者被大型康复辅具生产企业兼并、重组。

6.家用康复辅具将蓬勃发展　在康复辅具"小型化、智能化"的发展趋势下,人们将康复中心里面"大的设备做小,傻的设备做聪明",然后带回家使用。因此,中国康复辅具领域迎来了一个新风口——智能家用辅具设备。

7.基于康复辅具的第三方服务将加速兴起　在很多国家一般采取社会服务的集中养老模式,而在我国现阶段由于各种原因所限,社会集中养老服务又很难被大众所接受。因此,发展康复辅具技术,利用科技的力量来减轻家庭护理的负担,将是我国很长一段时间内家庭护理的发展趋势。

8.康复辅具的核心领域发展潜力巨大,未来或有重大突破　康复辅具的核心领域是康复机器人、家用康复辅具产品和设备、3D打印技术和人工智能技术。

第七节 康复心理治疗

随着社会发展和人们观念的改变,单独诊疗人体组织器官疾病和解决其病损所导致的功能障碍,是不能将人类的健康与生命带上一个更新、更高的台阶的。心理功能障碍往往会影响其家庭功能和社会功能,要想在更大范围上为病、伤、残者提供更有效的康复治疗及服务,心理康复尤其重要。心理康复可促进患者康复、改善其社会功能和家庭功能,提高患者的生活质量,使患者的躯体、心理和社会功能都得到最大限的康复,减轻患者家庭及社会的负担。

一、概述

康复心理治疗是研究康复领域中有关心理问题的学科,将心理学的系统知识应用于康复医学的各个领域,主要来研究伤、病、残者的心理现象及心理因素在残障的发生、发展和转归中的作用。康复心理学是康复医学和心理学的交叉学科,是康复医学的一个重要组成部分和分支。

（一）康复心理学地位

康复心理是一项专业性较强的服务性工作,主要是为了伤、病、残患者提供心理学方面的服务,以促进其适应工作、生活和社会的过程,从而最大限度地减轻其终生的残疾程度,所以康复心理学与临床心理学、咨询心理学和社会心理学具有同等地位。

（二）康复心理学的任务

(1)培养积极的情绪状态。
(2)动员心理代偿功能。
(3)纠正错误认知活动,建立正确的求医行为。
(4)正确运用心理防御方式。
(5)提供心理咨询和心理治疗的帮助。
(6)发展社会福利事业。
(7)防止医源性影响。

（三）康复心理学的研究对象

主要包括残疾人、老年患者、儿童患者、各种慢性疾病患者及精神障碍患者等。

二、康复患者的基本心理特征及基本干预理论

（一）基本心理特征

与健康人相比,患者的生理需要得到满足变得更为迫切,因此,患者的心理活动更多地指向于自身与疾病。大多数康复患者的心理反应分为以下四期。

1. 休克-恐惧期 多见于患病初期,此时患者难以接受自己成为患者的事实,反应剧烈,表现为恐惧、心慌、眩晕、晕厥,甚至出现木僵状态。逐渐意识到自己患病的患者,最容易出现恐惧反应。

2. 否认-怀疑期 当患者从剧烈的情绪震荡中冷静下来,常借助于否认机制来应对病理诊断所带来的紧张和痛苦。患者开始怀疑诊断有误,四处求医,希望奇迹发生。

3. 愤怒-沮丧期 当患者感到诊断无误而必须面对现实时,会变得情绪激动、脾气暴躁、充满敌意,甚至出现攻击行为。同时,容易悲伤、沮丧或感到绝望,有的患者甚至产生自杀的念头或行为。

4. 接受-适应期 不管患者是否愿意,接受和适应现状是最终的选择。但并不是所有患者都能

进入这一阶段。大多数患者难以恢复到病前的心境而陷入慢性的抑郁和痛苦之中,难以自拔。

(二)基本干预理论

1. 心理教育干预 主要目标是提高患者的知识与技能,内容主要包括演讲、讨论、文字资料、话剧等方式。

2. 支持性干预 主要目标是让患者感受到来自社会各界的支持与帮助,让他们感受到温暖,知道在困难面前并非独自应对。支持者给患者适当的机会让患者倾诉宣泄自己所面临的苦恼、烦恼和困境。在干预中,不需要提供更多细节、标准化的程序和书面计划,也不需要讨论更深层次的心理学问题,简单地说就是扮演一个安静的听众。

3. 心理治疗干预 在心理治疗干预中,心理康复工作者与患者之间是一种信任、正式、帮助的关系,与支持性干预相比较,心理治疗干预更需要强大的理论基础、专业技术,注重证据、程序标准化,并有书面的存档方案和材料。尤其是对患者存在的非理性的信念与想法,要帮助患者正确认知,管理好情感和时间,学会新技术,或让患者参与令人愉悦的活动。

4. 个案管理 就是通过结构性的过程,有计划地组织或支持协调性服务患者,帮助他们达到康复的目标。其中包括患者、患者家属、照顾者、社区工作人员、医务工作者、社会工作者等各界人士,在有效协调资源的同时,通过个案管理使患者达到最佳的健康状态和得到最佳的照顾,使其能够自主独立的生活。

5. 多成分干预 结合多种干预类型(如心理教育、支持性治疗、心理治疗等)和形式多样的(如个体干预、团体干预、远程干预、面对干预、标准化干预和制度化干预)干预措施,有利于减轻患者的抑郁心情和提高其幸福指数,因为多成分干预要比单一的干预方式更为有效。

三、康复过程中的社会人际关系及支持

社会支持是指社会各个部分尤其是患者家属和医护人员对患者的关心、爱护及与其交流等行动,对疾病患者的恢复和发展有重要影响和积极作用。

1. 社会支持的分类 ①客观的支持:包括物质支持、网络支持(稳定的社会关系如婚姻、同事、朋友等,不稳定的社会联系如非正式团体等),这种社会支持不以个体感受为转移。②主观体验的支持:个体在社会生活中受尊重、被体谅的情感支持及满意度,这类支持与个体的主观感受密切相关。

2. 社会支持的手段 ①物质支持。②经济支持。③环境支持。④科技支持。⑤精神支持。⑥文化支持。⑦交往支持。⑧制度支持。⑨信仰支持等。

3. 社会支持的功能 ①社会整合功能。②社会导进功能。③个人社会化功能。④心理保健功能。

4. 社会支持的作用机制 ①主效应模型。②缓冲器模型。③动态效应模型。

四、常用康复心理评估方法

通过对患者的病史询问、动作或行为观察及标准化认知功能评定量表的评估,对患者相应的系统性功能状态和生活质量做出测评。在评估过程中,认知评估、情绪评估(尤其是抑郁、焦虑)是心理康复最常见的两个方面。心理康复治疗师注重心理评估、鉴别诊断、疾病和功能的关系、独立性和决策能力,这是决定患者治疗时间长短、次数及是否延长治疗时间等的重要内容。当然,在不同评估理念的指导下,各类分类系统也应运而生。

1. 认知评估 心理康复治疗师在接触患者时要快速分类,发现认知功能障碍患者,并决定优先治疗的患者。在治疗过程中,主要通过认知筛查表将患者进行分类。

2. 抑郁评估　抑郁是一种病因多而复杂,可以用多种方法治疗的慢性疾病。因此,在心理康复治疗前就必须要对患者的抑郁情绪进行评估。抑郁评估主要用来收集患者思维内容或潜在的态度或信念,尽最大努力减少患者不愉快事件,将心情愉悦的事或心境融于治疗中,从而达到改善心情的目的。

3. 焦虑评估　根据患者存在的认知功能障碍情况,如自知力下降、执行功能缺损和记忆损伤等,可以预测患者情绪变化,尤其是焦虑状态所导致的异常行为。在行为评估中要根据患者的情绪状态,将评估重点放在焦虑上,通过焦虑特征的其他反应模式进行整合,使评估更加完整。

五、常用康复心理治疗技术

(一)支持性心理治疗

通过治疗者对患者的指导、劝解、鼓励、安慰、疏导、调整环境等方法给患者以心理上的持久安抚,增强患者对残疾和疾病的适应能力,是一种基础性心理治疗。其治疗目的是减轻应激反应。

当残疾或疾病发生后,患者往往处于焦虑、易怒、恐惧、郁闷和悲观等负性情绪之中,治疗者应充分倾听患者陈述,就患者有关的躯体和心理问题给予解释和知识教育,矫正不正确的认识或卫生知识;理解患者因遇到挫折而感到悲观绝望、愤怒、敌对的情感体验,鼓励患者表达情绪来减轻苦恼或心理压抑;鼓励患者提高自信心,学会自助,学会使用治疗过程中学到的各种知识或技术来调节自己的心理功能,而不是长期依赖于医师。

(二)行为疗法

行为疗法是运用学习理论和条件反射原理,帮助患者消除或建立某种行为,从而达到治疗目的的方法。

1. 理论基础

(1)社会学习理论:认为人的心理病态和各种躯体症状都是一种适应不良或异常的行为,是在以往的生活经历中,通过观察或模仿"学习"而固定下来,同样可以通过"学习"过程来消除或纠正。

(2)经典条件反射理论:条件反射是后天习得的,是条件刺激与非条件刺激先后多次结合后才产生的,而且受非条件刺激增强,如较长时间不给予增强,条件反射将会消退,如巴甫洛夫的经典条件反射实验。

(3)操作条件反射理论:该理论强调个体从操作活动中自己获得奖罚,认为行为可以分为两大类。一类是应答性行为,由特殊的可观察到的刺激引起,如瞳孔对光反射;另一类是操作性行为,是一种自发性的行为,它的出现与环境发生的某些后果有关,如婴儿啼哭可引来母亲的爱抚等,这些结果可促使行为反复出现。

2. 常用行为治疗方法

(1)系统脱敏:是采用深度肌肉放松技术拮抗条件性焦虑的方法,包括3个步骤。放松训练、制订等级脱敏表及两者相结合的脱敏治疗。主要用于治疗焦虑的患者。一般先同患者一起分析、制订一份导致焦虑的等级表,然后在治疗中用习得的放松状态来抑制焦虑反应,这一过程又称交互抑制。一般来说,如果能够确定引起焦虑的诱因,而这种焦虑又可引起适应不良性行为的话,就可以采用系统脱敏。

(2)厌恶疗法:是根据操作条件反射理论,如果在一种行为之后得到奖赏,那么这种行为在同样的环境条件下就会持续和反复出现。如果行为之后得到的是惩罚或根本就没有反应,那么这种行为在同样的环境条件下就会减弱或不再出现。在某一行为反应之后紧接着给予一个厌恶刺激(如电击、体罚等),最终会抑制和消除此行为。厌恶疗法常用于治疗酒精依赖或药瘾、性欲错乱以及其他冲动性或强迫性行为障碍。

(3)阳性强化:是指给患者一定的阳性刺激来强化其适应性行为。这种刺激可以是直接的、实际的物质,如患者喜爱的食物或饮料;也可以是精神鼓励,如表扬;或者是患者认为有价值的纪念品、钱币,并且应该在良性行为后立即以明确而肯定的方式给予,这一点十分关键。

(三)认知疗法

认知疗法是通过认知和行为技术来改变患者的不良认知,从而改善患者情感和行为的治疗方法。其理论基础是:认知过程可以影响情感和行为。心理障碍的产生是由于错误的认知,而错误的认知导致异常的情绪反应(如抑郁、焦虑等)。通过分析、批判错误的认知,代之以合理的、现实的认知,就可以解除患者的痛苦,使之更好地适应现实环境。包括艾利斯的合理情绪疗法和贝克的认知疗法。

对病、伤、残患者,要让患者接受已经存在的事实,用"既来之,则安之"的态度去对待,既不要自怨自责,也不要怨天尤人。要看到适应能力可通过锻炼而改善,且能使器官功能处于一种新的动态平衡,从而更好地执行各种康复措施。

(四)来访者中心疗法

来访者中心疗法的理论基础是人本主义心理学,该心理学派认为人们具有"自我实现"的潜能,不需要治疗者直接干预就能自己解决困扰,但防御性、紧张及焦虑往往会干扰这些潜能。最了解患者自己的是当事人,只要给患者提供适当的心理环境和气氛,他能在渐增的自我察觉、自我理解基础上,为自己找到更合适的行为。因此,治疗师应提供一种完全接受的氛围,接纳患者的情感,理解患者试图表达的内容,帮助患者清晰地表达自己的情感,同时在恰当的时候应当对患者正在表达的内容做出反应。这样,患者便能接受自我,排除焦虑和防御机制的干扰,达到自我调节的目的。

(五)集体心理治疗

集体心理治疗是指治疗者同时对多个具有共性的患者进行心理治疗的方法。集体心理治疗的作用机制包括团体的情感支持、群体的相互学习、正性群体体验、重复并矫正"原本群体经验"与情感。主要方法有普及性集体疗法、动力交互关系法、经验性集体疗法、交往模式校正疗法和心理剧启示法等。

(六)生物反馈治疗

生物反馈治疗是利用现代生理科学仪器,训练患者根据肌电、体温、血压、脉搏等反馈信号等来学习调节自己的心理、生理活动,使疾病得到治疗和康复。临床应用时往往与多种放松训练相结合,常用于治疗焦虑症、恐惧症及与精神紧张有关的心身疾病,如高血压、糖尿病、偏头痛、消化性溃疡等。

本章小结

通过学习康复治疗技术中常用的几大康复技术,能够对运动治疗技术、作业治疗技术、物理因子治疗技术、言语治疗技术、中国传统康复治疗技术以及康复心理治疗技术的基本概念、基本原则、基本治疗技术和常用治疗方法有个深刻的认识与了解,给康复治疗的对象制订出准确、全面的康复治疗计划与治疗方案。

(马璐瑶)

练习题

以下每道题下面有 A、B、C、D、E 五个备选答案,请从中选择一个最佳答案,并将相应字母填入题干后的括号内。

1. 康复的最终目标是( )
   A. 心理
   B. 职业
   C. 教育
   D. 娱乐
   E. 提高生活质量,回归社会

2. 属于高频电疗法频率的是( )
   A. 60 kHz
   B. 300 Hz
   C. 600 Hz
   D. 900 Hz
   E. 120 kHz

3. 有一个新鲜肉芽伤口创面,为促进伤口愈合,紫外线剂量宜选用( )
   A. 亚红斑量
   B. 强红斑量
   C. 红斑量
   D. 无所谓
   E. 超强红斑量

4. 以下哪种疾病是运动治疗的适应证( )
   A. 脑卒中后
   B. 大叶性肺炎急性期
   C. 血友病
   D. 心律失常
   E. 栓塞性静脉炎

5. 关节松动术常用手法不包括( )
   A. 滑动
   B. 摆动
   C. 旋转
   D. 分离和牵引
   E. 捶、拍

6. 收缩时肌肉起、止点相互靠近,肌肉缩短的为( )
   A. 离心收缩
   B. 向心收缩
   C. 等长收缩
   D. 静力收缩
   E. 等速离心收缩

7. 下列训练中,不用于平衡训练的是( )
   A. 滚球作业
   B. 插花
   C. 投掷飞镖
   D. 套圈作业
   E. 向身体侧方放置物品

8. 作业治疗的类别不包括( )
   A. 物理因子治疗
   B. 心理性作业治疗
   C. 功能性作业治疗
   D. 日常生活活动能力作业治疗
   E. 自助具、矫形器的制作与作用

9. 假肢的基本结构不包括( )
   A. 电池
   B. 人造关节
   C. 接受腔
   D. 悬吊装置
   E. 支撑构件

10. 人体的正常运动发育过程是( )
    A. 由头到脚、由近端到远端
    B. 上肢由肩到手、下肢由髋到足
    C. 由头到脚、由远端到近端
    D. 由脚到头、由近端到远端
    E. 从头和躯干开始

第六章 社会康复

> ★教学目标
> 1. 掌握：社会康复的基本概念、基本内容；社会康复与社区康复的区别；医务社会工作的"本土化"原则。
> 2. 熟悉：社会康复的目的及意义；社会康复的作用。
> 3. 了解：社会康复学的产生及内涵；社会康复工作的发展前景。
> 4. 能力目标：能从社会学角度出发，依靠社会帮助和残疾人自身力量，采取有效措施以减少和消除不利于残疾人进入社会的各种障碍，使残疾人能充分参与社会生活并为社会发展做出力所能及的贡献。

21世纪，中国面临着生存与健康问题的严重挑战。残疾人、老年患者和慢性病患者的数量与日俱增，对社会的发展形成了巨大的压力。在社会经济转型过程中，改革的逐渐深入对医学科学的发展和传统的医疗卫生制度都造成了持续不断地冲击。现代医学模式的转变也给医学科学本身的临床实践提出了一系列新问题。在康复医学领域里，社会康复这一重要环节日益被广大医务工作者和康复对象所重视，社会康复工作者在医疗机构和社区医疗中正在发挥着越来越大的作用。

第一节 社会康复学的产生及内涵

一、社会因素对健康的影响

无论从人的自然属性还是从社会属性来看，疾病和伤残都不可避免地与人类共生着，这种状况从人类诞生之日起直至人类灭亡之时也不可改变，即疾病和伤残永远伴随人类始终。

（一）社会问题与健康

从历史上看，原始社会生产力的极端低下，必然造成人类预防和治疗疾病能力的低下。山洞、窝棚和地穴式、半地穴式房屋，难以形成良好的卫生条件；生食、野炊和不洁器皿等都是产生疾病的因素；对严寒和酷暑、洪水和瘟疫造成的流行病难以抵御；狩猎、部族迁徙、械斗和民族复仇等造成的伤残，也都缺乏及时和必要的治疗条件等。社会问题带来的疾病和伤残，在远古时期就是很普遍的现象。随着社会的进步和生产力的发展，人们防止疾病的产生和对疾病的治疗也掌握了越来越多的方法。我国从传说中的三皇五帝时期，神农尝百草而发现中草药至今，传统医学拯救了世世代代被疾病困扰的男女老少，扁鹊、华佗、孙思邈、李时珍等许多著名医学家为世界医学的发展做出了重大贡献。随着现代科学技术的进步，世界上许多科学家不断发明了各种药物和解剖学、影像学及手术治疗等手段。进入20世纪后，电子技术的产生使医疗技术又进入了一个新的里程碑阶段。然而，社会的发展也产生了许多破坏人类自身的行为和技术，例如，火药、枪炮和现代化大规模杀伤性武器的演进，乃至细菌战、化学武器的使用，使人类不断受到由此产生的疾病和残疾的空前威胁。交通工具的发展和现代化公路、铁路、水上航运、空中航运的节奏加快，使交通事故大量出现，死伤人数与日俱增。生活环境的污染导致地方病和职业病不断涌现,越来越多的高空作业、高温作业、机械作业也每天都在制造死亡和伤残。研究和解决这些问题,要涉及社会学的理论与实践,并探讨疾病、伤残与社会的关系。

社会因素对人类疾病的产生、健康的变化及医学科学发展的影响,是社会康复学产生的基础。人们最早对此问题的关注,是在社会流行病学方面。世界著名的医学史专家亨利·西格里斯(H. E. Sigerist,1891—1957)曾指出,远在古希腊和埃及时代,就有了关于特殊疾病与特殊职业关系的记载。英国的约翰·斯诺爵士在1854年研究了伦敦暴发的霍乱是由饮用水被污染引起的。因此,推动了19世纪中期欧洲社会流行病学的不断发展。到了20世纪,吸烟与肺癌的关系以及军团病、心肌梗死、艾滋病等流行病与社会生活的关系,也逐渐被人们所了解和重视。

社会学研究的内容,包括社会结构、社会组织、社会问题和社会发展等方面。其中,社会结构、社会组织与社会发展给人类造成的疾病、伤残、障碍与残疾,与种族冲突、民族战争、社会歧视与偏见、贫穷与饥饿等密切相关,甚至随着社会的发展而不断产生新的疾病,使人类猝不及防。其中,与疾病最直接相关的是各种社会问题以及伴随的家庭问题和个人问题,这些都严重影响人们的身心健康。例如,落后的近亲结婚习俗导致的遗传性新生儿缺陷;孕妇饮食中缺碘导致的地方性胎儿大脑发育不良;农村饮用水源污染和城市噪声、废气对人体的危害;巫医、假药对疾病的影响等,以上的社会性群体问题都是迫切需要解决的。尽管世界各地现在已经越来越重视这些社会问题,但因经济、政治、文化、教育、医疗卫生发展水平的不同,尚不可能从根本上解决。

(二)家庭与个人问题对健康的影响

家庭与个人所遇到的问题,也可以成为疾病的社会因素,尤其是在心理障碍和精神疾病方面显得十分突出。作为一个社会成员,个人所遇到的问题主要来源有以下几个方面。

1. 个人人格的内在因素　比如个人内在的需求得不到满足和由此产生的各种挫折、困惑和烦恼。

2. 家庭和其他环境的需求与压力　这些需求和压力已超过个人能力的负荷,使人不能承受。

3. 人与环境的互动　各种环境的变化所产生的人际关系变化及社会适应功能的变化,都会影响人的心理变化乃至破坏人的正常思维能力、判断能力,导致精神疾病的发生。

因精神病致残的人数在我国已有一千多万,据了解,在各种致残病因中,精神分裂症比例最大。造成精神分裂症的主要诱因都是社会性的,即日常生活、学习、工作和社会交往中人际关系的突变和强刺激。各种强刺激使大脑功能活动发生紊乱,导致认识、情感、行为和意志等精神上的严重障碍。社会问题、家庭问题等因素不仅是造成精神分裂症从而致残的因素,也是造成情感、偏执性、反应性和儿童期精神病综合因素即社会文化的总体因素。而且,酒精依赖与中毒、药物依赖及中毒也都与上述诸因素有关。近年来,虽然政治因素造成的心理和精神疾病发病率明显下降了,但家庭因素和工作因素导致的精神疾患却大量增加。

总之,残疾人在康复医疗过程中产生的问题与社会学之间的联系是客观存在的必然联系,社会康复学的产生与发展都是建立在这种联系之上的。社会康复学研究的进展,既是康复医学发展的必然结果,也是医学社会学发展到新阶段的标志。

二、现代医学模式的转变

传统的生物医学在理论研究和临床实践方面,借助其他领域科学技术的发展提供的技术手段,从人这个生物整体,深入人的系统—器官—组织—细胞—细胞核—受体—DNA—分子,最终形成分子医学。虽然由此带来了生物医学的高度发展,但却不断把生物的人与社会的人肢解了,使医学本身也陷入了与社会发展不相适应、不相协调的困境。但随着社会的进步、现代科学技术的发展,使生物医学也逐渐向干预、控制和改变人的生命过程方向发展,甚至用现代技术"克隆"了人体器官,并有可能"复制"人本身。现代医学正在向微观与宏观两个方向深入发展,分子医学与系统医学并驾齐驱,微观医学(分子医学)研究人体的微细结构与变化,是由高技术手段和设备装备起来的,使医学走上了"技术化"道路。高技术医学的发展,一方面给人类的健康带来了利益,另一方面也带来了某些影响健康的消极因素甚至群体性灾难。如在一些发达国家慢性病、退行性病及衰老成为主要影响健康的问题,我国也面临着人口老龄化的挑战。随之而来的重大问题即持续的医疗费用上涨过猛,社会难以负担,又难以做到公正。尽管人们的平均寿命延长了,但是生活质量并不尽如人意。

医学的目的是什么？简单的回答只有一句话:"为了人类健康。"然而,医学发展的动态性和它的多维性,以及人的认识能力的局限性,给医学目的的实现带来了复杂性和许多困惑。一方面,随着医学科学的发展,人们对征服疾病,保障健康,提高生活质量的认识程度不断提高,实现医学目的的手段、方法和途径越来越多,可供选择的余地也越来越大;另一方面,在越来越多实现医学目的方法中,人们又往往由于难于区分良莠而处于束手无策的境地。科学家们在要达到自己目的的同时,又被自己不断发明创造的手段所干扰。甚至在努力朝医学目的前进的时候,出现与目标背道而驰的现象。例如,为了征服疾病,生物学家和医学家广泛研究和使用化学药物,使人与疾病作斗争的能力大大增强,但成千上万种化学药物以及对药物的盲目滥用,又造成严重"药害";为了延长患者生命,我们发明创造了复苏技术、复苏仪器、器官移植术等手段,这些技术虽然延长了濒死患者的生命,但同时也延长了患者的痛苦,增加了亲属和社会的经济负担,同时也带来了卫生资源的分配不公平和巨大浪费等一系列社会问题。又如为了降低婴儿死亡率,医院将新生儿隔离在无菌环境中,虽大大提高了新生儿的存活率,但母乳喂养率却呈下降趋势,造成大量代乳品的出现,导致婴幼儿和儿童免疫力、身体素质下降和发生医疗纠纷。

20世纪晚期,从生命诞生初期的人工授精、试管婴儿到生命结束阶段的临终关怀和安乐死,从器官移植到基因重组,人类对生命及生存价值的体会和生活质量内涵的变化,使医师的治疗在不断进展的过程中也不断产生障碍和困惑。在迈入21世纪的门槛之前,人们还看到以下几方面的事实。

其一,是自20世纪50年代以来,世界各国为了克服心脑血管疾病和肿瘤费尽了心血,消耗了大量资源,但在全世界发病率仍呈上升趋势,主要原因在于生物医学只注重用对待生物因素致病的技术和方法来与社会因素造成的疾病对抗。

其二,是误诊率居高不下。尽管几十年来现代科学技术为医师提供了大量先进的检测设备,但临床误诊率并未因此下降,原因仍要归结为生物医学的缺陷。如方法不当、主观臆断、迷信仪器、思路狭窄等。

其三,是数十年以来一些严重危害人类健康的疾病始终未能找到致病原因,新的疾病又不断出现,在生命的顽强与脆弱反复较量的舞台上,医学和社会学、伦理学之间的冲突日益突出。

医学模式需要改变并正在改变,医学和社会都需要在这种改变中进行对话。医学的困惑,直接影响了人们的社会生活。社会因素对医学发展的冲击,迫使医学离开了传统的轨道。现代医学模式从传统的生物医学模式向"生物-心理-社会"模式转变,使人们普遍认识到仅仅依靠医师和药物已经不能完全恢复并保持人类的健康,生物医学技术和医学领域高科技研究成果、尖端医疗设备的发明,使患者和医师之间的感情交流逐渐被金属、射线、电流所割裂与取代。在金钱和物欲的诱惑逼迫下,一些医师不择手段地收治患者住院、开几千元的大处方、手术失误、收礼收"红包"等现象屡屡发生,我国医患关系在20世纪末出现了明显的危机。天使的白衣受到了玷污,给方兴未艾的医疗制度改革带来了新的问题。医学必须不断强调人文精神,即从人的心理和社会意识层面理解健康与疾病,才能为人类的健康提供保障。

第六章 社会康复

事实上,20世纪初社会工作对医学的介入,即在许多国家和地区开展的医疗社会工作,已经为现代医学模式的转变创造了条件。中国在1920年以后也曾有国外的医务社会工作者介入几个大城市开展工作。20世纪后期全球性的精神病患者开放式管理,弱智儿童、少年的一体化教育,对临终老人的特殊关怀,以及预防医学、保健医学、康复医学和健康教育的发展等,都为这种转变提供了有力的支持。在这种形势下,社会医学和医学社会学理论相继产生,不但丰富了医学体系和促进了现代医学的发展,而且引起了社会学家越来越多的关注。在我国,社会学家首先介入与社会弱势群体中残疾人密切相关的康复医学,一方面从理论上探索医学与社会学、残疾人与社会的互动关系;另一方面积极投入残疾人的社会工作实务,开辟了有中国特色的社会康复工作途径,并总结出一套有益的经验和理论认识,产生了社会康复学。

医学理论和实践涉及诸多层次和诸多因素,其中许多因素是难以用技术手段定量测定、定性分析的,尤其是造成疾病和伤残的社会因素,必须进行大范围、长时间的调查,这不仅造成研究上的困难,也增加了临床诊断和治疗的难度,其表现形式就是医疗问题、心理问题、社会问题乃至法律与宗教问题相互混杂,难以厘清。另外,医师与患者的关系,首先是人与人的关系,互相信任是治疗疾病的基础与保障。如果一个医师的眼中只有疾病、医疗手段和物质利益,而没有或极少有被疾病困扰着的患者,就会导致患者逐渐疏远了医师和医院,那么最终这个医院在激烈竞争的医疗市场中就很难生存与立足。另一个明显的表现是当前医疗实践活动,落后于医学模式转变的理论认识。医学教育也基本上徘徊在传统的生物医学峡谷里,没有力量跨越千百年形成的感性和偏见的峡谷。由传统医学教育思想培养出来的医师,现在仍然是我国医疗卫生事业中的主要力量。在医院里,一方面医师是主体,听诊器和手术刀说了算,另一方面药品是和市场经济接轨的重要成分,大多数医院要靠卖药和各种检查来增加收入。虽然许多医院的大厅都高悬着"患者至上"的牌匾,医院的管理者和医师都在说改善医患关系,加强医德医风建设,但是在绝大多数医师的眼里,患者仍然只是一台残损的或缺失了零件的"机器"。

为适应医学模式的转变,医学教育的重点应转移到社会性疾病和心因性疾病的教学上来。从生物因素扩大到社会因素,从生理因素转移到心理因素的教学上来。具体表现为由防治疾病扩大到保护健康,促进长寿;由自然致病因素的预防扩大到生活行为以及其他社会致病因素的预防;由生理防治扩大到心理防治。要达到上述要求,必须加强社会医学、行为医学、环境医学、医学心理学和康复医学等学科的教学和研究,努力推进医学与人文社会科学交叉学科的研究。医学教育必须从理论和实践的结合上,加强卫生经济学、卫生法学、卫生管理学、医学社会学等交叉学科的教学和研究,引入社会科学的方法来解决医学问题,促进医学教学方法的改进。

现代医学模式的转变在实践上是严重滞后的。如果说"生物-心理-社会"医学模式的提出在理论上是一次变革,那么,这一模式在实践中的贯彻同样是一次变革,而且是难度颇大的变革。在观念上接受"生物-心理-社会"医学模式固然不是易事,但在行为方式上,在医学活动的具体操作中,贯彻落实新医学模式要比在观念上接受复杂得多、困难得多。对于医学模式的转变,人们在理论上的创新与实践上的保守,思想上的认同与行动上的消极和拒绝,形成了鲜明的反差和不协调。思考这种反差和不协调,分析医学模式转变在实践上滞后的原因,是推进医学模式转变、促进医学事业发展所需要的。

在这种形势下,康复医学的理论与实践,弥补了生物医学的缺陷。康复的目的是使残疾人和其他患者机体和心理得到最大限度的恢复,重塑自我,以新的面貌和心态参与社会生活,充分发挥潜在的能力和创造性,共同分享人类所创造的物质和精神文化成果。这是医学的胜利,是现代医学所追求的目标,也是人性的胜利,是社会文明与进步的表现。当然,在康复医学的发展进程中,仍然处处留下了传统生物医学模式的痕迹。许多康复医师还没有完全跳出生物医学的窠臼,心理医师还没有精力给康复医学以更多的关注,慢性病患者的康复还存在许多空白,医疗社会工作的专业化水平还不够高。但是，医学模式的转变已成定式，康复医学的发展已不可逆转，传统生物医学模式的主旋律必然会逐渐被替代，社会康复学的产生是现代医学模式转变的必然结果，也就是说社会康复学是适应医学模式转变而产生的，必将随着康复医学的发展而走向成熟。

三、医疗制度改革的需要

社会对医学的要求和医学模式的转变，促进了医疗制度改革，这种改革必须配合社会福利和社会保障制度改革的进程。社会康复学基本理论的产生和社会康复服务，体现出了医务社会工作者对康复对象特殊需求的认真思考和有益的工作，适应了医疗制度改革形势和发展需要。社会经济政治等复杂因素无时无刻不在干扰着医学科学的神圣目的，尽管许多医学实践活动是以医学为目的，但在以利润为重要驱动力的社会里，必须承认有许多医疗活动常常以经济利益为目的。在人类医学发展史上，以医学为目的的医疗活动往往和以经济利益为目的的医疗活动交织在一起，我国目前体制改革过程中医学领域出现的许多问题就是这种矛盾交织的产物。当然，对于在利润驱动下的医疗活动应当客观评价，不可否认其对医学发展有一定的促进作用。但同样，它也导致了医学发展出现了盲目失控现象。所以这些，都要求医疗卫生制度要做出改革。

除了医学与社会学共同面临着上述问题，医学本身还存在着以下几方面问题。

（1）卫生资源配置不合理，医疗服务模式单一，与人民群众医疗需求多样性之间存在着矛盾。

（2）医疗服务社会化程度不高，医疗机构之间缺乏技术竞争和协作。

（3）医疗机构管理体制和运行机制缺乏活力。

（4）医疗机构补偿机制不合理，并由此引发很多弊端。

1999年，我国开始全面改革医疗制度。建立和完善包括城镇职工基本医疗保险制度在内的社会保障体系，关系到经济体制改革的顺利进行，城镇医疗卫生体制改革则直接关系到群众的切身利益。因此，逐步建立城镇职工基本医疗保障体系和医药卫生体系，成为全面改革医疗制度的主要内容，也是我国医学发展进入新的里程碑标志。

医疗保险成为城镇居民医疗的一种保障，这是国内外社会发展的形势所决定的。医疗保险把医学与市场联系在一起，在患者和医院之间增加了一条沟通的渠道，也增加了一道彼此自我保护的屏障。在这种形势下，如何保障患者的利益，特别是如何保障残疾人权益的同时，又维护医院的利益，就成为社会工作者特殊的任务与职责。随着医疗制度改革的深入发展，医务社会工作者所从事的社会康复服务将越来越受到医疗机构和广大患者的欢迎。

四、社会康复学的基本内容

任何学科的产生和发展，都是人类社会需要的结果。第二次世界大战使数以万计的人不幸致残，康复的需要促进了现代康复医学的产生和发展，如残疾人、老年人和慢性病患者的康复，则需要多学科综合解决，其中残疾人的全面康复尤其重要。目前，学术界对康复医学比较一致的概念是：综合地和协调地利用医学的、工程的、教育的、职业的、社会的和其他一切可能利用的措施，使残疾者的功能和权利复原到尽可能达到的最大限度，以使他们与健全人平等地参与社会生活。社会康复就是全面康复系统中的一个重要环节。

社会康复学的研究范畴，包括康复医疗机构中的社会康复工作，也包括社区康复和家庭康复中的社会工作服务。因为残疾人是康复对象的主体，我们的讨论一般泛指残疾人的社会工作。我们从社会康复学和医疗社会工作的角度，讨论残疾这一人类固有的问题时，主要侧重于研究疾病、伤残与社会、社区、家庭的互动关系。开展对疾病、伤残与社会学之间的关系的研究，从社会学和社会工作的角度，对残疾人、慢性病患者、老年病人实施社会康复，在中国更具有紧迫性和极大的社会意义。除了医疗机构要逐步全面开展这项工作之外,社区康复也是一种在基层对各类残疾人及其他康复对象服务的途径。这种服务,是医疗、社会、职业、教育、心理和工程技术的综合服务,比单纯在医疗机构中的医学手段更有成效。它能调动社会各个方面,包括残疾人家属积极参与到康复工作中,就非常适合中国的国情,在家庭伦理、社会意识和经济生活等方面都有好处。所以,从致残原因的社会因素来考虑,从解决社会问题入手,大力开展社区康复,比医疗和康复机构中的治疗更为有效。

疾病、伤残与社会学之间的联系是客观存在的必然联系,社会康复学的产生与发展都是建立在这种联系之上的。社会康复学研究的进展,康复医学体系中的社会康复,既是现代医学"生物-心理-社会"模式发展的必然结果,也是社会学研究中一个很有生命力的新领域。

社会康复是针对以残疾人为主体的特殊人群开展服务的社会工作,其内涵具有广泛的社会性,也有一定的专业特点。

（一）社会康复的内容

1. 协助政府机构制定法律、法规和各种政策　保护残疾人的合法权益,使其享有同健全人一样的物质生活条件和文化成果。无论是残疾人,还是老年人、慢性病患者,都是社会上有特殊需要和特殊困难的群体。他们有特殊的医疗、住房、社会交往等方面的困难,解决这些困难不仅需要社会各界的共同努力,而且需要政府制定相关的法律、法规和政策。社会康复工作者一方面要在调查研究的基础上向政府有关部门提出建议,另一方面要坚定不移地贯彻落实政府的法律、法规和政策。

2. 保障残疾人生存的权利　使其在住房与食物、婚姻与家庭等方面得到公平的待遇,有适合其生存的必需条件。住房和食物,是每一个人在社会上生存的最基本条件;婚姻和家庭生活对绝大多数残疾人也是需要的,应该得到社会的关注。如果康复对象缺乏这些基本条件,医疗的、教育的和职业的康复都无法实现。

3. 为残疾人自身的发展提供帮助　使其有接受教育和培训的机会,提高其生活自理能力、就业能力和参与社会的能力。残疾人由于存在生理和心理障碍,一方面较少接受教育,升学阻力很大,困难重重;另一方面需要接受特殊方法的教育,需要提供特殊的学习条件(如环境、设备、教材等)。社会康复工作者应该千方百计地帮助他们寻找机会、创造条件、排除阻力、疏通障碍,使适龄的残疾儿童入学,使达到录取标准的残疾考生不被拒绝,使残疾毕业生能找到合适的工作等。同时,鼓励和动员社会创办更多更好的特殊教育学校,努力争取增加特殊教育经费,推广普通学校的"一体化"教育,提高残疾人的文化素质,从而更好地参与社会生活。

4. 消除家庭-社区-社会中的物理性障碍　为残疾人提供生活起居便利条件,并享受社会公共设施服务。生活环境中的物理性障碍,会给各类残疾人、老年人和其他行动不便的人造成许多困难。20世纪70年代以来,世界各国都为残疾人的无障碍环境设计与改造做了大量工作,我国许多城市近年来也做了很大努力,并取得了一定成绩。但是,面对8 000多万残疾人和更多的老年人群体,真正能够得到无障碍环境益处的残疾人是极少数,尤其严重的是,大多数残疾人的家庭环境没有实现无障碍化,给他们的生活起居及参与社会生活带来极大不便。因此,倡导和推进无障碍环境设计与改造工作是社会康复的一项重要工作。

5. 大力提倡和实现人道主义精神　消除社会上对残疾人的歧视和偏见,激励残疾人自强自立精神,建立一种和谐的社会生活环境。社会工作者在开展社会康复工作中,一方面要在社会上广泛宣传人道主义,动员社会各界关心和帮助残疾人,制止对残疾人的歧视、侮辱、虐待和不公平;另一方面要鼓励残疾人自强不息,克服困难,增加生活的勇气和适应能力,通过自身的努力奋斗来提高独立生活能力,改善生活质量。

6.组织残疾人与健全人一起参加社会文化、体育和娱乐活动　支持残疾人参见社团活动,通过交往形成全社会理解、尊重、关心和帮助残疾人的良好风尚。残疾人的文化、体育工作,重在参与,重在精神文明建设。社会康复工作包括组织和扶持残疾人开展适应自己特点的群众性文化、体育、娱乐活动,并通过广播、电影、电视、图书、报刊等形式,宣传残疾人运动会文艺表演活动;鼓励、帮助残疾人进行文学艺术、教育、科学技术和其他有益于社会发展的创作活动。

7.采取措施帮助残疾人实现(或提高)经济自立(或自理)　对于不能实现经济自立的重度残疾人,帮助他们得到社会给予的经济保障。为减轻社会负担,在扶贫助残工作中,社会工作者应致力于残疾人实现经济自立,消除懒惰和依赖思想;对于完全失去劳动能力和生活自理能力的人,则应帮助他们获得生活保障金和其他待遇等。

8.鼓励和促进残疾人参与社会政治生活,保障其政治权利　残疾人积极参与政治生活,不仅可以提高觉悟、提高政治地位,还可以改变人们的一些不正确看法,纠正社会上的错误观念。为残疾人参与社会政治生活而创造条件和提供帮助,是社会康复工作的重要内容之一。

（二）社会康复的特点

社会康复是康复医学领域中的重要内容,也是全面康复的临床实践不可缺少的工作环节。根据我国的国情和康复医学发展的状况,它具有以下特点。

1.社会康复是一种政策性很强的工作　由于残疾人是社会上最困难的群体,需要政府从法律和政策方面给予照顾。同时,也需要对不同情况采取不同的政策与措施。例如:工伤的认定和处理、交通事故及意外伤害的赔偿、残疾用品的配备、抚恤与救济、伤残评定、法律援助等,都需要社会工作者直接参与,所以社会康复必须要时刻注意政策,既要维护残疾人的合法权益,又要不妨碍相关人员、单位和社区的利益。

2.社会康复十分注重调查研究　因为社会康复的主要工作方法是个案工作,其目的是帮助残疾人解决具体问题,而调查研究是解决问题的前提和必然过程,所以社会康复工作特别强调调查研究。社会工作者既要与案主认真会谈,倾听案主的申述,又不能完全按照案主的意志去办理。只有对个案相关者进行全面而深入的调查,才能避免主观性和片面性,真正把问题解决好。

3.社会康复是讲究协调性的工作　社会工作需要较高的协调艺术与整合技巧,个案工作需要在案主与各持己见的当事人之间进行协调,小组工作也需要在各种专业人员之间进行协调。虽然我国康复医学事业已处于快速发展阶段,但康复医师严重缺乏,况且医师也难以解决非医疗的问题,如组织、规划、召集、布置其他专业人员工作等,所以这种协调工作就需要靠社会工作者来承担。实际工作也表明,在残疾人(案主)与当事人之间、患者与医护人员之间、医院内部各科室与各专业人员之间、医院与社区之间,社会康复的协调工作都是非常重要的。

4.社会康复工作具有很强的效益性　一方面,社会康复可以为患者解决许多医护人员不能解决的问题而受到患者的欢迎,因而产生广泛的影响和难以估量的社会效益;另一方面,医疗机构的社会康复工作是有偿服务的,是医疗制度改革中医院新的经济增长点,具有很大潜在力量和优势。社会康复完全符合现代医学发展的"生物-心理-社会"医学模式,有很强的生命力,其社会和经济双重效益性已经充分显示出来。

上述是社会康复工作的内涵及特点,都在医疗机构和社区医疗卫生服务中共同体现出来。随着康复医学的发展,这些特点将会越来越被人们所重视。

第二节　社会康复的意义

一、基本概念

在康复社会学的理论指导下,近年来我国医务社会工作致力于康复机构和社区中的社会康复工作。特别是康复机构中的个案工作取得了很大进展,积累了一定的经验并创立了符合中国国情的方针与方法,为残疾人的全面康复、回归社会做出了一定的贡献。

在康复医学领域里,社会康复的概念,是指从社会的角度,采取各种有效措施为残疾人创造一种适合其生存、创造与发展、实现自身价值的环境,并使残疾人享受与健全人同等的权利,达到全面参与社会生活的目的。社会康复的实现,一方面依靠残疾人自己的不懈努力,另一方面则依靠社会对其提供尽可能的帮助。社会康复的措施,有些是针对残疾人个人的,有些必须是社会整体性的,如法律政策保护、无障碍环境、美好和谐的人际关系等。社会康复工作的内容,主要通过各种康复机构和社区康复、家庭康复工作来体现,康复机构中开展的是个案工作和小组工作,社区中的社会康复工作也主要由社会工作者承担。目前所说的社会康复,主要是指康复医学领域中的医务社会工作,康复对象以残疾人为主体,一般不包括药物依赖者、酒精依赖者和青少年犯罪者的社会康复。

现代医学从生理模式向心理模式再到社会模式的转变,使人们注意到大量社会学所研究的社会问题,往往与疾病伤残有密切的联系。随着社会的发展,这种联系越来越广泛。社会问题,就是社会运行过程中使社会系统失调的障碍因素。社会问题的发生,能够影响社会部分成员甚至全体成员的共同生活,干扰社会秩序,甚至可能对社会运行的安全构成威胁,比如吸毒、酗酒及性病的传播对社会造成的影响以及一定范围内的地方病、职业病和饥饿、战争等对社会发展的障碍。社会问题与社会发展共存,由于社会矛盾具有普遍性,社会问题也必然普遍存在,而且它会随时间上的、空间上的变化而出现变异。交通事故造成的伤亡是全球性的,并随着时间推移与日俱增。而某一地域性的疾病既可以因病源的根治而消失,也可以因自然条件生态环境的改变而出现。社会问题因为社会交流的复杂性,而具有一定时间的持久性。所以这一切使疾病与社会之间的关系也显得更加复杂。

在社会康复学理论的指导下,康复机构和社区康复的医务社会工作正在向前发展。社会康复个案工作也取得了一定进展。社会康复个案工作,是一种专业化的社会工作。目前,它主要是在康复机构里为以残疾人为主体的康复对象服务的。从事社会康复的个案工作者,遵循社会工作的理论基础、原则和工作方法,着重帮助案主即康复对象解决各种各样的社会问题,帮助他们回归社会,重新参与社会生活,以此缓解矛盾,维护社会安定团结。从事社会康复的我国医务社会工作者,借鉴先进国家的经验,结合国内实际情况,正在努力创造具有中国特色的社会康复理论体系和工作方法,为我国残疾人事业的发展做出自己的贡献。

二、社会康复的目的及意义

在现代医学的发展历程中,新兴的康复医学是很容易把医学与社会学联结起来的一门专科医学,因为康复的目的不是治病,而是采取各种技术手段帮助残疾人和其他康复对象回归社会,重新参与社会生活。医务社会工作是以社会康复服务的方式出现的,产生之始即受到医学界的重视和社会学家的认真研究,更受到广大残疾人的欢迎,同时也得到社会各界的热情支持。

我国的医务社会工作,是在社会学和专业社会工作重新恢复和开展之后兴起的。适应残疾人事业的发展和现代医学模式的转变,1988年10月中国康复研究中心的建立标志着残疾人康复事业进入了全面发展的新里程。改革开放后我国第一批医务社会工作者开始探讨全面康复工作在现代医学模式转变过程中的意义与作用,专业社会工作者在医院的社会服务已经中断了半个世纪之后,重新参与到医院临床工作中。他们从帮助解决患者的家庭问题和社会问题入手,与心理医师密切配合,同时与康复医师、护士、运动治疗师(PT)、作业治疗师(OT)、康复工程技术人员等共同组成治疗小组,使患者得到了全面的康复医疗服务,取得了显著成效。进入21世纪之后,经过十几年的探索与发展,北京、上海、广州等地的一些大型医疗康复机构逐渐开展了对患者的社会服务工作,一些非政府机构也开始尝试进行专业化的社会康复服务。

康复,归根到底是使各种不能正常参与社会生活的人重新回归社会。社会工作者从事的社会康复临床个案工作,不仅从理论上使现代医学模式的转变得到验证,而且使医师与患者恢复和改善了人与人之间的关系,医学与社会学的关系在医务社会工作者的协调下水乳交融了。康复有多种途径,可以分别在机构中、社区中和家庭中进行。康复机构集中了各种专业人员和先进的设备,非常有利于残疾人和老年患者、慢性病患者的全面康复与回归社会;而社区康复则是一种在基层对各类残疾人及其他康复对象服务的途径,是集医疗、社会、职业、教育和心理的综合服务。社会康复能调动社会各方面的力量,如患者家属积极参与到康复治疗工作中就很适合中国的国情,在家庭伦理、社会意识和经济等方面都有积极的意义。所以,在社会康复学的理论指导下,从致残原因的社会因素来考虑,从解决社会问题入手,大力开展医务社会工作,是今后康复工作的重要内容。

三、社会康复的作用

社会康复工作是一门综合运用医学、法学、社会学、工程学、护理学等现代科学所提供的知识与技能而形成的以应用为主的专业学科。它是调动社会力量来帮助有特殊困难的人群,满足社会需求的一系列有组织、有目标的活动。它的具体功能是积极地、科学地,解决在社会发展过程中由于各种关系的失调、变态和冲突所造成的病、伤、残者与家庭单位、社会之间不平衡的矛盾。社会康复工作通过个案工作、小组工作和社区工作等方式开展;通过为残疾人提供各种服务来达到消除社会弊病,改善社会机制,协调人际关系,增进社会福利和提高病伤残者生活质量的目的。社会康复工作在改善医患关系方面起着重要的作用,从而推动了现代医学的发展,体现了医学的人文精神,促进了社会的精神文明建设和人类的进步。

人类历史进入20世纪90年代之后,世界出现了新的格局,人们的思想观念也出现种种重大的变化。众所周知,人是社会的主体,人本身的发展进步是当代社会发展变化的起点,也是终极目标。病伤残者不断改善人际关系,不仅对自身的发展有好处,而且对社会的稳定和发展也有积极的意义。残疾人虽然身心健康处于劣势,在为人类献身的竞技场中存在障碍,但是,如果能本着以人为中心,以人的发展为目标拼搏前进,则可能把劣势变为优势,使自己在生活道路上、在对人类社会的贡献上,充分发挥主动性和创造性,由弱者变为强者。这是残疾人的心声,是医务社会工作的宗旨,也是社会工作者努力的方向。

残疾人极需要社会各界的理解、同情与帮助。联合国《关于残疾人的世界行动纲领》中明确指出"要达到'充分参与和平等'的目的,仅仅着眼于残疾人的康复措施是不够的。事实表明决定残疾对于一个人日常生活影响的主要因素是环境,如果一个人失去了获得生活基本因素的机会,而这些机会对于社会其他人来说都是人人有份的,那就构成了障碍。这些基本因素包括:家庭生活、教育、住房、经济和人身保障。参加社会团体与政治团体宗教活动、亲密关系和性关系,享有公共、行动自由以及一般的日常生活方式"。中国政府已经认可并愿意执行这一行动纲领。

在《中华人民共和国残疾人保障法》中规定：①残疾人在政治、经济、文化、社会和家庭生活等方面享有同其他公民平等的权利。②残疾人的公民权利和人格尊严受法律保护。③禁止歧视、侮辱、侵害残疾人。④为了减少和消除社会对残疾人的歧视，帮助他们平等参与社会生活，我国在刑法、刑事诉讼法、民法通则、民事诉讼法、婚姻法、继承法、选举法、兵役法、义务教育法等主要法律中，都有保障残疾人的专门规定。

残疾人进行医疗、心理、教育和职业一系列康复之后，摆在他们面前的仍然有一个严峻的现实：社会并不轻易向残疾人敞开大门，这无疑影响他们治疗的积极性和参加各种康复活动的热情。于是，社会康复就负有了特殊职能，它的主要任务之一就是沟通残疾人和外界的联系，一方面唤起社会对残疾人的理解，与社会一起创造帮助残疾人平等参与社会生活的条件；另一方面帮助残疾人认识和适应现实社会，使他们意识到自己不仅有生存的权利，而且还有为社会尽责的义务。现实生活中，在身心痛苦折磨下的残疾人心理往往会发生异常。不言而喻，如果心灵的天秤不能保持平衡，要想战胜残疾重返社会几乎是不可能的，外部世界包括社会环境和正常人对残疾人心态所产生的影响也不可低估，但更重要的是残疾人自身如何弥补因为身残而导致的心灵残缺。

现代社会中，从来没有一个人能够完全独立于生活和活动之外的，他永远是某一个社会集团或群体的成员。从这种意义上说，残疾人的社会交往和人际关系会直接影响其他人群的社会活动和生活质量。残疾人是一个特殊的群体，其影响无处不在。只有每一个残疾人和健全人都把美好和谐的人际关系当作安身立命的根本大事重视起来，我们的文明与进步才会健康、迅速地发展。社会康复，就是连接残疾人与社会的一座桥梁和纽带。

四、残疾人的潜力与创造性

从事社会康复的社会工作者，一方面要鼓励残疾人自尊自信、自强自立，另一方面还要动员社会力量尽可能地帮助残疾人，使他们提高生存质量，并有所创，有所发展。

(一)要有参与社会的欲望和勇气

回归社会，重新工作和参与社会生活的欲望，不仅有年龄上的差别，也有性别上的差异。在重残者中，女性参与社会生活的欲望较男性更低，已婚残疾妇女在家庭稳定，经济收入有保障的情况下，几乎没有人再想从事过去的工作或重新选择力所能及的职业。回归社会的愿望和重新创造生活的勇气，在残疾青年中表现突出。这种愿望和勇气，预示着残疾人事业未来的前景。

鼓励残疾人重新参与社会生活，发挥创造性、回归社会主流，社会工作者必须首先帮助他们树立信心，提高勇气，保持豁达大度、乐观积极的思维方式及处事方法，这对健全人已经不容易，对残疾人来说更是非常困难的，然而也是极其重要的。信心和勇气，是适应社会的前提；坦然面对困难，豁达大度，是思想情操高尚的表现。人的一生，总要经历许许多多的酸甜苦辣，走过许许多多艰险坎坷的道路，碰到各种各样的同路人。有的短暂相识即分手而去，有的结伴同行一段人生之旅，有的几十年友谊常驻，有的甘苦与共终生相依相守。也难免有人嫉恨、攻讦、误解、抱怨、造谣中伤或落井下石，生活中也不乏阳奉阴违或口蜜腹剑的人。对于有身心障碍的残疾人来说，人世间的风刀霜剑要更凶险得多。实际上，人生之旅中难得的友情和坦诚相待，每个人都会感到幸福和欣慰，并愿意给以报答。而对于生活中那些令人不快的丑恶，令人愤怒的言行，我们则应在有理、有利、有节的处理过程中，注意保持自己清醒的头脑和豁达的风度。社会康复工作者要帮助残疾人保持乐观积极的思维方式和处事方法，这是和豁达大度密切相关的。

残疾朋友应该懂得，任何人的生活中，都有顺境和逆境，有欢乐和忧伤。乐观的人常会看到生活光明的一面，总是对前途存有希望，抱着理想，怀有信心。每当遇到挫折的时候，首先想到黑暗不过是暂时的，太阳就会重新升起，因此这些人能沉着地应付各种困难，绕开急流险滩，争取美好的前景和新的成功。相反,悲观的人则往往只看到生活中黑暗的一面,对于前途不抱有任何信心与希望,每天都担负着心理上的千斤重担艰难度过,偶然遇到失败和阻碍,就更加多了几倍忧伤和恐惧。这些人认为成功只是暂时的,团聚时的欢欣很快就会被别离的痛苦所取代,他们对任何事物都不感兴趣,让岁月在长吁短叹中消逝,有的人甚至因悲观绝望而轻生弃世。所以,创造性在一定意义上说只属于乐观向上,开拓进取的人。悲观绝望,就是对创造性的扼杀。

我们并不是要只看生活中美好的东西,而否认其中的痛苦和困难,或者在遇到不愉快的事物时就掉过头去,装作没有看见。这种逃避的态度,本身就是心理不健全的表现。我们也不是要在遇到困难和挫折时,强作笑颜,或装成毫不在乎的样子,这也仅仅是另一种逃避的形式而已。在这里,我们提倡一种变换角度的观察和待人接物的方法。一是仔细观察那些令人不快的现象和事物,换一个角度,可能发现一些新的、有意义和价值的方面;二是从对方的位置和出发点去思考一下,也许事情并不像当初认为的那样糟。蔑视困难和挫折,积极地投入新生活,生活就会对你微笑。

(二)努力发挥创造性

有了重新参与社会生活的愿望,是战胜自我的重要表现,也是重新发挥创造性的第一步。但是,要真正使自己被"埋葬"了的创造性再现生命的异彩,还需要极其顽强而艰辛的努力。对于所有残疾人来说,发挥创造性、回归社会生活主流的一个重要信念和方法,就是扬长避短、锲而不舍。每个残疾人自身的残疾是不可改变的,假肢、盲杖、盲表、轮椅以及一切其他辅助器械和用具,都只能起到一部分代偿的作用。所以,我们不能完全依赖这些东西而生活,不能总是想自己失去了什么,而应该不断地思考自己还拥有什么,千方百计地利用自己所拥有的去发挥创造性,实现人的价值。

几乎每个残疾人都存在不同程度的心理障碍,美国心理学家乔兰德指出:"专业治疗学家可以是精神病学家、临床心理学家,或者是社会工作者以及接受过个体咨询方面训练的教士——在咨询中治疗学家的患者主要关心的是某些特殊的生活问题,目的是使他们充分发挥出解决问题的能力,因此他就可以自己解决自己的问题,而不用放弃对自己的自主权。"在社区康复工作中,社会工作者对残疾人的帮助,根本目的不是解决一两个实际问题,而是使他们认识到自身存在的能力和创造性,并充分发挥自己的能力,自己去解决自己的问题。只有这样,残疾人才能实现真正意义上的回归。邓朴方指出:"一个残疾人不屈于命运,走出自己的人生之路,为社会做出了贡献,这样的实实在在的人在我国有成千上万。他们的共同经验是:要自尊、自信、自强、自立……残疾作为一种不幸,客观地降临到自己身上了,应该怎么办?路有两条,一是悲观失望,认为一切都完了,甚至轻生厌世;二是正视现实,乐观向上,无论多么困难,路仍在自己的脚下,重要的是自己去拼搏,去奋斗,去创造。"残疾人与健全人同样有创造性,只要正视现实,乐观向上,人生就绝不会逊色。

社会对残疾人的偏见和歧视是多方面的,其中很突出的一点就是视"残"为"废",忽视或抹杀了残疾人的创造性。残疾人要回归社会,自尊自信十分重要。自尊自信不仅使自己勇于面对现实,面对困境,而且能使自己充分发挥潜在的能力,发挥创造性。正像美国著名心理学家马斯洛所强调的:"创造性是每一个人生下来就有的继承特质。"除了精神残疾和重度智力残疾影响了人的创造性外,其他残疾人本身并不会因为残疾而失去创造性和任何潜能。一切关心残疾人的朋友们,不仅要帮助他们克服各种障碍,而且要促使他们发挥自己的创造能力并更好地参与社会、做出自己的贡献。

所谓创造性应该从广义的范畴去理解。社会上的流行说法是:那些政治家、军事家、理论家、艺术家、科学家、发明家、音乐家、作家、画家和诗人等,才具有创造性;普通老百姓,凡夫俗子,则无创造性可言,这是一种错误的认识。每个残疾人都已经清楚地了解到自己失去了什么。使他们难于走出困境的是不断想到自己的缺陷和丧失;而使残疾人有所作为的,则是不断想到自己还没有丧失的创造力,还存在的功能,并积极对待人生。一个残疾人,要生存,要发展,要创造,当然要付出比健全人不知多多少倍的努力,但这种努力是值得的。

残疾人大多数低估了自己的创造才能,认为自己"这辈子完了""没有用了"。在这个时候,使他们恢复生活的信心和勇气十分重要。但是光有积极、乐观的态度和自信心还不够,还要有发挥自己创造才能的思维方式和方法。创造的出发点是不满足于现状,要以自己的智慧和力量去改变它。创造是人的几乎全部智力和体力都处在高度紧张状态下投入的一种活动,在这种状态下,人的心理活动达到最高水平,人的潜能也得以充分开发和调动。如果不能充分发挥创造性思维和方法,积极乐观的信心就不可能持久。

社会康复在残疾人与社会之间架起了一道桥梁,也在医学与社会之间开设了一列直通车。我们看到,在社会工作者的帮助下,许多残疾朋友正在努力拼搏,为回归社会,重新参与社会生活而奋斗着。

第三节 社区康复与社区医疗

一、社会康复与社区康复的区别

在专业的社会工作中,社区工作具有极其重要的地位与影响,也对以残疾人为主要对象的群体社会福利有直接的促进作用,这是由大量社会问题与社区的医疗、教育、文化、体育、就业、交通、环境以及物业等社会服务的需求和质量有关所决定的。

在社区开展的社会工作各项任务中,改善残疾人生活质量是一项重要工作。社会康复工作是对残疾人所做的社会工作。它不同于一般的残疾人社区服务,而是社会工作者运用社会工作方法帮助残疾人补偿自身缺陷,克服环境障碍,使他们平等地参与社会生活、分享社会发展成果的专业活动。

残疾人社会工作是一种特殊的社会工作。首先,这种特殊性来自残疾人的特殊性:因为他们不像老人、儿童、贫困者那样,由于社会或者自然环境条件的限制而使自己的社会生活处于困境之中;残疾人一般是由于生理器官(组织)的缺陷、损伤,而使他们难以像正常人那样生活,更不用说公平地参与竞争。因此,如果说其他社会工作对象陷于痛苦和不幸的话,残疾人则是遭受双重痛苦和不幸的又一个特殊群体。这样,残疾人社会工作就更具重要性和艰巨性。其次,残疾人社会工作的特殊性还来自这一工作过程的特殊性:在其他社会工作中,社会工作者具有与受助对象的相同或相似的生活经验是可能的,因而社会工作者的"感同身受"也比较容易。但是他们很难具有与残疾人相似的生活经历,因此对这类工作的理解就困难得多。

社区工作中的残疾人社会工作,是对残疾人个人、家庭或残疾人群体进行的有目的的专业活动,是以残疾人为主体对象而提供的各种有效的服务和帮助。目前,残疾人社会工作的主要内容包括:社会康复和职业康复;帮助残疾人获得教育的机会;对残疾人的婚姻与家庭关系进行调适;帮助残疾人进行家庭和社区建设无障碍环境;对残疾人迫切需要的法律、特殊用品社区服务等问题进行适当的指导或转介等。总的看来,社区中残疾人社会工作涉及残疾人社会生活的各个方面,其范围相当广泛,未来有充分的发展空间。

一般来说,机构中采取的社会康复工作方法与步骤,同样可以在社区工作中运用,只是机构中的小组工作是由医务工作者负责主持的,而社区中的小组工作则可以根据具体情况由不同专业或岗位的人员负责。目前的城乡社区工作,应该由民政工作人员负责组织、筹划、协调、监督、检查和评估。

社区康复的定义是:"在城乡社区水平基础上,积极调动和协调社区内有关部门和人员,包括残疾人及其家属,充分开发和利用社区的资源,在医疗、教育、职业和社会等方面,为残疾人及其他康复对象提供有效、可行、经济的全面康复服务,从而促进他们在社会生活及家庭生活中的自尊、自信、自强、自立,积极参与社会生活。"这个定义包含以下内涵。

(1)社区康复是在一定地域内使残疾人全面康复的一种形式,它是相对于在康复机构内的康复工作而言的,两者相辅相成。

(2)社区康复的任务是为社区各类残疾人提供医疗的、教育的、职业的和社会的康复服务。

(3)社区康复应由社区的政府组织发动,由政府有关职能部门参与筹划,社会企事业和城乡基层组织积极配合,由残疾人及其家庭或监护人参加。

(4)社区康复需开发利用社区现有的人力、物力和财力资源,并充分利用初级卫生保健网络和社区服务网络,同时发动教育机构、福利企事业单位和其他部门,配合残疾人家庭对残疾人实施全面康复服务。

(5)社区康复工作应在专业人员和志愿工作者的指导下进行。

(6)社区康复是在城市街道、农村乡镇范围内,对残疾人和其他康复对象实行康复的有效途径,应采取因地制宜、因陋就简和因势利导的原则,以方便、经济、有效的方法进行,逐步发展,不断完善和提高。

显然,社区康复是在一定地域内使残疾人全面康复、回归社会的一种较好形式。虽然社区康复和社会康复仅一字之差,但它们的根本区别则是:社会康复是残疾人康复事业中的一个重要组成部分,是现代康复医学的一个环节,主要是指在康复机构和社区里采取的措施中有关社会生活方面的内容;而社区康复则是残疾人康复工作的一种具体形式和途径,是在一定地域和范围内落实各项康复措施的工作,这些措施中也包含着社会康复的措施。无论是社会康复还是社区康复、家庭康复,都是康复医学和社会康复学理论指导下的研究方向和实践方法。

二、社区医疗卫生工作存在的问题

自1949年开始,中国在计划经济时期形成了解决社会问题的特殊方法和传统,这种传统与西方的社会工作有不同的文化背景和方式,因此必然有诸多方面的不协调,既包括理论认识上的分歧和具体方法上的差别,也包括制度、体制上的排斥性。我国城乡基层专业工作者在具体工作中,一定要在学习和吸收西方发达国家好的经验的同时,结合国情开展其工作,注意发现和总结我国各地自己产生的好经验、好方法,把社会康复服务质量切实提高上去。

(一)医务社会工作目前存在的具体问题

1.专业人员严重缺乏　卫生行政管理部门没有认识到医务社会工作在提高医院管理水平、改善医患关系等方面的重要意义,自己不培养,也不要求有关教育部门培养。

2.相关专业与课程开设较少　医学院较少开设社会工作专业与课程,其他高等院校的社会工作专业教育也较少有医务社会工作的课程设置,社会工作专业的毕业生则又难以胜任医疗机构的工作。

3.患者需求较少　由于医疗机构基本上没有设置社会工作部门和岗位,患者求医目的及对医师、护士的依赖,使患者减少了对医务社会工作的需求。

4.医疗卫生工作的社会属性面临着挑战　医疗卫生的社会福利性质和社会工作的助人性质,正在受到经济体制改革的挑战,即医务社会工作面对市场经济,出现了许多新问题需要解决。

5.医务社会工作服务亟需下沉到基层　城市、社区建设的发展,要求医务社会工作走向社区,在社区医疗服务中发挥更大的作用,中国还没有迈出这一步,需要在实践中探索。

6.医疗和社会保障制度需要不断完善　医疗卫生制度和社会保障制度都处于改革过程中,制度的不完善给康复机构的专业社会工作造成一定困难。

(二)社会因素对医学的挑战

在1981年召开的世界卫生大会上,确定了"2000年人人享有卫生保健"的全球卫生政策。1982年又进一步通过了实施这一策略的行动计划。这个宏伟的20年计划,反映了人类对自身健康的良好愿望。但是,就在20世纪结束的时候,我们看到这一美好愿望并未完全成为现实。影响这一计划和策略实现的障碍,主要不是来自医学本身,而是来自社会发展中的消极因素,或者说是人类为自身设置的障碍,这些障碍也是医务社会工作者十分关心并力图解决的问题。

1.人口问题　自1990年以来,世界人口增长率开始缓慢下降。这个历史性的全球人口增长率下降趋势,实际上掩盖了复杂、混乱的地区间差异。人口问题产生的一系列其他问题,严重地阻碍了"人人享有卫生保健"的计划实施。

2.生态环境问题　由于工业发展导致的空气污染、饮用水质量恶化,机械化造成的事故,杀虫剂和化肥应用引起的危害,以及火灾、电力伤害和噪声伤害,都在不断地削弱由经济发展带给人类的利益,生态平衡的破坏严重威胁着人类的健康。

3.初级卫生保健问题　众所周知,初级卫生保健必要因素的普及是实现人人健康战略的保证和捷径。20世纪90年代尽管健康教育和健康促进的政策在许多国家有明显的进展,但仍存在许多问题。如普遍缺乏合格的工作人员和培训机构、语言和习俗障碍、在社会底层普及与交流的困难、设施和有关资源的相对集中,以及卫生保健服务系统协调较差,缺乏整合化等。所有这些问题,都不仅仅是医疗原卫生部门所能解决的。

4.医疗制度改革过程中的医院结构与管理问题　定点医疗机构制度的实行,将使医院之间在医疗质量、价格、服务、信誉等方面面临优胜劣汰的竞争,因此非定点医院的经营与管理都出现了严峻的局面。医疗机构更加公开、全方位地面向社会,如果对慢性病防治、老年护理、残疾人康复、妇幼保健临终关怀等人生整个过程中的医疗和特殊人群的需求得不到满足,管理体制缺乏活力,就无法适应改革的步伐。

5.医疗机构内部的人际关系问题　当前在市场经济的外部环境中,社会福利要逐步走社会化的道路,医疗机构从宏观上要以需求为导向,以竞争为动力,发挥自身优势,发掘内在潜力,建设功能合理、优质高效、方便群众的卫生服务体系;在微观上,则要进一步完善领导体制和科室建设;改革财务制度和人事分配制度;制订诊疗技术规范和操作规范;规范医疗行为;改善工作流程。做好这一切,都涉及每个人的经济利益,都要自始至终注意调整人际关系。

6.医患关系问题　这是医学社会学和医学伦理学共同面对的突出问题。尤其是在《执业医师法》颁布实行后,患者的权利和医师的义务都比过去更为明显,患者及其家属法制观念的加强会使他们更自觉地维护自己的利益,而医疗技术(诊断、手术、用药等)的水平差距与难以预料的意外,都为医患关系中产生的纠纷增加了数量和处理的难度。

上述问题,既是社会康复学研究的问题,也是康复医疗机构和社区康复工作中医务社会工作者在实践中要解决的问题,医务社会工作者的任务十分艰巨。

三、社会工作促进社区医学的发展

1996年下半年,国家决定在大中城市开展社区卫生服务,改革卫生服务体系。到2000年,全国已有170多个城市开展了社区卫生服务,各地正在按照卫生服务的"二级网"的目标,规划、改造和建设自己的卫生服务体系。

1999年,在国务院十部委制定的《发展社区卫生服务事业若干意见》中,要求各级地方政府加强工作,并给予必要的财政支持。社区卫生服务系统中心的社区健康档案系统,为医务人员向居民提供连续性的健康服务提供了强有力的支持,实现了儿童保健、计划免疫和成人免疫接种、周期性健康检查、妇女保健(包括产前、产后保健)、患者教育等临床预防内容和全科诊疗、慢性非传染性疾病的管理、传染病的控制、社区护理和家庭病床等临床内容以及社区康复和计划生育技术服务等内容的有机融合。在推进城市社区卫生工作的基础上,2002年10月,中共中央、国务院做出了《关于进一步加强农村卫生工作的决定》,明确了农村卫生工作的指导思想和目标,对公共卫生责任、疾病预防控制、妇幼保健、爱国卫生运动都提出了具体要求。号召大力推进农村卫生服务体系建设,对建设社会化卫生服务网络,发挥网络的整体功能,推进乡(镇)卫生院改革,提高农村卫生人员素质,发挥中医药的优势作用,促进药品供应网络建设等方面作出了重要部署。中央号召加大农村卫生投入,合理安排公共卫生经费并加强管理,加大卫生支农力度和扶贫力度。中央决定逐步建立和完善农村合作医疗制度和医疗救助制度,依法加强对农村医药卫生的监督与管理。中共中央和国务院同时号召各级党委和政府加强对农村卫生工作的领导,落实有关部门的责任,保护和增进农民健康,根据本地经济发展水平和农民需要,确保农村卫生各项工作的完成。

总的看来,我国城乡社区卫生工作的发展还很不平衡,城乡的差距还相当大。但只要社区领导重视残疾人的社会工作和社区康复,在社区发展规划和建设中把残疾人康复工作纳入议程,并逐步落实,以改善残疾人生活质量、提高其福利待遇为宗旨的社会康复工作一定会蓬勃开展起来。

第四节 社会康复工作的发展前景

一、医务社会工作的"本土化"原则

所谓"本土化",确切地说,应该是将借鉴学习的国外经验,融入我国社会工作的理论与方法中而开展工作。建设有中国特色的医务社会工作理论体系和实践方法,当然不是一件容易的事情。我国的医务社会工作者经过十几年的努力,初步摸索出一套自己的实践经验,受到了病残者的欢迎,也经受了医疗制度改革和市场经济的双重考验。随着改革的逐步深入,医务社会工作的"本土化",应该注意遵循以下几个原则。

1. 因势利导整合化　我国目前极其缺乏医务社会工作的专业人员,而且在相当长的时间里改变不了这种现状。过去几十年中,医院里的许多社会工作是由医务处(科、室)的医政人员承担的,如处理医患纠纷、调解医院内部各种冲突等。如何利用我国解决社会问题的传统做法,是一个具有普遍意义的原则问题。因此,当前应该对医政人员进行社会工作的培训,充分发挥他们的潜力,因势利导,把其中一些人员和业务整合到医务社会工作的专业领域中来,达到事半功倍的目的。

2. 严格的政策观念　我国的国情不同于西方,主要特点是人口众多,经济基础薄弱,社会保障制度不够完善,各地发展很不平衡,民族与宗教习俗比较复杂,城乡差别较大等。因此残疾人、老年病患者和慢性病患者的社会问题也是非常复杂的,在具体的个案工作中,要特别强调政策性,要有法制观念,避免出现偏差。

3. 充分发挥调解作用　调解是具有中国特色的社会工作方法,大量实践证明是受到案主欢迎和行之有效的方法。在医务社会工作中,患者求助的问题大多数与交通事故及其他意外伤害的赔偿有关,其次是医疗纠纷等。由于当事者各持己见,又不可能完全经过法律程序解决,所以调解就常常起到关键作用。立足于调解并善于用专业手段去开展工作,是一个必须遵循的原则。

上述"本土化"的原则,既不能完全脱离社会工作的专业性质,也不能完全拘泥于国外社会工作

的模式。我们要注意总结各地社会工作的经验和方法,探索更适合中国国情的社会工作道路,不断提高社会工作服务水平。

二、医务社会工作的专业化

虽然医务社会工作在我国近百年的历史上曾经有过萌芽的发生,在台湾、香港等地区也有一定的发展,但在内地则处于重新起步阶段。由于我国的特殊国情和文化背景,专业的社会工作在内地一直没有得到很好的发展。大量的社会工作由政府机构、党派团体和其他社会组织所包揽或代替,其弊端十分明显,主要表现为以下几个方面。

(1)政府有关部门为解决本来可以由专业社会工作解决的问题而增加了人员和开支,同时有关人员又缺乏专业素质与技能,降低了政府的工作效率和威望。

(2)残疾人的社会问题具有长期性和复杂性的特点,而且往往是一个人同时有几种问题交织在一起,政府一些部门和相关的团体对此不免互相推诿,不但不能解决问题,反而使残疾人受到更大的损失甚至伤害。

(3)社会工作的专业性质,决定了社会工作的分工。社会工作者不是万能工作者,从事某些专业领域社会工作的非专业人员更不可能及时、恰当地解决一些涉及专业领域的问题。例如:医疗社会工作就具有特殊的专业性质,所以一般社会工作者并不能使残疾人求助的问题都得到解决。

鉴于上述情况,残疾人社会工作一方面必须实行社会化的方针,减少政府的包揽,增加社会力量和社区组织的投入;另一方面还要同时进行整合化,即根据中国的现实状况,可以由社会工作的专业团体(如中国社会工作协会)成立残疾人社会工作专业委员会,统一组织、管理和指导全国的残疾人社会工作;转变部分政府职能,加强与文化、教育、卫生、劳动、交通及工商税务等部门的联系,并在整合化的基础上逐步实现专业化、规范化。在推进社会化和整合化的过程中,要逐步实行专业化。一个必要的条件就是由政府规定残疾人福利机构、康复机构、教育机构等必须设置专业的社会工作者,开展社会福利服务。如果没有此类制度,很难使"专业化"落到实处。

目前,各个领域的社会工作正在接受各级政府剥离的许多职能,在专业化的道路上迅速发展。在社会工作的专业化或规范化过程中,残疾人社会工作的整合化是摆在我们面前的一项重要工作。其中,医务社会工作的整合化,就是在各级康复医疗机构中,将从事各种社会服务的人员在专业化的基础上加以整合,达到有比较明确的目的、比较一致的原则、比较规范的方法和比较科学的评估。在这里,整合的前提是专业化,是有中国特色的专业社会工作。因此。在进行医务社会工作的整合化的进程中,首先需要对从事这项工作的人员进行专业培训,一方面从理论上提高认识,另一方面在社会工作实务上加强专业水平。随之要开展关于医务社会工作的目的、原则、方法、措施和评估标准等问题的研究探讨,逐步提高医务社会工作的学术水平和社会地位,扎扎实实地把医务社会工作推进上去。

在新形势下,发展社区建设正成为各地普遍重视的战略性任务。社区建设包括社区的基层政权建设、经济生产社会服务、卫生环境、治安保卫等许多方面。其中,在社会服务亦即社区服务方面,必然有大量社会工作需要开展。医疗制度的改革和全科医学的发展使患者首先依赖于社区医疗,也使医务工作者更多地面向社区。因此,社会工作也应该不失时机地开展社区工作,努力开发社区潜力,充分利用社区资源,把工作向前再推进一步。

三、如何面对市场经济

2001年底,我国正式加入世界贸易组织(World Trade Organization,WTO)。"入世"后医疗服务市场的进一步开放,对我国原卫生部门的改革与发展带来了新的机遇与挑战。在这种形势下,医务社会工作也要在新的市场经济环境里调整服务方式和方法。

医疗卫生服务市场的进一步开放,对我国医疗机构的深化改革起到了推动作用。市场经济对医疗卫生事业的发展有利的方面主要表现在以下几点。

1. 进一步开展卫生服务贸易　加入WTO有利于引进适宜的、先进的医疗设备和技术,促进学科建设和医学的进展。同时,引进科学的管理模式,有利于提高我国各级医院的管理水平。

2. 促进医疗机构的多元化发展格局　我国医疗机构通过合资合作、改制转型、联合兼并等多种形式,将不断吸引国外更多的资金、技术和先进的管理方法。以公有制医疗机构为主体、多种所有制形式与经营方式并存、公平竞争、共同发展的医疗服务体系新格局即将逐步形成。

3. 丰富医疗服务的多层次性　随着社会主义市场经济的发展,医疗面临着社会形势的新背景。①人民物质文化生活水平提高。②"生物-心理-社会医学模式"的推进及日益发挥作用。③健康观念的变化。④人口老龄化加快。⑤医疗卫生服务更普遍地面向社区,贴近群众。⑥医疗保险事业在社会保障体系中较快地发展与完善。⑦医疗消费支付能力提高。在这种形势下,医疗咨询、家庭病床、康复护理等医疗服务需求的多样性与多层次性日趋突出。与之相适应,医疗市场的进一步开放,医疗服务结构的全方位调整,将有利于满足社会多层次医疗服务需求,并将在一定程度上带动健康相关产品与产业的发展。

但是,我们也必须看到,医疗卫生服务市场的进一步开放也可能产生一些新问题,例如:①我国大多数公立医疗机构在人、财、物等方面还缺乏独立决策权。②医疗市场开放使医务人员和医学院校毕业生面临激烈的就业、求职竞争,职工下岗分流的危机感增强,公立医院技术骨干队伍的稳定性面临挑战。③医院产权多元化与经营多样化,给我国医疗市场的监督管理带来了许多新问题。原卫生部门在行政职能上如何由"领导与办理"机构为主,加快向"管理与服务"为主转化;在市场准入上如何既严格把握医疗服务人力、物力要素的入口,又遵循国民待遇的原则;在市场监督上如何由重"身份"管理进而重"行为"管理,等等,都有待进一步提高。

基于上述情况,根据WTO的原则和进一步开放医疗服务市场的得失分析,我国的医务社会工作者应尽快采取有力措施适应形势的变化,争取发展的主动权。

(1) 要组织有关WTO的学习与培训,全面认识开放医疗服务市场的意义。我们既要敢于又要善于参与这种全球化条件下的国际经济合作与竞争,并学会趋利避害。要不断宣传有关WTO的基本知识与原则要求,全面认识开放医疗服务市场对医务社会工作的积极意义。

(2) 加强同有关部门的沟通与协调,尽快调整现行政策,修订规章制度。例如:在涉及我国援外人员的人身伤害致残的权益保护工作中,就要充分利用国际法规和有关资料,维护残疾人的权益。

(3) 与发达国家的康复医疗事业接轨,努力促进医院各项制度改革进程,争取和创造条件设置社会工作专业科室,提高社会康复的服务质量、技术水平和参与医疗市场竞争的能力。

(4) 协助工程技术部门开展工作,对伤残人士使用的特殊用品用具,应按照国际通行原则,简化检验程序,为残疾人提供更为优质便捷的服务。努力统一标准,简化程序,强调公开、公正、公平,严格技术规范,提高检验服务质量,同时完善市场监管,强化监督执法力度,以保证残疾人使用的产品合格、安全、有效。

市场经济正在推动医疗制度改革深入发展,改革打破了许多传统的形式、制度、观念和医疗管理模式,也给医务社会工作带来了发展机遇。传统的生物医学模式已经被"生物-心理-社会"医学模式所取代,人们普遍认识到,心理因素和社会因素对健康的影响不是用药物就能完全治疗好的,无论是在医院里,还是在家庭中,疾病和伤残需要的不仅仅是医师。因此,医务社会工作必将越来越被人们所理解和受到重视。在医疗卫生服务市场进一步开放的情况下,专业的社会工作将成为有偿服务的工作,既体现了社会工作的专业价值,也体现出社会工作者的人生价值。

在西方的"福利社会"里,社会工作者是社会福利的代言人,是社会保障制度与政策的体现者,是专职"助人"的,基本上不能向求助者收取服务费用。我国的社会制度与西方有很大差异,患者到医院看病要花钱,越来越多的医疗费用由医疗保险方式来解决,医务社会工作的各项服务也要酌情收取一定费用。现在的问题不是收不收费用,而是能否向求助者(案主)提供优质服务,能不能给患者一个满意的答案。如果患者非常需要这种特殊服务,社会工作者又能给患者切实的帮助,那么收取费用就会得到患者的理解和赞同。因此说,社会康复工作的专业水平和服务质量是开展这项工作的基本保证,根据WTO的原则和进一步开放医疗服务市场的形势,医务社会工作必将成为医疗机构在市场经济背景下深入改革的新的经济增长点。

四、医务社会工作的展望

人类在20世纪取得的社会生产力的空前发展以及科学技术的重大突破,为21世纪进一步改变人们的生存状态、提高生活质量创造了条件。21世纪初医疗卫生制度的改革成为政府和社会各界都十分关注的重要课题,也是社会保障制度改革的一个难点。改革给卫生行政管理机构和广大医务人员造成了很大压力和挑战,也给残疾人事业和康复社会工作带来了前所未有的机遇。展望未来,社会康复工作必然会有较快的、健康的发展。

国务院《关于进一步加强残疾人康复工作的意见》指出"残疾人康复工作的基本原则"如下。

1. 以残疾人的基本需求为重点 从残疾人基本康复需求出发,兼顾多样性康复需求,紧紧围绕覆盖面广、时效性强、残疾人迫切需求的康复项目开展工作。

2. 坚持政治主导和社会参与相结合的社会化分工方式 以政府为主导,有关部门各负其责,密切配合、齐抓共管;鼓励和引导社会力量广泛参与,积极探索社会主义市场经济体制下做好康复工作的有效方式,共同推进残疾人康复工作。

3. 实施重点工程与提供普遍服务相结合 选择残疾人迫切需要又有可能做到的康复项目,实施一批重点工程。推行社区与家庭康复,推广实用、易行的康复方法,普及康复服务,使残疾人普遍得到康复服务。

4. 因地制宜,开拓创新 适应经济和社会的发展,注意结合当地实际情况开展工作,拓展康复内容,增加服务项目,注重高新技术在康复领域的应用,提高服务能力和水平。

为了具体贯彻落实上述方针和原则,有关部门制订出残疾人康复工作的主要措施。

第一,完善康复工作体系,提高康复服务水平。各级残联负责康复工作的组织管理、规划制订、经费筹措以及协调实施。要以专业机构为骨干、社区为基础、家庭为依托,充分发挥医疗卫生机构、社区服务机构、学校、幼儿园、福利企事业单位、工疗站、残疾人活动场所等现有机构、设施、人员的作用,整合康复服务资源,实现资源共享;要充分发挥各级各类医疗机构、残疾人康复中心及康复协(学)会作用,建立健全专家技术指导组,确定相应机构为当地康复技术资源中心(站、点)开展技术指导、人员培训、宣传咨询、制订标准、检查评估和新技术的推广应用。根据残疾人不同的康复需求,提供康复医疗、训练指导、心理疏导、知识普及、残疾人亲友培训、简易训练器具制作、用品用具服务、咨询服务、转介服务等多种康复服务;充分利用现代信息传播手段,为残疾人提供方便、快捷、实用的康复信息服务。

第二,积极推进社区康复,把康复服务引入家庭。各级政府及有关部门在规划和部署社区建设工作时,要将残疾人康复工作列入总体规划,纳入社区建设内容。社区要调查摸底、建档立卡,掌握残疾人康复需求;开辟适合的场所,配置适宜的设备、器具,开展康复训练与服务,开展社区康复骨干培训,指导家庭进行康复训练,并做好与专业康复机构的转诊工作,逐步将康复服务引入家庭。

第三,对贫困残疾人康复提供特殊帮助。地方各级政府要对贫困残疾人康复治疗和医疗救助制定相关政策,采取分级负担、减免费用等措施,解决贫困残疾人康复治疗问题。要积极筹措专项资金用于贫困残疾人康复;充分考虑残疾人康复的特殊性,对有特殊困难的残疾人通过建立医疗救助制度给予照顾;要做好贫困残疾人康复后的职业和劳动技能培训,帮助其摆脱贫困。国务院有关部门要对西部地区的残疾人康复工作给予政策和经费上的扶持。在实施重点康复工程中要制订具体办法,解决贫困残疾人的治疗和康复问题;要通过东部地区与西部地区协作和对口支援等方式,增强西部地区残疾人康复工作的基础能力。

第四,加大经费投入,开发社会资源,确保残疾人康复任务的完成。地方各级政府要将残疾人康复经费列入财政预算,根据经济和社会发展水平及残疾人康复工作的需要,提供经费保障。要按照国家残疾人事业发展计划规定的残疾人康复任务指标,安排落实康复经费。同时,要制定有关政策和扶持措施,鼓励社会力量以多种形式参与残疾人康复工作。要多渠道筹措资金,用于贫困残疾人康复救助、残疾人康复基础设施建设。要从残疾人就业保障金中安排一定数量的资金用于残疾人康复后的职业和生产劳动技能的培训,为康复后的残疾人就学、就业全面参与社会生活创造条件。要积极开展社会救助,开通专项捐助渠道,设立专项基金。要争取国际合作,推动重点康复项目的实施。鼓励志愿者积极参与残疾人康复工作,对残疾人的治疗、康复和全面参与社会生活给予援助。

第五,加强专业队伍建设,提高人员素质。国务院有关部门要将康复教育纳入国家教育计划,医学院校应设置康复医学课程,加强康复医学教育和继续医学教育,培养高素质的专业人才。有计划地采取多种方式对现有人员进行在职培训,不断提高其康复业务水平和工作能力。将残疾人康复服务业务纳入全科医师培训内容,增强基层残疾人康复业务力量。进一步完善康复专业技术职务聘任制,健全康复专业技术人员任职资格评价体系和管理制度,稳定和发展残疾人康复专业人员队伍,提高专业康复工作者水平。

第六,开展宣传教育,做好残疾预防。地方各级政府及有关部门要重视残疾人康复宣传工作,充分利用广播、电视、报刊、网络等媒体,开展与残疾人康复工作有关的公益宣传服务,普及康复知识,提高残疾预防意识。各级各类康复机构、医院和与残疾人康复工作有关的协(学)会要主动开展宣传和咨询服务,对残疾人及其家属、社会工作者进行培训,传授康复方法,提高残疾人自我康复意识。

第七,积极开展残疾预防工作。建立健全出生缺陷干预体系,避免常见、重大出生缺陷和先天残疾的发生;预防缺碘、氟中毒等环境因素致残;降低药物致残发生率;加强安全生产、劳动保护和交通安全工作,减少疾病致残;倡导早期干预和早期康复训练,控制残疾程度的加重。在此形势下,从事康复医学研究和实践的医务工作者,必须审时度势努力工作,全力投入康复事业,为社会的发展和人类文明的进步贡献自己的力量。当前我国残疾人医务社会工作的开展,有以下有利条件。

(1)随着政府机构改革和职能的转变,大量的社会工作需要从政府包办向民间组织或社会团体转移,专业化的社会工作者在社会保障制度的建立和改革的过程中救助社会失业、贫困、疾病、衰老、孤苦等社会弱势群体方面将发挥越来越大的作用。

(2)社会的发展使人们对健康的认识有了更清楚、更新的观念,预防疾病和保护健康不再是仅仅依赖医院和医师的事情,而需要医务社会工作者的协调与帮助,各级医疗机构尤其是三级医院对这种需要的潜力是相当巨大的。

(3)现代医学模式的转变,使医学心理学、医学社会学、医学伦理学和康复医学都有相应的变革和发展,社会学与医学的交融以及社区医学、全科医学的产生,都需要社会工作者的介入。

(4)医疗卫生事业要逐步适应市场经济的发展与需求,医疗机构要出现营利性和福利性两种类型,在福利性的医院里也将出现营利性和非营利性两种管理方式的部门。这种形势给医务社会工作者进一步开展业务创造了有利条件,比如:有些服务可以采取有偿的形式,以及与其他专业的合作等。

(5)我国的文化背景及现行政策,为医务社会工作开辟了广阔的前途。例如:老龄化使老年人的健康和慢性病问题成为医学社会学研究的重要问题;交通事故及其他意外伤害在治疗期间引发的社会问题处理日益增多;医疗纠纷处理过程中的社会工作等。

(6)各地的社会福利机构在体制改革和规范化管理的过程中,都需要专业社会工作者参与,医务社会工作者有优越的条件介入福利机构的工作,发挥更积极的作用。

总之,无论从世界范围内社会工作的发展来看,还是从我国目前社会工作的现实情况来看,医务社会工作在我国各地尤其是城市中,都有很好的发展潜力和广阔的前景。尽管发展不会是一帆风顺的,各地的发展也会很不平衡,但是这种发展是历史的必然,我们应该充满信心去推动它,为它不断地铺平道路,扫清障碍。

本章小结

社会康复是全面康复的组成部分,是社会工作者从社会的角度,运用社会工作方法帮助残疾人补偿自身缺陷,克服环境障碍,采取各种有效的措施为残疾人创造一种适合其生存、创造性发展、实现自身价值的环境,使他们平等地参与社会生活、分享社会发展成果的专业活动。社会康复的实现,一方面要依靠病伤残者自己的努力,另一方面也要依靠社会的大力帮助。社会康复的措施,既有面对残疾人个人的,也有面对社会整体的。社会康复工作主要通过各种康复机构、社区康复和家庭康复工作来实现,社区康复中的社会康复工作主要由社会工作者来承担。

(李静梅)

练习题

以下每道题下面有 A、B、C、D、E 五个备选答案,请从中选择一个最佳答案,并将相应字母填入题干后的括号内。

1. 社会康复的实质哪项除外( )
   A. 是对残疾人所做的社会工作　　　　　B. 是运用社会工作方法和原理开展工作
   C. 帮助患者训练,恢复肢体功能障碍　　D. 帮助残疾人补偿自身缺陷,克服环境障碍
   E. 帮助残疾人平等地参与社会,分享社会发展成果

2. 社会康复的主要目的,以下哪项除外( )
   A. 改善社会机制　　　　B. 协调人际关系　　　　C. 增进社会福利
   D. 消除患者疼痛　　　　E. 提高病伤残者生活质量

3. 社会康复的主要内容包括( )
   A. 协助政府机构制定法律、法规和各种政策　　B. 保障残疾人生存的权利
   C. 消除家庭-社区-社会中的物理性障碍　　　　D. 为残疾人自身的发展提供帮助
   E. 以上都是

4. 以下哪项不属于社会康复的特点( )
   A. 社会康复十分注重调查研究　　　　B. 社会康复工作具有很强的效益性
   C. 社会康复是以恢复功能障碍为主的一项工作　　D. 社会康复是讲究协调性的工作
   E. 社会康复是一种政策性很强的工作

5. 社会康复的对象主要是指( )
   A. 残疾人　　　　B. 药物依赖者　　　　C. 酒精依赖者

D. 青少年犯罪者　　　　　　　　E. 骨折患者
6. 下面哪种能力是在社区康复中被重点关注和提高(　　)
　　A. 学术能力　　　　　B. 社交能力　　　　　C. 运动能力
　　D. 艺术能力　　　　　E. 文明能力
7. 与机构康复相比,社区康复的最大特点是(　　)
　　A. 领导机构不同
　　B. 康复方法与手段的不同
　　C. 为社区残疾人提供医疗、教育、职业、社会等方面的康复服务
　　D. 社区康复需要残疾人本人主动参与,机构康复不需要残疾人主动参与
　　E. 社区康复训练就地就近,方法简单易行、技术实用有效,器材因陋就简、就地取材,投资少,服务覆盖面广
8. 社区康复与机构性康复的区别在于前者(　　)
　　A. 管理系统相对复杂　　　　　　　　B. 资金投入少,得益人员多
　　C. 社区、人际关系淡薄　　　　　　　D. 管理系统相对复杂,资金投入少,得益人员多
　　E. 社区、人际关系淡薄,资金投入少,得益人员多
9. 在处理医患关系时,医务社会工作者扮演着(　　)的角色
　　A. 使能者　　　　　　B. 管理者　　　　　　C. 教育者
　　D. 调解者　　　　　　E. 协助者
10. 医务社会工作的服务领域和工作范围,哪项除外(　　)
　　A. 公共卫生与预防医学　　B. 基础医学与临床检验　　C. 精神疾病与精神健康
　　D. 康复咨询与治疗服务　　E. 家庭医学与社区健康服务

第七章 康复医学与伦理

★ 教学目标
1. 掌握:医学伦理学的基本概念;康复治疗的伦理要求;医德关系的模式;建立健康医患关系的途径。
2. 熟悉:医学伦理学的类型;医学伦理的基本观点和基本理论。
3. 了解:医学伦理学的意义;医学伦理学与相关学科的关系。
4. 能力目标:能正确认识生命观和死亡观,运用医学伦理学的基本理论和技术,建立健康的医患关系途径,处理好医患关系。

医学伦理学是运用一般伦理学原则,解决医疗卫生实践和医学发展过程中的医学道德问题的学科,它是医学的一个重要组成部分,又是伦理学的一个分支。康复医学是一门以消除和减轻人的功能障碍,弥补和重建人的功能缺失,设法改善和提高人的各方面功能的医学学科。

第一节 伦理学的概述

医学伦理学是指在系统考察医疗卫生领域道德现象的基础上,确立伦理学依据及其概念体系,概括出基本的伦理原则或准则,形成伦理分析框架来指导相应道德实践并研究具体伦理问题的一门学科。这里讲的医疗卫生领域具体包括预防、临床诊疗、护理、康复、医学研究、卫生事业管理等。医学伦理学是一门重要的实践伦理学分支学科,也是医学人文学科中的重要组成部分。医学伦理学能帮助广大医护人员、卫生政策制定者和管理者、科研人员、医学教育工作者以及医学生全面识别医疗卫生实践和医学研究中存在的诸多伦理问题,培养伦理意识和决策能力,从容应对医疗卫生和医学研究中棘手的伦理难题;同时,它有助于培育一个人的道德品质、信念与情感,提升道德境界与修养,坚守做人的原则与美德,自觉履行道德义务和专业职责。

一、伦理学及相关概念

1. 伦理学 是对道德现象的系统研究,亦称道德哲学。在系统反思人类道德生活的基础上,伦理学逐渐形成了一套关于善恶、义务、行为准则、价值等范畴和概念体系,实现了对道德观的理论化和系统化。如今的伦理学更是在建构一套包括原则、准则或规则在内的道德规范体系,分析和评判现实生活中涉及该不该、正当与否、善恶及对错的问题,进而指导人们的社会行为,协调人与人、人与自然、人与社会等各种伦理关系。

2. 道德与伦理 在日常生活中"道德"和"伦理"时常被视为同义词,它们共同表达了"行为应该如何"的涵义,但在学理上,二者的差别很大。伦理即人伦之理,调整人伦关系的条理、道理、准则。因而,二者的差别在于,道德侧重于个体的道德品质与修养,伦理则侧重于社会的伦理关系与秩序。

道德是由社会的经济基础决定的,以善恶、正当与否、该不该等作为评价标准,借助自律和他律来调节人与人、人与社会、人与自然之间的关系,并追求自身人格完善的活动、关系或意识的总称。道德贯穿在社会生活的各个层面,如社会公德、家庭美德和职业道德等。道德也指个人的道德信念、道德情感、道德品格、道德理想和道德实践。伦理学集中关注人的行为和人的价值的道德领域。

二、伦理学的类型

伦理学的主要理论形态有规范伦理学、元伦理学和描述伦理学3种。

(一)规范伦理学

规范伦理学是通过对人类行为的善恶价值分析,研究道德的起源、本质和发展规律等,试图从哲学上形成和论证道德原则、规范和美德要求,以约束和指导人们的道德实践。它主要回答下列问题:什么样的行为是善的或恶的?什么样的人是好人或坏人?人们做出该不该、正当与否之类判断的标准是什么?如何构建出一套逻辑自恰的指导和评价人的行为的道德规范?如何论证这些规范的完整性和合理性?

(二)元伦理学

元伦理学是关于道德行为和信念的事实性研究,集中于道德的语言分析和逻辑推理。元伦理学研究价值、应该、道德应该、正当、道德事实等概念,以及道德推理和论证等方面的问题。它不制订道德规范和价值标准,对任何道德规范、价值都采取中立立场。

(三)描述伦理学

描述伦理学侧重于考察具体历史文化背景下的社会伦理现象、社会公众日常道德生活的直观描述。主要分析伦理学术语、概念以及伦理推理方法。与元伦理学相比,二者的研究对象集中在伦理事实、概念和推理层面,而不是确定"道德应该"是什么。元伦理学和描述伦理学属于非规范伦理学范畴。

实际上,人类行为有3个要素:行为者、行为过程和行动结果。某个行为者做出某种行为,往往会产生某种结果。德性伦理学强调行为者自身的品行,它在追问:什么是理想的人?人应该过什么样的生活?人应具有哪些品格?如何能具备这些品格?例如,儒家强调"仁义礼智信"或"温良恭俭让",基督教强调"直温勇智忠信慈"。道义论规定在特定条件下应该从事某类行为,决不可从事其他行为,为此该理论提出一组特定的伦理规则,以及当这些规则冲突时判定应该做什么的方法。后果论提出了测定和比较不同行为后果的定性和定量方法,以及当不能确定何种行动能使正面后果最大化时采取的实际政策。后果论在当代衍生出的一种重要分支是效用论,它构成了临床伦理决策中所采用的风险-收益权衡的哲学基础。

实践伦理学旨在将一般的道德规范和理论应用于特定社会实践领域,具体包括医学伦理学、环境伦理学、商业伦理学、网络伦理学、工程伦理学等分支学科,与应用伦理学不同的是,实践伦理学强调的是一般的伦理规范或原则,无法简单套用到具体领域并推演出伦理结论。这些一般性指导原则只是伦理思考的逻辑起点,需要借助具体情形中的数据信息、经验,加上创造性的分析论证才能做出恰当的伦理判断或结论。

三、医学伦理学与相关学科的关系

医学伦理学与医学、哲学、法学、社会学、政策科学、心理学、语言学、文学、教育学、美学等学科均有着程度不同的关联。

(一)医学伦理学与医学

医学和伦理学是两门彼此独立的学科,医学伦理学是医学与伦理学的交叉学科。医学通常要做出事实性判断,医学伦理学主要回答医疗卫生领域的该不该、正当与否之类的问题,做出价值判断。医学研究往往通过观察与实验获取科学事实,再借助分类、比较、分析综合、归纳演绎等方法对数据资料或证据进行逻辑分析,并借助假说-演绎法来形成科学理论。医学方法具有较强的实证性特征,医学伦理学的研究方法则偏重于思辨,但也会弘扬医学实证精神。不过,医学和伦理学有着更为天然的密切联系,二者的关系突出表现在如下3个方面。

1. 医乃仁术　如同北京协和医学院老校训所言"科学济人道",医学目的是要预防疾病、增进健康、解除病痛、提高生命质量,因而医学充满着丰厚的人文情怀。医学是以人的生命为对象的实践活动与知识体系,因而兼有自然科学、工程技术和人文社会科学的特性。尤其是临床医学、公共卫生学和护理学均内含了较多的人文社会科学养分。

2. 在医学研究和医疗实践中形成并发展医学伦理思想　人类社会早期的医疗实践中就孕育着朴素的伦理思想。经过历史积淀和理性反思,医疗活动中所形成的道德认知和态度提升,为相对稳定的医学道德观念和道德规范。这样一套由多层次的道德原则和准则构成的特殊价值体系,约束着医务人员、广大患者和其他利益相关方的医疗卫生行为,引导着人们选择正当的行为,尽相应的道德义务和肩负专业职责,弘扬医学职业精神。

3. 医学伦理学需要动态回应现代医学研究和医疗实践引发的新的伦理挑战　如为了获得最佳的医学证据而开展的新药随机双盲对照试验,必然涉及受试者权益保障问题,突出表现在知情同意、负担和受益的公正分担等方面,由此就需要严格规范的伦理审查。又如,基于医学不确定性和局限性、病情复杂性及患者文化水平参差不齐等方面的原因,革新疗法的临床应用引发了如何合乎伦理地开展临床决策问题,医患共同参与临床决策的模式受到青睐。

(二)医学伦理学与卫生法学

春秋战国时期就有关于德治与法治之争的"王霸之辨"。儒家发展了周公的"敬德保民"思想,意识到了道德的力量,主张"为政以德",以"王道"统一天下。法律法规是由国家制定并强制实施的行为规范。道德主张依靠内心信念、传统习俗、思想教育、社会舆论来调节和规范人的行为。法律依靠强制性的规范来约束人的行为,道德依靠自律性的道德修养来约束人的行为。二者相辅相成,缺一不可。伦理为法律提供辩护,法律又可保障伦理观念、规范的贯彻实施。

医学伦理学与卫生法学都是协调医疗卫生领域人际关系、人与社会以及人与自然关系的基本力量。卫生法学以医疗卫生领域的法律规范为主要研究对象,由国家以强制力保证执行。医学伦理学以医学道德为研究对象,靠内心信念、公众舆论和社会习俗等方式,靠自觉遵守医德规范来发挥效能。医学道德与卫生法规互相联系、互相补充。医学道德规范要求的范围广,即规定了医疗卫生领域的道德底线,如不许克隆人、不准对人类生殖细胞系统开展非医学目的的基因编辑等。医学伦理学又提倡更高的道德境界,例如科研人员和白衣天使要无私利他、自我牺牲等。

从医学史发展脉络看,医疗伦理思想在先,卫生法律法规在后,但医学道德规范与卫生法规相互渗透。不少医学伦理价值逐步演变为法律价值中的知情权、隐私权、人格尊严、人身安全等,它们相互渗透。医学道德中弘扬的善良、正义、公正、尊重等伦理原则体现在医疗立法中。卫生法律法规中对医师职责权利、义务的规定,也体现在具体的道德要求中。医疗行为准则包含了医疗道德和医疗法规的内容和要求。卫生法律规范规定了医疗卫生领域人们的基本行为要求,也肯定了公序良俗等道德原则,否则将产生不利的法律后果,违法者为此承担法律责任。

(三)医学伦理学与卫生事业管理

蕴含着普遍价值的伦理原则和准则是公共医疗卫生政策设计的理论基础之一。新一轮深化医疗卫生体制改革的总体设计、具体政策制定和实施效果评价,均离不开医学伦理学的参与。例如:2009年出台的新一轮医改实施方案坚持了"保基本""强基层"和"建机制"的原则,这样的政策设计原则包含了丰富的公平可及性、受益最大化等方面的伦理内涵,也为此后的全科医师制度、分级诊疗制度建设提供了伦理依据。

伦理原则或准则通常是专业人员道德职责的细化,是医疗专业人员和医学科研人员应遵循的伦理规范。例如:当前的深化医药卫生体制改革要坚持以人为本,把维护人民健康权益放在第一位,坚持公平效率统一,政府主导与发挥市场机制作用相结合。这两个基本原则也是广大医务人员和医疗机构执业中应该遵循的基本伦理规范。

医学伦理学与卫生事业管理之间是一个双向互动过程,一方面需要使用伦理学基本理论去解释、评价具体的公共政策;另一方面伦理理论本身在政策的制定和实施过程中又要不断受到现实的检验。医学道德原则和规则的细化和实施必须要考虑到相应卫生政策的可行性、有效性、文化多样性和社会程序、社会公众的可接受性。医学伦理原则和规则为医疗卫生政策的评价提供了道德基础。但是政策的制定、贯彻实施和评价必须依靠检验数据、卫生经济学、法学、心理学等方面的知识。

(四)医学伦理学与其他学科之间的关系

1.医学伦理学与医学心理学　医学心理学是研究心理因素在人类疾病预防、诊断、病因、病理、症状、治疗以及康复过程中发挥作用的学科。它为理解医患互动和医患沟通提供了重要理论和方法依据,掌握患者的心理特征及其活动规律,构建和谐的医患关系。医学伦理学更加注重对医学服务对象的身心整体医护,倡导医德责任、医德态度、医德医风。全社会关心医务人员的身心健康,医疗机构开展对医务人员的心理疏导,这些均体现了对医务人员的人文关怀。同时,医务人员除了应具有扎实的医学基础知识和熟练的诊疗技能外,还应当懂得患者的心理,研究疾病与患者心理状态的关系,帮助患者减轻或消除对疾病的痛苦体验。医学伦理学与医学心理学是相互促进和补充的关系。大量的临床案例说明,医务人员医德高尚、患者信任医务人员,才能真正展开心理研究与心理治疗,而医学伦理学的发展也需要医学心理学的支持和补充。好的伦理修养和境界,常伴随好的心境,因而必然对生理产生好的影响。

2.医学伦理学与医学社会学　医学社会学的研究涉及医学的社会性质、社会作用和医学所必须承担的社会职能、医学所发挥的社会保障作用,医师和患者承担的社会角色,医学与社会的互动形式和互动规律等。例如:美国科克汉姆的《医学社会学》(第10版)专门讨论了医师和患者角色、健康行为与生活方式、处于社会变迁中的医师等议题,这些内容均为人们深入研究医患关系、临床伦理决策、医师的社会责任界定了具体的适用范围。医学社会学强调了医学的社会性质,强调了医学与社会因素之间的相互作用关系拓宽了医患关系的内涵,把医患关系置于广泛的社会关系网络之中。

3.医学伦理学与医学美学　医学伦理学与医学美学分别探讨的是医学中的善与美。医学伦理学以善、恶作为评价标准,非依靠社会舆论、内心信念和传统习俗来维持;医学美学以美、丑为评价标准,以健康长寿为客观依据,并在一定程度上取决于医务人员的医学审美水平。"善的真谛是爱的给予,而爱的真谛是美",任何具有医学伦理学意义的现象,一般都具有美学意义;而一些具有美学意义的现象,也常有医学伦理学的意义。

此外,医学伦理学还与医学哲学、人际关系学等诸多学科有着内在联系。例如:医学哲学是研究关于医学目的、生死观、医学模式、临床证据、临床决策、医学理论的哲学假定等内容,研究开阔了医学伦理学的视野,为学科发展提供了哲学基础。

四、学习医学伦理学的意义和方法

(一)学习意义

1. 提高伦理意识、培养伦理分析能力,积极应对医学伦理问题　伴随着医学模式的转变,人民群众健康意识和维权意识的提高,广大患者和社会公众对医务人员的职业道德也提出了更高要求,医学新技术的研发和应用冲击着传统医德观念,引发棘手的伦理难题,诱发医务人员的道德沮丧感,面对复杂多样的医学伦理问题或难题,医学生并非束手无策,只要具备伦理学知识和技能,培养伦理分析论证能力,识别伦理问题和困境,就能从容应对未来执业中面临的伦理问题。

2. 提高职业伦理素养,改善医患关系　医学是崇高的职业,任务艰巨,要求从事医疗卫生保健事业的人员不仅必须具备高尚的道德情操、精湛的技术,还需要有一颗献身医学事业、防病治病、救死扶伤的美好心灵。道德的主要价值目标是实现人格完善,自觉认识对社会的基本人际关系及其处理原则,自觉践行价值理想,实现人生意义和人格升华;树立道德典范,塑造理想人格。如果没有充足、正当的道德理由,违背了那些被社会成员普遍接受的道德规范(如不伤害),会导致道德沮丧、良心不安。医学生应该秉承"大医精诚"的职业使命,提高自身道德修养,完善自身知识结构,争取早日成为合格的专业技术人才,从我做起,构建和谐医患关系。

3. 坚定信念,忠诚医疗卫生事业,积极投身于健康中国建设　医务人员可以借助医学道德判断、道德标准和道德理想等形式,正确认识和处理医疗卫生领域中的各种人际关系;正确认识自己对患者、医疗机构、社会和自然环境的道德责任和义务;自觉遵循基本的伦理规范,保持良好的医疗秩序,营造良好的社会风尚。通过身体力行和健康科普教育,肩负道德责任,推进先进的医疗观念并广泛传播伦理知识,使其深入人心。医学生要不忘初心,通过不懈的努力,培养坚实的专业知识和技能,实现医术和医德的良性互动,忠诚于医疗卫生事业,积极投身于健康中国建设,争做人民群众健康的倡导者和守护者。

(二)学习方法

1. 掌握基本的医学伦理知识和技能,培养伦理决策意识和能力　通过医学伦理学教育培训,掌握医学伦理理论、原则和规则;熟悉国内外公认的医学伦理原则;了解国际、国内的生命/医学伦理规范文件提出的基本道德要求。运用医学伦理理论与原则分析和解决医学伦理问题和难题,确定医学伦理行为方案,采取伦理行为并对自己的行为进行辩护、评价和反思。医学生要培养下列伦理技能:"伦理思维能力、伦理决策能力、分析论证能力、道德评价能力等。"

2. 把握医学专业知识与技能,践行"以患者为中心"的医疗实践　医疗工作具有高风险性,医学上也还有许多未知数,加上病情复杂性及个体差异,医师诊治过程可谓是"如履薄冰、如临深渊",增加了医务人员工作压力和心理压力,职业信念易受影响。医务人员要掌握扎实的专业知识技能,用高超的医学专业技能,及时、准确和有效地进行诊断和治疗,开展医学研究或提供公共卫生服务。

3. 掌握医学伦理原则和准则,自律和他律相结合　医学生要了解医疗卫生法律法规和卫生政策的内容,在此基础上正确进行医学决策。不断培养自身的职业道德素养,从容应对临床实践、医学科研、高技术应用中的棘手问题,做一名医德高尚、自觉遵循伦理原则的人。

第二节　医学伦理学的基本观点和理论

医学伦理学作为一门学科,在学科整体发展过程中和在认识与解决具体的医学伦理问题的实践中,自身伦理的逐步形成和不断完善是学科走向成熟的标志。医学伦理学的实践价值,在于通过确定医学领域的道德原则和行为规范,约束和引导医学职业主体恪守原则和遵循规范,让医学成为真善美统一的人类职业领域。原则的确立和规范的形成,虽然源自实践过程对伦理公理的发现、探索、总结和概括,但是这个过程需要伦理分析的参与才可能完成。这一过程是理论与实践相结合的过程,也是逻辑与历史相统一的过程,哲学、道德哲学等人类思想史上的优秀成果,都是医学伦理学的观念、思想、理论和认识的来源,医学伦理学将理论运用于现实医学伦理问题的认识和解释,在批判和继承中发展与创新伦理学理论,并同时建构医学伦理学自身的理论。

一、生命观与死亡观

(一)生命观

生命观是对人的生命的根本观点和态度。将生命作为认识对象并形成系统的观念,这就是关于生命的哲学观。这种观念具有无形地统摄和支配人对待生命的态度、情感、意志和行为选择的能力。当这种观念引领人去尊重和热爱生命,说明这种观念本质上是道德的、"善"的生命观,在这样的意义上,生命观转化为伦理层面的道德哲学观念。但是生命是一个复杂的系统构成,如何看待生命和认识生命,一方面看认识主体站在什么样的哲学立场上、基于什么目的认识和看待生命;另一方面要看生命是以何种结构形态、性质等与人类认识构成对象性关系。人类的伦理思想是一部在对生命本质的认识和揭示中反思人与人、人与社会关系的历史。生命神圣论、生命质量论和生命价值论3种不同的人类生命观,也是生命观3个相互联系的发展阶段。

1. 生命神圣论　认为人的生命是神圣的,旨在引导人们在道德上关心人的生命、尊重人的生命、维护人的生命,提倡患者的生命利益和健康利益高于一切。纵观人类道德的发展史,生命神圣论是传统医学道德,乃至社会一般道德的基础。"医者,生人之术也","医道,古称仙道,原为活人",医学自从诞生伊始就以救人活命作为根本任务。在医学所走过的历程中,生命神圣论的伦理观在指导医务人员的医学道德实践中曾经发挥了巨大的作用。它一方面驱使着医务人员的医疗行为向着有利于增进和维护人的生命和健康的道德方向发展;另一方面,又保证了医学科学沿着人道主义的轨迹健康地发展。为人道行医、为患者谋利益仍是现代医务人员奉行的根本道德信条。

但是,由于生命神圣论单纯强调生命至上和生命存在的绝对价值,这种生命观的思维方式本身就存在缺陷,在看到生命存在绝对意义的同时,没有认识到生命存在的相对性和有条件性。生命神圣论作为一种生命的哲学观念是值得肯定的,只是应该看到,尽管可以认为每一个生命都是神圣的,但是个体生命的有限性和生命存在的境遇不同,生命神圣会呈现出相对性。这是因为,再神圣的生命也会因为疾病、衰老而变得质量丧失,人们不得不重新审视生命的神圣性。这种观念会深刻地影响以挽救生命、维护健康为根本职责的医疗卫生职业领域和医务工作者对待生命的态度和行为选择。例如:在临床诊疗工作中,只恪守生命神圣论的道德信条,那么对于诸如"植物"状态的生命、有严重先天性缺陷的新生儿、患有绝症又濒死状态的患者,医师的行为选择都会受到生命观的强烈影响。按照生命神圣论的观念,只能选择不惜一切代价进行救治,因为用生命神圣的观念去衡量医师的行为,才可能被认为是道德的,放弃治疗和抢救,就会被认为是对生命的放弃,对生命的不尊重,好像医学亵渎了生命的神圣性。实际上在很多情况下,医学支持技术所延长的仅仅是生物学生命,患者家属会承受巨大的精神和物质上的痛苦和折磨,浪费卫生资源,增加家庭和社会的负担。

2. 生命质量论　事实上,人们对生命的态度已越来越不满足于只局限在生命神圣论的范围内去考察。生命质量论是在认同生命神圣的基础上,把注意力集中在对生命质量的考察,主张医学不仅在于保存人的性命,重要的是要努力提高、增进人的生存质量。生命质量论是自遗传学和优生学等学科兴起,而出现的以人的自然素质的高低、优劣(如器官功能、全身状态等)为依据,衡量生命对自身、他人和社会价值的一种伦理观念。它强调人的生命价值不在于生命存在本身,而在于生命的质量,人们不应单纯追求生命的数量,更应关注生命的质量,增强和发挥人的潜能。人不仅要活着,更重要的是要活得幸福、美满。生命质量论的一个基本道德信条是:尊重人的生命,接受人的死亡。这里,"尊重人的生命"强调的是尊重有质量的人的生命;同时,把接受人的死亡看成是尊重人的生命的基本内容。

生命质量论的产生,标志着人类生命观已经发生历史性转变,是人类历史上自我认知和自我控制的发展。生命质量论的形成和发展为人们认识和处理生命问题提供了重要的理论依据,对长期以来困扰人们的生与死的权利及生与死的选择问题,提供了新的标准和理论依据,但这种生命论只就人的自然素质谈生命存在的价值,显然是有失偏颇的,而生命质量高低的判断标准也难以达成共识,更难以操作。

3.生命价值论　随着近代各式各样的价值理论的兴起和影响(新托马斯主义价值学、人格主义价值学、实用主义价值学、马克思主义价值学等),一种把生命神圣与生命质量相统一的、崭新的生命伦理观,即生命价值论正在成为当代医学道德的主导思想,成为当代人类对人的生命干预的主要依据。人的生命价值就是人的生命具有的满足人的需要的效用性。生命价值论把人的生命的价值作为应该如何对待人的生命的尺度。

人的生命是一个渐进、持久并逐渐衰亡的过程,生命价值融于这一过程之中。生命价值包括两个方面:一是生命所具有的满足这个人自身的效用,即生命的内在价值和自我价值,它是由生命质量来决定的;二是生命的外在价值,即把内在价值发挥出来,为社会创造物质财富和精神财富的社会价值,或称生命的社会价值。生命的内在价值与外在价值的统一,构成了一个人的生命价值。用生命价值观去指导我们的医疗实践,既要看到人的生命的内在价值,也要看到生命的外在价值,既要重视生命的生物学生命的存在,又要重视人的人格生命的社会意义,这是生命价值论的核心所在。

总体而言,生命价值论是对上述两种观点的一种继承,但同时也是一种发展。这一理论是当代医学发展的需要,同时也是医学向人文回归的一种必然。

(二)死亡观

死亡观是人们对于死亡的根本观点和态度。死亡被认为代表着生命的终结,在走向死亡的历程中,无论人们是否情愿,都将面对死亡以及死亡带来的伦理问题。

1.中西方死亡文化　西方人从古到今在对待死亡问题上,更多的是关注死后的世界。从古希腊人所赞美的苏格拉底之死,到支配着整个中世纪的基督教升"天堂"的死亡观,直至现代存在主义哲学对死亡的探索,都表明出对死后世界保持着浓厚的兴趣。对死后的冥思幻想,是整个西方思想史、文化史中一个不可缺少的组成部分。

公元前6世纪的著名哲学家毕达哥拉斯在西方第一个明确地提出灵魂永恒不死,后来苏格拉底对灵魂不死作了详尽的说明,他认为由于灵魂的永恒不死,人的生命便可以不断地轮回,灵魂是高贵而不朽的。柏拉图对灵魂不朽进行了哲学论证,他认为灵魂不像肉体或物质的东西那样可以分解成许多部分,它是绝对单一的,没有部分,不可再分。所以,灵魂是不朽的。这一论断在笛卡儿那里得到了充分的展开:"我们的灵魂在本质上完全独立于身体,因而决不会与身体同死;我们既然找不到毁灭灵魂的原因,自然会因此断定灵魂是不死的了。"灵魂不朽观念被历代基督教教父、哲学家所吸收,成为基督教基本教义的一个极为重要的思想来源,形成了上帝和灵魂不朽等宗教概念。总之,西方传统文化认为人的生命是有限的和充满诸多不确定因素的,而死亡归宿是永恒的和确定的。

在中国文化历史上,儒家推崇积极入世的理性主义死亡观——"生则重生,死则安死""乐天知命,故不忧";道家信奉超然物外的自然主义生死观——"生死齐一,死而不亡";墨家推崇实用的经验主义死亡观——"生者见爱,死则见哀";法家提倡务实主义的死亡观——"定理有存亡";佛家宣扬逃避现实的出世主义死亡观——"轮回六趣,具受生死"。

其中,影响最大的是儒家的生命观。入世和乐生文化所深切关注的是人的现世的感性生活。在儒家看来,人生最重要的是专注于现实的感性生活,没有必要为死后的归宿操心费神。正因如此,在儒家文化里没有宗教那种对死后世界的追根刨底精神,也没有西方思想传统中那种冥思死亡、赞美死亡的精神。人们不应过多地去考虑"死"及死后的事,而应该考虑的则是如何"生"的问题。

2. 科学的死亡观 首先,死与生既相对立又相统一,有生必有死,无死则无生;第二,对于躯体的死亡与精神、思想的终结,哲学上的死亡更认同后者,活着却没有思想,便被嘲笑为"活而如亡",已经死亡且在精神上影响着社会、人类的,便赞举为"死而不朽"。最后,哲学上看重死与生的互动关系。人因为意识到终有一死,意识到死随时可以降临,所以便要思考人生的意义,追求生命的价值,期望死亡的超越。也正因为如此,死亡就可以成为生命教育的一种契机。这便将死亡的本质最终界定为死亡的意义。两个问题合二为一。

总之,死亡的本质是个体自我生命的终结,是自我意识的消失。面对死亡和不可逆性以及医学的有限性,我们应当正视死亡,珍惜生命,持有科学的死亡观。死亡是一个复杂的过程,是人的本质特征的消失,要树立自然归宿信念,积极充实人生价值,坦然面对死亡。

3. 死亡教育 死亡教育是在对死亡形成正确认知基础上,对敬畏生命、珍爱生命的教育。死亡教育,其目的是要深刻认识死亡的意义。中国传统文化虽然有忌讳死亡的一面,但儒家伦理认为:"未知生,焉知死"。德国存在主义哲学家海德格尔认为,只有认真面对死,把死当作自己本己存在的可能性,才能把握自己本真存在的方式,以自己本真存在的可能性展开和选择自己的生存方式。向死而生,是生命哲学的一种深化、延续和扩展。

由死观生,才能更好地敬畏生命和珍爱生命。敬畏生命观是指人们对生命(一切生命,尤其是人的生命)尊重、关爱、敬仰、维护的系统认识和价值判断,是指人们在处理一切与生命相关联的关系,即人与人、人与社会、人与自然关系的过程中持有的以敬重生命、珍惜生命、关爱生命为价值评判原则的基本立场、观点和方法。死亡教育最终就是要让人们敬畏生命,从而爱自己、爱他人、爱生命,促使人们深切省思自己与他人、社会、自然,乃至宇宙的关系,展现人性光辉,活出生命的意义。

不言而喻,死亡教育具有双重医学伦理意义,一方面,医务人员应该适时对患者及其家属进行死亡教育,从而正确认识死亡,面对死亡;另一方面,医务人员也应通过死亡教育正确认识死亡。

二、医学伦理学的基本理论

(一)美德论

1. 美德论的内涵 美德论又被称为德性论、德行论。从伦理学意义上看,德性是指个体所具有的理解、内化与践行伦理原则和道德规范的秉性、气质和能力,德性就是化"德"为"性"达到"从心所欲不逾矩"的境界,而麦金太尔则认为"德性是一种获得性人类品质"。这些都表明,德性概念所标识的是道德主体自身完善的一种人格境界。这种理论相信:一个人只要拥有适宜的美德,自然就会做出好的道德判断,即做出合乎伦理的行为决策、评价和辩护。美德是指在一定社会的历史条件下,经过长期的道德实践而逐渐形成的,受到普遍和永恒价值的优秀道德品质。

医疗卫生领域中的伦理关系是最丰富的人际关系之一,它对人的德性具有更高的要求。医学美德论主要讨论行医者的职业美德,如仁慈、诚挚、严谨、公正和节操等,并在医疗行业中提倡这些美德。

2. 美德论的特点 ①强调个人行为的稳定性:对于个人美德的评价,并非根据一时一事的行为表现,而是根据个人一贯性、长期性的行为表现。医学实践中也是如此,医务人员只有在医学实践中将具体美德始终如一地坚持下去,才能被称为有美德的医者。②强调个人行为的自律性:美德论强调个人自律和自我控制,医学美德论强调医务人员自觉自愿地保持和提升个人的职业道德修养,全心全意地为患者服务。不论在什么情况下,都要自觉地履行医学道德义务,而这正是医学美德修养所必需的。

3. 美德论在医学实践中的运用　美德论以品德、美德和行为者为中心,研究和探讨人应该具有什么样的道德品质? 有道德的人是什么样的人? 人应该具有什么样的品德或品格? 不同的时代、不同的国家、不同的民族对美德内容的理解和概括也有所不同,要求也不一样。中国传统德性伦理在医学实践中提倡医者的奉献精神和医德规范,如仁爱救人、清廉正直、精湛医术、不畏艰难、勇于创新、谦虚好学和献身精神等。西方传统德性伦理在西方医学的医学实践中,始终是行医者恪守的职业信条。从《希波克拉底誓言》开始,就强调医务人员对于医学的奉献精神和牺牲精神,推崇医德的至善境界。18 世纪后期,英国爱丁堡大学医学教授约翰·格雷戈里在 1772 年出版的《关于医师的职责和资格的演讲》中指出,同情应当作为医师的首要美德。他认为,医师对于患者有基本的道德责任,这种责任包括仁慈、耐心、关怀、谨慎、保密、道义、公正和同情。美德论及其包含的具体美德要求,无疑对医学伦理学的理论和实践产生了重要的影响作用。

4. 医学美德论的评价　医学美德论在医学伦理学的理论体系中占有重要的地位,对医务人员塑造完美人格具有重要的理论指导意义。

首先,医学美德论是医学伦理学理论体系的重要组成部分。美德论是医学伦理学早期的理论基础,历代医学道德都很强调美德,无论是以希波克拉底为代表的西方医德思想,还是以孙思邈为集大成者的我国医德传统,对医者都有较高的美德要求。而在当下的医学伦理实践中,我们所倡导的热爱医学、忠于医学、献身医学,具有医德节操,救死扶伤、防病治病、全心全意为患者服务,主持正义、廉洁正直等道德要求,依然是医学美德在医务人员职业道德上的基本体现。医学伦理学是关于医学道德的理论体系,医学美德伦理无疑是医学伦理学理论体系不可或缺的重要组成部分。

其次,医学美德论有利于医务人员塑造完美人格。医学美德论侧重于以医学品德、医学美德和医务人员为中心,研究和探讨医务人员应该具有什么样的品德或品格。医学职业自产生以来,正是由无数的从医者具备的"大医精诚""医乃仁术",救死扶伤、实行人道主义的医学精神,体现出高尚的医学道德品质,保证了医学的仁学性质和人道的特点。随着时代的变化和发展,医学家和医学伦理学家又不断提出新的美德要求,使医务人员所具备的美德得以不断完善和发展。当然,随着医学实践的不断发展,美德论也不可避免地暴露出了其局限性。

第一,医学美德论仅仅是从直观的层面上、从医学职业本身对医务人员提出了"应该具备什么样的美德"的要求,还缺乏在某种情景下医务人员应该具体如何做的建议。医学美德现象的背后还有更深刻的理论基础,我们需要对医学美德背后的医学道德进行进一步的揭示和研究,研究医学道德规范的内容,并使之发挥作用。

第二,当下的医疗行为由个体走向集体和社会,医疗实践不仅涉及疾病而且涉及一种社会责任,美德论仅仅停留于主观品性、人格等精神形态的存在方式之中,缺乏制度化,只能有赖于个人的道德修养,不能更有效地提高整体的更宏观的行业道德。

第三,当下价值多元化,每个人对美德的理解或者侧重点并非统一,在医患关系的处理中,由于价值观的不同,单独通过美德论指导医务人员的行为往往不能达到良好的效果。

(二)后果论

1. 后果论的内涵　后果论又被称为效果论、效用主义或功利主义、目的论或价值论等。根据这种理论,社会确立道德的目的不是为了道德本身,而是为了社会的发展以及为了增进每个人的利益。道德规范的确立和完善以及伦理行为的决策、评价和辩护,强调后果、效用和价值。也就是说,在"如何制订和完善道德规范"和"如何做出道德判断"这两个方面,都强调"后果"。功利主义的"最大多数人的最大幸福"是代表和反映这种伦理思想本质的核心原则。古典功利主义和现代功利主义体现了后果论理论思想的发展。

(1) 古典功利主义伦理思想:17世纪,经验主义哲学家培根、霍布斯就已经阐释了他们的功利主义伦理思想,进入18世纪后,功利主义伦理思想又在洛克、孟德威尔以及哈奇森的伦理学著作中得到了进一步的运用和发挥。但是,作为一种系统的、完整的伦理学说,还是在18世纪末、19世纪初由边沁和密尔完成的。

边沁和密尔是古典功利主义理论的主要代表。边沁和密尔都把快乐主义作为其功利主义的基础,把趋乐避苦作为其论证功利主义原理的根据。按照他们的理解,趋乐避苦是人所共有的自然本性,是伦理道德建立的根据。边沁认为"自然把人类置于两个至上的主人:'苦'与'乐'的统治之下,只有它们两个才能指出我们应该做些什么,以及决定我们将怎样做"。快乐和痛苦是决定人们行为应该如何的标准,趋乐避苦是人行为的指南,那些能给人带来快乐的,是人应该做的,或值得去做的,而那些会给人带来痛苦的,则是人们不应该去做的,或是不值得去做。快乐和痛苦不仅是人的行为应该如何的标准,而且还是人之行为善恶的道德判断标准。在边沁、密尔看来,能够给人带来快乐的行为就是善的、道德的,否则就是恶的、不道德的。如果一种行为带来的快乐超过其痛苦,那它就是善的、道德的;一种行为带来的快乐减除其痛苦的余额,超过另一行为带来的快乐减除其痛苦的余额,那它就比另一行为更善;而在一切可能的行为中,包含的快乐超过痛苦的盈余最大的行为,就是最大的善。在快乐主义基础上,边沁、密尔都得出了功利主义伦理原则,即最大多数人的最大幸福,既然一种行为带来的快乐的成分占优势,它就是道德的行为;一种行为带来的完全是快乐而没有痛苦是最大的幸福,那么最大多数人都争得这种最大幸福,也就达到了最大多数人的最大幸福。

总体而言,古典功利主义伦理思想的基本观点主要包括以下几种。①个体道德理论:这种理论强调对人的理解不应当是从道德哲学反思的角度,而必须建立在对人的实际经验的基础上。"苦乐原理"是这一理论的基石。②社会功用理论:在"苦乐原理"的基础上,功利主义伦理学建立了功用原则和最大幸福的原则,从而将个体道德理论扩展到社会伦理领域。所谓功用原则,是说对任何一种行为的评价,要以这种行为增加或减少当事者的幸福为根据。当事者不仅仅是指个人主体,而且包括社会主体和政府设施。最大幸福原则是对功用原则的发展,这一原则克服了功用原则中"功用"概念与幸福、快乐等观念联系不够明确的缺陷。③法律调节理论:在古典功利主义思想家看来,法律调节理论是建立在"苦乐原理"基础上的,在道德上主要是衡量善良与否,在幸福和快乐的获取上是否有增加或减少,在政治上就是优越,在法律上就是权力。④个人的自由权和自我发展:在功利主义幸福概念的内涵中,个人自由权和自我发展是两个重要的内容。任何人的幸福是与他的精神和个性的自由发展相联系的。

(2) 现代功利主义伦理思想:行动功利主义和准则功利主义是现代功利主义具有代表性的两大派别。行动功利主义伦理学的主要观点是,强调根据具体情况下的具体行为,所产生的效果来确证一个行为的正当性,而准则功利主义则强调人的行为的道德价值,要根据这一行为与某类能够带来好的效果的、具有普遍意义的规矩是否具有一致性来加以确证。

行动功利主义以澳大利亚的斯马特为代表。行动功利主义的基本观点是:行为的道德价值(善与恶、正当与不正当)必须根据其最后的实际效果来评价,道德判断应以具体情况下的个人行为之经验效果为标准,而不应以其是否符合某种道德准则为标准。斯马特指出:"功利主义是这样一种观点,它认为一种行为的正当性或不当性,仅依赖于其结果的总体善性或恶性,即依赖于该行为对所有人类(或许是所有感觉能力的存在)的福利之影响效果。"这就是说,斯马特的行动功利主义把行为之善恶建立在行为之后果上。从总体上看,行动功利主义不过是对边沁、密尔古典功利主义的"最大多数人的最大幸福"这一功利主义原则的复述与维护。

准则功利主义的基本观点是:人类行为是具有某种共同特性和共同规定的行为,其道德价值应以与之相关的共同准则是否一致来判断,因而道德判断不应以行为的功利结果为标准,而以相关准则的功利效果为标准。准则功利主义以美国伦理学家布兰特等人为代表。规则功利主义在坚持效用原则的同时,认为人们行为的正当性与行为的结果没有直接的联系,主张评价人们行为的正当性,要看行为是否符合据以实现好的效果的道德规则,而遵守一般的道德规则会使人获得最大的好处。布兰特把社会的道德规则称为"道德法典",认为道德法典构成了对群体道德行为的限制与调控系统,体现为确定的社会准则。布兰特指出"一种且有多条道德规则并经过合理选择的系统才是可能的,它以最大限度地实现福利,因而是完全有理性的人可能支持的那种道德体系"。这种道德体系是由多种道德规则组成的法典系统,它的目标是"最大限度地实现福利",它强调的不是功利本身,而是达到功利目的的行为规则系统。可以看出,布兰特所主张的规则功利主义,对于克服行动功利主义只顾特殊行为、不顾人类行为的一般特征,只讲效果价值、忽略动机与义务,只注意行为的最终状态而轻视行为过程及其复杂多变性等功利主义的极端性,有着积极的意义。

2. 后果论的特点

(1)强调行为的结果,不重视行为的动机:判断某个行为是否善,主要看这个行为是否带来好处,而不论行为者出于什么动机,只要产生更大的快乐和幸福,就是善的,是应该被鼓励和赞赏的。

(2)以个体经验为基础,以经验生活中的苦乐感受为标准:这与道义论的体验性不同,功利主义者在行为前,进行利益的权衡,通过计算利弊得失来决定是否采取行为,采取何种行为。

3. 后果论在医学实践中的运用　后果论作为一种道德理论,它主张人的行为道德与否,看行为的后果。凡行为结果给行为者及其相关的人带来好处,或带来利大于弊的行为,则是道德的,否则就是不道德。后果论的核心主张是把与行为相关的感性快乐与痛苦作为伦理学思考的出发点。判断行为的善恶主要依据行为所能带来的快乐与痛苦的数量关系,如果一个行为能够带来的快乐比产生的痛苦多,那么这个行为就是善的,反之就是恶的。

随着医学实践的发展,功利主义伦理学作为基本的伦理理论成为生命伦理学的一种必然诉求。功利主义伦理理论为世人提供了一种基本的道德思考模式,主张从行为后果对人的幸福和快乐的影响程度来判定行为的正当与否,而且功利主义不是单纯从原则出发,而是主张具体地分析和比较可供选择的不同的行为后果。这一理论的后果论思路,对个人和社会幸福的注重,对个人利益和社会利益关系的调和,以及对道德制裁力的研究,都为伦理学的研究和应用提供了理论上的有益启示。事实上,现代生命伦理学理论的建立和成熟,功利主义伦理学理论扮演了重要的角色。因为无论是生命质量的确定、生命价值的判断、死亡方式的选择,还是有限卫生资源的合理分配、医疗卫生事业的宏观决策等,都存在依据什么样的标准进行价值判断和道德选择的问题,在这种选择中,功利主义伦理学的理论在方法和原则上具有不可替代的理论功用。

4. 后果论的评价　后果论在推动社会发展包括医学发展方面起到了重大的推动作用。

(1)后果论从人的本性,而不是从神的目的,去说明价值和道德的起源和目的,强调道德是为了人而不是神,道德最终是使人幸福,提倡尊重人性,人的尊严、价值和人的主体性,从而在思想领域产生了巨大的影响。

(2)后果论强调行为的效用是判断是否道德的基础。有效地防止了因空谈道德和义务所导致的道德至上论和教条主义。只有明确了道德的目的、道德的价值所在,才能为道德提供最终的标准,才能说明人类行为的正确所在。

(3)后果论力图把个人对幸福的追求同利他和公益事业结合起来,以克服极端利己主义的片面性,力图兼顾个人利益、集体利益与社会利益,兼顾短期利益和长远利益,这对人类社会的发展具有积极的推动意义。

但是后果论侧重于行为的效果,从理论上也存在某些缺陷。

首先,如果只是专注于效果而不考虑动机,就势必造成把出于善良愿望,并尽了最大努力,只是因为预料不到的(即责任范围之外的)原因,不能达到应有的效果的行为,看作不道德的行为。动机与效果的统一要求我们对于行为的善恶,必须既看动机,又看效果,联系动机看效果,透过效果看动机。医学后果论强调把医学行为的效用,作为制订医学道德规范的依据和判断具体医学行为道德与否的标准。医学后果论同样存在后果论的共性问题:在医疗实践中如何去计算和衡量一个行为可能产生的不同效果?有些后果可以定量,有些难以甚至不能定量。而且医患之间的文化价值有时候存在差异,每一后果给予的权重是不同的,因此,不应仅仅考虑后果而不考虑动机。

其次,功利主义的出发点和落脚点最终是个人主义。虽然功利主义者不像利己主义那样主张利己优先,现代功利主义也主张兼顾他人和社会利益。但是,功利主义并没有改变个人主义的基本立场,立足于个人主义,就不可能真正从道德要求的角度兼顾好个人利益和社会利益的关系,理所当然,它也就不可能保证最大多数人的最大幸福之功利原则的真正实现。因此无论功利主义者怎样谈论最大多数人的最大幸福,只要功利主义者把利益(幸福)建立在个人是否快乐的基础上,这种功利仍然是个人功利,而不是社会功利,容易走向利己主义。

(三)道义论

1. 道义论的内涵　道义论又被称为义务论或非目的论等。这种理论认为:①社会确立道德的目的在于道德自身,在于完善每个人的品德,是为了实现人之所以异于禽兽、人之所以为人。孟子曰:"人之有道也。饱食、暖衣、逸居而无教,则近于禽兽。"②行为是否道德,其终极的标准只能看它对行为者的品德道义的效用如何,而不能看它对全社会和每个人利益的效用如何。凡是能够使行为者品德达到完善、实现人之所以为人者的行为,不论它如何减少行为者和整个社会的利益总量,因符合上述道德目的,就是应该的、道德的;相反,则是不应该的、不道德的。西汉大儒家董仲舒将这一思想概括为:"正其义不谋其利,明其道不计其功。"

道义论思想在中国有着久远的历史,儒家思想认为,尽管人们天生就有求义或欲利或两者兼有的本性,但在处理义利关系时的正确态度应当是先义而后利。即凡事当前,需要我们选择行为时,首先须考虑的是道义原则的要求,一旦道义原则的要求被履行了,则行为主体的个人利益与好处也将随之而来。只有以义为本,才能统一义利,也就是要先义后利。

在西方现代伦理学中,道义论是指人的行为必须遵照某种道德原则或按照某种正当性原则去行为的道德理论。这说明,人们行为或活动的道德性质和意义,最基本的不在于其所达成的目的(或者其所体现的内在价值),而首先看它所具有的伦理正当性。而所谓行为的伦理正当性,必定是伦理的而非单个道德主体自身行动目的或价值的实现程度,这个道德原则必定是社会公共的。

在西方,道义论的理论渊源至少可追溯到中世纪初基督教的伦理思想,甚至更为久远。作为一种完整的理论,道义论是18世纪德国哲学家康德提出来的,康德是道义论的典型代表。康德认为,人的道德义务来源于先验的善良意志,是善良意志发出的所谓的"道德律令",即"头顶上的星空"和"心中的道德律"。所谓善良意志,是指意志本身的善,是在宇宙间唯一不加任何条件的。它是一切善的根源,善良意志是康德义务论体系的首要命题。他从"善良意志"出发提出"为义务而义务"的主张。因为义务是善良意志的指令,所以义务内在地包含了善良意志,因此康德得出只有出于义务心而作出的行为才是善的,出于其他偏好而作出的行为,由于不是出于善良意志因而不可能是善的。康德所强调的这种义务论是主张遵照某种既定的原则或者某种东西本身所固有的正当性原则去行为,而不去考虑行为对人对己带来的结果如何。其实质在于强调义务的绝对性、至高无上性、命令性和无条件性。

康德的道德命令包含如下主要内容:其一,可普遍性,即指导行为的道德命令或准则,一定是能适用于所有人的具有普遍必然性的绝对命令,任何人都应当奉行的准则。其二,人是目的,即人的存在本身就是目的,任何人都不能被视作达到别人目的的工具。其三,意志自律,又叫意志自由,即意志给自己出命令、定法律。康德认为,因为道德命令是由人的先验善良意志(即理性)自身颁布订立的,所以才具有普遍性。人作为有理性的主体,其尊严正是建立在人的意志自律的基础之上的。人可以在感性世界中不受自然的必然性的支配而以"自律"的方式去执行超感性的道德律。这种出于"自律"而非"他律"的行为才是道德的。

2. 道义论的特点　首先,道义论在道德评价中注重行为本身是否符合道德规定,强调行为的动机而不是以结果为评价善恶的依据,因此也有人把道义论称为动机论,认为只要行为的动机是善的,不管结果如何,这个行为都是道德的。

其次,道义论以社会或群体的整体利益及其公正分配为道德考量目标。它所关注的重心不仅是单个道德主体的权益和目的,而且更多的是所有道德主体之间的权责(包括道德权利与道德义务)的公平分配和合理安排,是各道德主体(个人或群体)之间的伦理关系和道义承诺。因此,它的规范内容和规范形式往往与社会的制度安排内在地相关,也就是与社会的基本制度结构,尤其是国家法律规范系统有着内在一致的关联,甚至相互支持,是制度(规范)互补关系。

最后,道义论对规范有效性的寻求总是普遍主义的,甚至是绝对道义性的。道义论的这种道德普遍主义规范主张或绝对化的道义诉求,缘于它对道德判断的某种形式化条件的前提性依赖:行为在道德上是否正当合理,不能由其所产生的具体效果来确定,而应当首先看它是否与某种确定的道德原则或道德规范相符。这样一来,道德原则或道德规范就成为行为是否符合道义的基本判断和评价标准。因此伦理道义论者往往把制订这种具有普遍有效性的道德原则(规范)或康德所说的"绝对(道德)律令"当作伦理学的第一要务,视为建立某种伦理理论体系的头等大事。

3. 道义论在医学实践中的运用　道义论侧重的是道德行为动机,不注重行为的后果,而诉诸一定的行为规则、规范及标准,其理论的核心是义务和责任。也就是说,行为的正确与否,并不由行为的后果来决定的,而是由这个行为的动机和标准来决定的,注重的是行为的动机是否"善"的,行为的本身是否体现了预设的道德标准,这样就突出了道义论的地位,把道义行为的内在本质认定为是预设的和普遍的。道义论强调履行义务的行为动机,这种观念在医学实践中有着悠久的历史传统。从古巴比伦的《汉谟拉比法典》到古印度的《妙闻集》,从古希腊的《希波克拉底誓言》到古阿拉伯的《迈蒙尼提斯祷文》,中国传统的医学经典《黄帝内经》《千金要方》等都包含了对医者的道德义务和行医动机的特别强调。

4. 道义论的评价　道义论伦理学是西方伦理历史发展中的重要理论流派,作为一种主要的理论流派,道义论的理论内涵十分丰富,其显著的特征是强调道德行为的动机,把义务和责任看成其理论的中心概念,强调道德理性的基础性地位,把道德理性看作道德行为的内在本质。在进行道德评价和道德决策时,道义论的理论主张强调履行"义务"和"责任",强调善的动机,主张人与人之间的"平等"。这些对于整个人类社会的稳定与发展起着重要的维系作用。传统的医学伦理学是以道义论为轴心的体系。围绕道德义务的根本信念而建立起来的,对医学主体的各种美德要求与美德规范,体现道德义务与美德的各种规范与应尽的责任要求等,都是传统医学伦理学的重要内容。在当代生物医学的发展带来的医学伦理学转型的过程中,义务论在医学伦理学发展中和医德实践中发挥着重要的历史作用。

在实践中,道义论也体现出明显的片面性。首先,"善良意志""道德原则"或"绝对命令"从何而来并没有得到根本性的解答,不同宗教会有不同回答,道德的多元意味着不易形成普世伦理。其次,由于对道德行为全过程的把握不够全面和彻底,它有可能忽视人的需要、目标和派生价值,而走向极端。极端的义务论有可能彻底割断道德与价值的联系。再次,科学和技术的发展带来的一系列道德难题和医学道德的时代性困境,仅仅以道义论作为理论基础和方法手段同样是十分软弱和无力的。

第三节　医患关系的伦理道德

医患关系是指以医师为主体的医务群体和以患者为中心的就医者群体,以治疗或缓解患者疾病为目的而建立起来的特殊人际关系。

一、医德关系的模式

"萨斯-荷伦德模式"是美国学者萨斯和荷伦德于1076年提出的,这一模式根据医者和患者在技术方面的基本模式,将医患关系分为3种基本类型。

1. 主动-被动型　这是医患关系的传统模式,医师是主动的,患者是完全被动的。

2. 指导-合作型　这是现代医疗实践中广泛存在的医患关系模式。医师是主动的,患者也有一定的主动性,但这种主动是有条件的,即必须以执行医师的意志为前提,对指令性治疗措施只能服从与合作。合作的具体表现是:主动诉说病情,反映治疗情况体验,提供检查治疗方便,可以提出疑问并寻求解释。

3. 共同参与型　这是医患关系的一种发展模式。医师和患者都具有大体同等的主动性和权利,相互依存,共同参与医疗的决定和实施。大多数慢性病患者适于此种模式。

以上3种医患关系,在特定情况下都是正确的、有效的,但是对绝大多数患者来讲,应当按照后两种模式组建。

二、其他医患关系模式

有人将上述平等的医患关系,采用经济视角,以其根本性质为基点引申出如下两种模型关系。

1. 医患关系是契约关系　这种关系是建立在平等基础上的契约关系,这种服务与被服务的关系以契约形式显现。

2. 医患关系是信托关系　患者为诊治疾病的需要而信任医师,并委托医师为其解除疾病痛苦,因此,两者是建立在信赖基础上的特殊人际关系。此种关系是目前被大家所认同的。

三、影响医患关系的因素

1. 医务人员方面的因素

(1)观念因素:观念是在一定的社会条件下,人们接受、信奉并用以指导自己行动的理论和观点。如权益观念、医学观念、服务观念等。

(2)心理因素:医务人员的心理状态取决于他们的思想觉悟和道德素养的水平,医务人员的心理状态大致有服务和进取心理、探索心理、谋生心理等。

(3)医疗缺陷因素:如医疗差错、事故,造成病情恶化,出现并发症,导致意外的残疾、畸形,甚至死亡等。常常成为影响医患关系的重要因素。

(4)语言和习俗障碍:语言方面的原因而引起的医患沟通障碍随处可见,因医者忽视习俗因而导致医患关系紧张的情况也不可忽视。

2. 患者方面的因素

(1)道德境界因素:少数患者道德水准低,不遵守就医道德,是影响医患关系的一个重要原因。

(2) 心理障碍:主要有不信任的就医心理,不满足的心理,自恃财大气粗心理,自信有权势心理等。

(3) 认识上的反差:医患双方往往因对某些问题所处角度不同,而产生不同的认识和看法,若得不到交流,就会恶化医患关系。如对医疗效果评价的分歧,对诊治措施、收费标准的不同看法等。

四、建立健康的医患关系途径

(1) 制订具体医德规范,约束医患双方行为。
(2) 医患双方加强情感与思想交流。
(3) 医者应树立一切为了患者的宗旨,努力提高医疗技术。
(4) 增加卫生投资,缓解医疗供需矛盾。
(5) 深化卫生改革,加强科学管理,为患者提供优质服务。

第四节 康复伦理

康复伦理是运用医学伦理学的理论和方法,研究和解决康复医学实践中的道德问题,是伦理学的理论、观点与康复医学实践相结合的产物。康复治疗是康复医学实践中的重要内容,它通过物疗法、言语矫治、心理治疗等功能恢复训练的方法和康复工程等代偿或重建的技术,使残疾人的功能复原到最大限度,提高其生活质量。

一、康复治疗工作的特点

1. 患者病程长、康复慢 康复服务的对象功能障碍一般存在时间较长,有的甚至是终身存在。因此医护人员不但要重视早期康复,而且要防范继发性残疾或者其他并发症的形成。在这一过程中,应注意心理康复很重要。大多数残疾者会有一种"自己是无用人"的自卑心理,有的需要长期卧床,有的交流存在困难,只有唤起他们的康复信心,树立新的生活目标和力所能及的愿望,康复治疗才能产生满意的效果。

功能康复是根本。康复是最终目的,在残疾允许的范围内让残疾者逐步锻炼成为不依靠医护人员或家属的独立生活者。因此在康复过程中要帮助残疾者掌握必要的康复知识和技术,促进肢体和器官功能的康复,提高残疾后适应工作和生活的能力。

2. 康复治疗需要团队合作 由于康复需要关注患者的躯体功能、情感以及心理状况,因此康复的治疗往往是以团队的形式去帮助患者。团队的每一个成员都有其专职的职责和治疗内容,这其中也存在互相覆盖的部分。康复方案通常由康复医师主导,在与相关临床医学科研人员共同协作的情况下进行制订和实施,并在治疗实施的过程中根据病、伤、残者情况的变化及时进行小结,调整治疗方案,直到治疗结束时为止。

3. 家庭成员的参与对患者康复十分重要 在康复医学方面,很多患者的残疾是可预防的,不同原因的残疾,有不同的预防措施,康复专业人员应该在尊重个人权利和责任的基础上提出一些预防措施建议。在康复过程中,要充分发挥家庭成员的积极性和参与意识,这对于患者功能障碍的恢复具有极其重要的意义。

二、康复治疗的伦理要求

1. 理解尊重、平等相待 不论是先天或后天、疾病或外伤等所致的各种残疾,都会给残疾者带来终生甚至难以挽回的损失,他们不仅有躯体上的创伤,而且还有轻重不等的自卑、孤独、悲观失望等心理痛苦。因此,在康复治疗中,医务人员要理解与同情他们,绝不能讥笑和伤害他们的自尊,医务人员要选择效果佳而且患者乐于接受的康复方法,以建立起和谐的医患关系,并促进他们尽快康复。

2. 热情关怀、耐心帮助　残疾人行动不便,有的生活难以自理。因此,在康复治疗中,医务人员应该特别注意自身的素质、沟通方法、对患者心理感受的敏感性,要在细微之处关怀与帮助他们的生活与训练。训练前向患者讲清其目的、方法及注意事项,以利于安全保证;训练中要随时鼓励他们的点滴进步,使他们逐渐由被动状态达到主动参与治疗,以增加他们的信心与毅力,同时还要关注患者的情绪变化,改善患者的心理状态,会让患者的治疗效果更好。

3. 合作密切、加强协作　残疾人的康复,需要多学科的知识和多学科的医务人员、工程技术人员、社会工作者、特殊教育工作者等人员的共同参与和努力。因此,在康复治疗中,康复科医务人员除了必须扩大自身的知识面外,还要与各种人员密切联系,加强协作,避免发生脱节,出现矛盾要及时解决,共同为达到残疾人的康复目标而尽心尽力。

4. 坚持公平、合理分配　随着人口老龄化以及慢性病患者的增多,社会的康复需求日益增加。在健康服务体系资源不足时,应坚持公平、公正原则,避免区别对待,促进康复资源的合理化分配。

本章小结

康复伦理是运用医学伦理学的理论和方法,研究和解决康复医学实践中的"道德两难"问题,是伦理学的理论、观点与康复医学实践相结合的一门边缘性学科;是对医学实践中的道德关系、道德意识、道德行为的概括和说明;尊重患者的自主权和隐私权是发展良好的信任和平等的医患关系的关键;制订伦理原则的是医学道德进步的重要标志。任何时代的医学道德都与特定的社会背景相联系,都是为解决该时代的具体问题而存在的。

(李静梅)

练习题

以下每道题下面有 A、B、C、D、E 五个备选答案,请从中选择一个最佳答案,并将相应字母填入题干后的括号内。

1. 下列表述最能全面反映伦理学概念与内涵的是(　　)
   A. 研究职业道德现象的科学　　B. 研究政治道德现象的科学　　C. 研究道德现象的科学
   D. 研究婚姻家庭道德现象的科学　　E. 研究社会公德的科学

2. 下列哪一项不属于医德意识现象(　　)
   A. 医德观念　　　　　　　B. 医德情感　　　　　　　C. 医德信念
   D. 医德意志　　　　　　　E. 医德评价

3. 医德实践的具体内容不包括(　　)
   A. 医德评价　　　　　　　B. 医德规范体系　　　　　C. 医德教育
   D. 医德修养　　　　　　　E. 以上都不是

4. 当妊娠危及胎儿母亲的生命时,可允许行人工流产或引产,这符合(　　)
   A. 行善原则　　　　　　　B. 不伤害原则　　　　　　C. 公正原则
   D. 尊重原则　　　　　　　E. 自主原则

5. 医患关系要做到真诚相处，最主要的是(　　)
   A. 关系和谐　　　　　　B. 尽职尽责　　　　　　C. 平等相待
   D. 互相尊重　　　　　　E. 互相信任

6. 违背了不伤害原则的做法是(　　)
   A. 妊娠危及胎儿母亲的生命时，行人流术
   B. 有证据证明，生物学死亡即将来临而且患者痛苦时，允许患者死亡
   C. 糖尿病患者足部有严重溃疡，有发生败血症的危险，予以截肢
   D. 强迫患者进行某项检查
   E. 以上都不是

7. 不会造成对患者伤害的情况是(　　)
   A. 强迫患者接受某种治疗　　B. 医务人员专业知识低下　　C. 拖延或拒绝对患者的抢救
   D. 对患者置之不理　　　　　E. 患者不可逆昏迷用呼吸机维持，这时允许患者死亡

8. 尊重患者自主权或决定，在患者坚持己见时，可能要求医师(　　)
   A. 放弃自己的责任　　　　B. 听命于患者　　　　C. 无需具体分析
   D. 必要时限制患者自主性　　E. 不伤害患者

9. 医学伦理学的基本原则是(　　)
   A. 调节职业生活中各种关系所遵循的根本原则
   B. 调节职业生活中人与人、人与社会关系所遵循的根本原则
   C. 调节医学职业生活中医德关系所应遵循的根本原则
   D. 调节医学职业生活中各种医德关系所应遵循的原则
   E. 调节医学职业生活中各种医德关系所应遵循的根本原则

10. 《希波克拉底誓言》的精髓是(　　)
    A. 救人，至少不伤害　　　B. 爱人与爱艺术平行　　　C. 恪守职业道德
    D. 尊重患者　　　　　　　E. 对患者要有同情心

第八章 康复医学科的设置和常用设备

★教学目标
1. 掌握：康复医学科的设备分类与常用设备；康复医学科的人员组成。
2. 熟悉：康复医学科的功能与作用。
3. 了解：康复医学科的组成部分；诊疗场地与设施。
4. 能力目标：具有按规范化、标准化的原则对康复医学科进行合理设置及人员配备的能力；能与患者及家属进行沟通；与相关医务人员进行康复医学科的设置和常用设备的专业交流。

我国康复医学从20世纪80年代初开始起步，经过了40多年的发展，在综合医院康复医学科从无到有，数量从少到多，规模从小到大，结构从局部到综合，覆盖从科室到全院，质量从低到高，逐步走向正规化的管理。特别是2011年4月原卫生部颁布了《综合医院康复医学科建设与管理指南》和《综合医院康复医学科基本标准（试行）》后，进一步指导和规范了我国综合医院康复医学科的建设和管理，促进了康复医学学科的快速发展。

第一节 康复医学科的设置

随着社会经济、文化的发展和人民生活水平的不断提高，人们对身体健康与生活质量的要求越来越高，对各种慢性病、老年病、病伤残疾者的各种功能障碍恢复的要求越来越迫切，社会对康复医疗服务的需求也越来越大，对康复医疗服务质量的要求也越来越高。因此，要求康复医学科的规模与内部设置，仪器设备的配置和专业人员的数量与质量，都必须满足我国现代社会发展的需求。

一、康复医学科的功能与作用

根据《综合医院康复医学科建设与管理指南》和《综合医院康复医学科基本标准（试行）》要求，康复医学科成为原卫生部规定的十二个临床一级学科之一，是综合医院必备的临床科室。它的功能与作用主要体现在以下几个方面。

1. **提供全面系统的康复服务** 综合医院康复医学科是在康复医学理论指导下，应用功能评定和物理治疗、作业治疗、言语治疗、心理康复、传统康复治疗、康复工程等康复医学诊断和治疗技术，为患者提供全面、系统的康复医学专业诊疗服务的临床科室。

2. **提供早期专业的康复服务** 综合医院应当根据医院级别和功能提供康复医疗服务，以疾病、损伤的急性期与恢复早期的临床康复为重点，与其他临床科室建立密切协作的团队工作模式，选派康复医师和治疗师深入其他临床科室，提供早期、专业的康复医疗服务，提高患者整体治疗效果，为患者转入专业康复机构或回归社区、回归家庭做好准备。

3. **提供康复技术指导** 综合医院应当与专业康复机构或者社区卫生服务中心建立双向转诊关系，实现分层级医疗，分阶段康复，使患者在疾病的各个阶段均能得到适宜的康复医疗服务，提高医疗资源利用效率。并作为区域性康复医学资源中心，为所在社区卫生服务网络提供康复医学技术咨询、培训，为所在区域功能残障者提供康复治疗技术指导。

4.提供康复人才培养服务　1988年首个《中国残疾人事业五年工作纲要(1988年—1992年)》将康复医疗机构建设工作正式纳入国家发展规划,并提出"有计划地改造和建立一些骨干康复机构,进行科研、临床实践、技术指导和人员培训,逐步在现有医院开设康复部(科、室)"。因此,康复医学科是科技创新和专业技术人员培训的重要场所。此外,康复医学科还承担着培养康复医学生临床实践的教学任务,是培养康复医学人才的重要基地。

二、康复医学科设置的基本原则

根据1994年原卫生部《医疗机构诊疗科目名录》将康复医学科设置为一级诊疗科目,不设二级专业分科。2011年原卫生部颁布的《综合医院康复医学科建设与管理指南》要求二级以上综合医院应当按照《综合医院康复医学科基本标准(试行)》独立设置科室开展康复医疗服务,科室名称统一为康复医学科。

一级综合医院应设置康复医学治疗部门,在当地政府及其卫生行政部门的领导和上一级综合医院康复医学科的指导下,协同当地有关部门,动员、组织群众,大力开展残疾的一级预防工作,对已经存在功能障碍的患者做好三级预防。同时在上级综合医院的指导下,配备不少于2名有执业资格的康复专业技术人员。积极开展社区康复治疗工作,组织、指导所在社区的基层卫生人员,在基层有关医疗机构和功能障碍者住所开展康复医学治疗与咨询服务。

根据2016年《残疾人康复服务"十三五"实施方案》,构建与经济社会发展相协调、与残疾人康复需求相适应的多元化康复服务体系、多层次康复保障制度,普遍满足城乡残疾人的基本康复服务需求。到2020年,使有需求的残疾儿童和持证残疾人接受基本康复服务的比例将达80%以上。

三、康复医学科的组成

综合医院康复医学科一般应设立门诊、康复评定与治疗室、病房三部分。

1.康复门诊　设置专门的诊室接诊门诊患者,对门诊患者进行诊断、评估,制订相应康复治疗计划,并提供咨询服务等工作。

2.康复治疗室　应设置具备临床康复评定功能的物理治疗室(包括运动治疗和物理因子治疗)、作业治疗室、言语治疗室、传统康复治疗室、康复工程室等。规模较大的康复医学科有条件的应设置专门的功能评定室、认知治疗室、心理治疗室、文娱治疗室、支具与矫形器室等,为患者提供更好和更全面的康复治疗。

3.康复病房　二级以上综合医院康复医学科必须设置独立康复病房,满足医疗、教学、科研的需要。三级综合医院康复医学科床位数不少于医院总床位的2%~5%;二级综合医院康复医学科康复床位数不少于医院总床位的25%;一级综合医院可不设置独立康复病房,但应设置专科门诊,并根据具体情况设置运动治疗室、理疗室、作业治疗室、针灸与推拿室等,以满足住院患者和门诊患者的需求。

四、康复医学科的人员组成

(一)人员构成

康复医学是一门多学科和跨学科的专业,需要协同多种专业人员组成康复专业治疗团队对患者进行康复诊疗服务。康复医学科的人员配备主要有:康复医师、康复护士、物理治疗师、作业治疗师、言语治疗师,以及从事传统康复治疗的中医师、针灸师、按摩师等,在规模较大的、功能齐全的康复医学科或康复中心,还应配备有心理治疗师、支具与矫形器师、文娱治疗师和社会工作者等。

(二)人员配置比例

对于设置有康复病房的二、三级综合医院康复医学科,人员比例根据病床数及科室业务量配备。每床至少配备0.25名医师,其中至少有1~2名具有副高以上专业技术职务任职资格的医师,1名具备中医类别执业资格的执业医师;每床至少配备0.5名康复治疗师、0.3名护士。对没有设置康复病房的康复医学科,至少应配备有1~2名康复医师,2~4名治疗师,才能更好地开展康复医学诊疗工作。

(三)专业与技术资质

1. 康复医师　需具有医师资格证书,并注册有康复医学专业执业范围的医师执业证书。

2. 康复治疗师(士)　应具有高等教育和中等职业教育康复治疗专业毕业证书,或通过全国卫生专业技术资格的康复治疗师(士)考试并取得康复治疗师(士)资格证书者。

3. 康复护士　基本同临床各科护士要求,但应接受规范的康复医学专业培训或继续教育学习者。

4. 其他　支具与矫形器师、心理治疗师、职业康复咨询师、社会工作者、音乐治疗师、康复营养师等,也须有相关专业的毕业证书和专业技术资格证书。

五、诊疗场地与设施

(1)根据《综合医院康复医学科基本标准(试行)》的要求,诊疗场地的面积应根据医院的规模和开展的业务的多少来确定。三级综合医院康复医学科门诊和治疗室总使用面积不少于1 000 m^2;二级综合医院康复医学科门诊和治疗室总使用面积不少于500 m^2;社区康复机构的总使用面积,可根据本社区发展规划和康复对象的人数而定。

(2)康复病房的基本设施与要求与其他学科的病房设置基本相同。病房每床使用面积不少于6 m^2,床间距不少于1.2 m,以方便轮椅和推车在病床之间的转动。卫生间、浴室、通道等应有专门的设施,以适合康复患者的治疗和使用。

(3)康复医学科应设在医院中方便各种功能障碍患者进出的位置,根据实际情况和条件,治疗室既可采取门诊、住院共用的设计方式,也可以采用在门诊部与住院部分别设置的方式。

(4)按照《综合医院康复医学科建设与管理指南》的要求,康复医学科门诊、病区及相关公用场所应当执行国家无障碍设计规定的相关标准,通行区域和患者经常使用的诊疗室、楼梯、台阶、坡道、走廊、门、电梯、厕所、浴室等,主要公用设施应采用无障碍设计和防滑地面。室外的走廊或过道应允许轮椅和推车通行无阻,通道走廊的墙壁应安装扶手装置。

(5)康复医学科特别是治疗室的地板、墙壁、天花板及有关管线,应方便康复设备及器械的牢固安装、正常使用和经常检修。有些治疗室,如高频电疗室还应采用绝缘和屏蔽设计,言语治疗室还应采用隔音材料和设施。

(6)治疗室应有良好的通风和温度调节设备,对于不同功能与作用的治疗室,可进行一些装饰,如色彩、灯光和声音的设计与布置,有利于患者的治疗与训练。

第二节　康复医学科的常用设备

康复医疗设备是康复医学科用来为患者进行康复评定和康复治疗的重要诊疗工具,是康复医学科赖以生存和发展的必备条件之一。随着电子技术、计算机技术、图像分析技术等在医学领域日益广泛的应用,康复设备也从最初的机械化、单一化,逐渐转向自动化、数字化、微机化、智能化及多元化方向发展。

一、设备分类

1. 功能评定设备 包括心肺功能、运动功能、感觉功能、日常生活活动能力、认知功能、言语功能、吞咽功能等评定设备。
2. 治疗训练设备 包括运动治疗、物理因子治疗、作业治疗、日常生活活动训练、言语治疗、吞咽治疗、认知治疗、文娱治疗及传统康复治疗等设备。
3. 康复工程设备 包括各种支具、假肢、矫形器与辅助器具、压力衣制作等设备。

二、各治疗室的常用设备

（一）功能评定室

在临床康复中有许多用于评定功能障碍的设备，但不同设备评定的目的各有侧重。因此，详细了解每种评定设备的作用原理、适用范围、禁忌证及操作注意事项等，是从事康复评定工作的前提。

1. 关节活动范围测量设备 常用设备包括通用量角器、方盘量角器、手指量角器、脊柱测量器、多功能关节活动度测量表和电子量角器等。
2. 肌力测量设备 肌肉功能检查和评价是康复医学中最基本、最重要的内容之一，肌力评定设备通过对肌肉功能的检查，有助于了解患者肌肉、神经的损害程度和范围，可作为康复治疗前的检查，评定康复治疗效果和判断预后的辅助指标。常用设备包括握力计、捏力计、背拉力计、电子测力仪、便携式数字化肌力测量仪、脊柱关节活动度测量仪、等速肌力测定训练装置等。
3. 生物力学检查仪器 常用仪器包括步态分析仪、平衡检测仪、动作分析仪、测力平台、足底扫描仪、人体扫描仪、人体姿态稳定性分析诊断系统等。
4. 神经电生理学检查设备 神经电生理学检查是神经系统检查的延伸，神经电生理检查设备能辅助诊断及评估神经和肌肉病变。常用设备包括肌电图仪（如针极、表面电极）诱发电位检查仪、电诊断仪、感觉神经定量检测仪等。
5. 心肺功能及代谢当量测试设备 心肺功能是人体新陈代谢的基础，是维持人体生命不可缺少的重要功能，心肺功能及代谢当量测试设备对心血管疾病和呼吸系统疾病的诊断、了解心肺功能储备和适应能力、制订康复处方及判断预后具有重要的意义。常用设备包括功率自行车、活动平板、多导联心电图仪、心电血压监测仪、肺功能测定仪器、血氧分析仪等。目前国际上已将上述评定设备进行整合，从而开发出运动心肺功能及营养代谢测试系统，使心肺功能及代谢当量评定更为客观、全面。
6. 言语评定设备 言语评定设备能辅助康复医师和言语治疗师判断患者是否有言语障碍及障碍的性质、程度和类型等问题，然后根据评定结果选择不同的方法进行言语功能障碍的治疗。常用设备及用品包括言语障碍筛查量表、言语相关图（卡）片、复读机、电测听仪、手电筒、秒表、鼻镜、舌板、计算机语言评定训练系统等。
7. 认知评定设备 大脑损伤后，尤其是右侧大脑半球的损伤，易导致患者认知功能障碍，认知功能评定设备能辅助评定患者对事物是否具有正确的理解、认识和反应。常用设备及用品包括认知能力筛查量表、心理测试用品、注意单项智商测定用品、观察力单项智商测定用品、记忆单项智商测定用品、思维单项智商测定用品、失认症检查用品、失用症检查用品、成人心理功能评定系统（软、硬件）、青少年心理功能评定系统（软、硬件）、认知功能评估训练系统等。
8. 其他 主要设备包括血压计、计步器、人体磅秤、身高测量仪、卷尺、皮脂厚度测量仪、疼痛测定问卷、社会生活活动能力测定量表、FIM量表、膀胱压力容量评定系统、膀胱扫描仪和肌骨超声仪等。

康复评定对康复计划的制订、康复效果的评定起着不可或缺的作用。因此,必须配备一定的评定设备,才能对患者功能障碍的部位、性质、类型、程度等进行科学的评定,并指导康复治疗。

(二)运动治疗室

1. **基本设备**　主要包括 PT 训练床、PT 垫、PT 凳、平行杠、肋木、三向阶梯、姿势矫正镜、体操棒、训练用球、支撑器、多体位治疗床、按摩床、功能牵引网架及附件等。

2. **增强肌力训练设备**　肌力下降是临床常见症状之一,会引起人体各项日常生活活动障碍,而肌力训练设备能辅助患者增强肌力和肌肉耐力,为以后的平衡、协调、步态等功能训练做准备。常用设备主要有沙袋、哑铃、弹力带、弹力绳、墙壁拉力器、功率自行车、踏步器、股四头肌训练器、等速肌力训练仪、多功能肌力训练器、四肢联动训练器、上下肢智能训练器、悬吊训练治疗系统、核心肌群训练器、持续密集的运动治疗康复训练系统等。

3. **增加关节活动范围设备**　各关节的正常屈伸和旋转均有一定的角度范围,当关节受到不同程度损伤后,其关节活动度会发生改变,不同的治疗设备可辅助物理治疗师改善患者关节活动范围。常用设备主要有多功能牵引网架、滑轮吊环、各关节被动训练器、肩梯、体操棒、肋木、肩关节回旋器、前臂内外旋转器、腕关节旋转运动器、腕关节屈伸运动器、髋关节内收外展运动器、踝关节屈伸运动器、踝关节矫正板、上下肢持续被动活动训练器(CPM 治疗仪)等。

4. **平衡、站立、移行训练设备**　临床上有许多疾病会导致患者出现平衡、站立和移行功能障碍,尤以中枢神经系统疾病最为常见。平衡、站立、移行训练设备能最直接有效地进行平衡、站立、移行的功能训练。常用设备主要有平衡训练器、平衡垫、平衡板、平衡训练球、平衡功能训练系统、电动起立床、截瘫站立行走架、减重步行训练系统、下肢智能训练器、下肢康复机器人、天轨移位步行训练系统、平行杠、训练用扶梯、各种拐杖、助行器、轮椅等。

5. **增强耐力设备**　常用设备主要有训练用功率自行车、活动平板等。

6. **牵引设备**　是利用作用力与反作用力的力学原理,使关节面发生一定的分离,关节周围软组织得到适当的牵伸。常用设备主要有颈椎牵引装置、腰椎牵引床、解压牵引装置等。

在物理治疗师的指导下,通过以上设备进行治疗和训练,可以改善和提高患者躯干与肢体的肌力与耐力、关节活动度、平衡协调功能、转移与行走功能、心肺功能等。运动治疗室的设计应有足够的空间、宽敞明亮,各种设备的摆放布局合理,有利于治疗师与患者的互动和方便治疗。

(三)物理因子治疗室

1. **低频电疗设备**　应用频率在 1 000 Hz 以下的低频脉冲电流来治疗疾病的方法称为低频电疗法。常用设备主要有低频脉冲电疗仪、神经肌肉电刺激电疗仪、经皮神经电刺激(TENS)治疗仪、肌肉痉挛治疗仪等。

2. **中频电疗设备**　应用频率在 1 000～100 000 Hz 的中频脉冲电流来治疗疾病的方法称为中频电疗法。常用设备主要有音频电疗仪、电脑中频治疗仪、立体动态干扰电疗仪等。

3. **高频电疗设备**　应用频率大于 100 000 Hz 的高频脉冲电流来治疗疾病的方法称为高频电疗法。常用设备主要有短波治疗仪、超短波治疗仪、微波治疗仪、厘米波治疗仪、毫米波治疗仪等。

4. **光疗设备**　利用人工光线(如红外线、紫外线、可见光、激光)防治疾病和促进康复的方法称为光疗法。常用设备主要有红外线治疗仪、红外线偏振光治疗仪、威伐光治疗仪、紫外线治疗仪、氦氖激光治疗仪、半导体激光治疗仪、二氧化碳激光治疗仪、低能量激光治疗仪、高能激光治疗仪等。

5. **磁疗设备**　磁疗法是利用磁场作用于机体,以防治疾病促进机体康复的方法。常用设备主要有旋磁治疗仪、电磁疗机、磁振热治疗仪、脉冲磁治疗仪、骨质疏松治疗仪、经颅磁刺激治疗仪等。

6. **超声波电疗设备**　利用超声波的机械振动性质作用于人体,引起机体的多种理化效应而达到治疗疾病的方法称为超声波疗法。常用设备主要有超声波治疗仪、超声药物离子导入治疗仪、超声叠加治疗仪、超声电疗工作站等。

7. 传导热疗设备　传导热疗是以各种热源为介质,将热直接传导给机体,从而达到治疗疾病目的。常用设备主要有蜡疗机、蜡疗袋、中药熏蒸仪、电热按摩治疗机、湿热敷治疗仪等。

8. 其他设备　临床上还有许多其他物理因子设备,如冷疗机、低温冲击镇痛仪、空气压力波治疗仪、音乐电疗仪、吞咽障碍电刺激治疗仪、肌电生物反馈治疗仪、冲击波治疗仪、电动深层肌肉刺激仪、全自动脉动治疗仪、经颅直流电刺激仪、负压治疗仪、振动治疗仪、水疗设备系列等。

在我国,物理因子治疗设备在康复医学科是必不可少的康复治疗设备之一,主要用于常见的炎症、疼痛、慢性病、老年病的治疗和康复。对于神经、肌肉原因引起的瘫痪、骨关节病等配合运动治疗等其他训练能获得更好的效果。

(四)作业治疗室

作业治疗是通过有目的作业活动训练,帮助患者恢复有意义的生活方式和生活能力,使患者能掌握日常生活技能,适应居家条件下的生活及在新的环境和条件下工作。常用的作业治疗设备,主要包括以下几类。

1. 上肢及手作业器材　此类设备能辅助患者最大程度恢复手的运动和感觉功能,特别是手的功能性应用能力。常用设备主要有磨砂板、插钉板、螺栓、手指训练器、前臂旋转训练器、握力器、捏力器、分指器、OT训练桌、数字化上肢多功能训练系统、上肢康复机器人等。

2. 工艺治疗用器材　此类设备能防止患者功能障碍或残疾的加重,提高患者生活质量。常用设备主要有黏土及陶器制作用具、竹编或藤编工艺用具、绘画、图案、书法用品用具等。

3. 职业技能训练器材　此类训练器材旨在促进功能障碍者参与或重新参与社会,就业或再就业。常用器材主要有电脑、打字机、缝纫机、电子元件组装器材、制图用器材、木工器材、机械维修基本工具、纸盒加工器材等。

4. 日常生活活动训练器具　此类器具能协助功能障碍患者练习衣、食、住、行及个人卫生等基本动作和技巧。常用器具主要有食具、厨房用具、家用电器、长柄梳子、毛巾、敞襟上衣、松紧带裤子、模拟卫生间和浴室设备、自助用具等。

5. 辅助用器具　辅助器具的使用是为患者的生活自理提供一个有效和重要的帮助,以减少患者对人的依赖。常用器具主要有穿衣钩、穿袜器、魔术贴、万能轴套、腕部支具、自动喂食器、升降式坐便器、洗澡椅、长柄刷、防滑垫、翻书器、敲键棒、沟通板、助听器等。

6. 认知训练用具　此类器具能协助作业治疗师帮助患者减少或克服认知与知觉障碍,帮助其重获日常生活及工作所需的技巧及技能,以提高生活质量。常用设备主要有不同大小形状的物体、照片、图画、各种色彩的卡片、纸张、笔墨、地图、火柴、积木、小球、橡皮泥、计算机认知训练系统、智能虚拟现实训练仪等。

7. 环境控制系统　主要包括有声音控制训练系统、空气动力控制训练系统等。

8. 文娱治疗训练用具　文娱治疗用具因其极具趣味性而深受患者欢迎。常用训练用具主要有各种球类(如乒乓球、篮球、排球、足球等)、娱乐性器材(如琴、棋、书、画、牌及各类游戏机等)。

作业治疗往往与认知训练和文体训练相结合,所以一般不必另设认知治疗室和文娱治疗室,文娱治疗还可利用户外进行训练活动。

(五)言语治疗室

常用设备主要有听力计、录音机,语言评定用具(也是言语治疗用具)如实物、图片、纸、笔、矫形镜、交流板、计算机语言辅助训练系统、吞咽评估及治疗设备(如吞咽障电刺激仪、球囊扩张管等)。

(六)支具与假肢、矫形器室

常用器具主要有各类假肢(包括上肢、下肢)、手腕及手指矫形夹板、上肢矫形器、下肢矫形器、脊柱矫形器、足部矫形辅具、足部矫形鞋垫及制作系统、护具(如腰围、颈托、护膝、肩吊带等);制作支具、假肢、矫形器、辅助器具的板材;制作压力衣的材料,制作工具和调试工具等。

(七)传统康复治疗室

常用设备主要有针灸用具(如毫针、三棱针、头皮针、针刀、艾灸盒、电针仪)、刮痧板、火罐、中药熏蒸床、中药定向透入治疗仪、经络导平治疗仪、激光针灸治疗仪、微波针灸仪、低频脉冲针灸治疗仪等。

以上设备在三级以上综合医院中规模较大、功能齐全的康复医学科是应基本配备的;二级及以下医院的康复医学科可根据当地需求和自身的条件,从中有选择性地购置,也可由假肢、矫形器专门制作部门的工程技术人员上门安装使用。

三、康复治疗的新技术与新进展

随着电子技术、计算机技术、图像分析技术等在医学领域的日益广泛应用,康复评定设备不断创新,专项评定结果准确性进一步提高。运动器械向着高精密检测、训练、评定一体化的方向发展。理疗仪器也向着门类齐全、品种多样、数字化、微机化、自动化、多功能、高质量的方向发展。如康复机器人(上肢康复机器人、下肢康复机器人、康复机器手、踝关节机器人等)、情景模拟与现实互动康复系统、智能化运动控制系统等。先进的康复评定和治疗仪器设备大大地提高了康复治疗的效果。

本章小结

康复医学科是为患者提供全面、系统、早期、专业的康复医学诊疗服务的临床科室。由康复门诊、康复评定与治疗室、康复病房三部分组成;要求配备有一定比例的、具有相关资质的康复医师、康复护士、康复治疗师;对诊疗场地与设施的建设要适合康复患者的治疗和使用,并应执行国家无障碍设计规定的相关标准。

康复医疗设备是康复医学科用来为患者进行康复评定和康复治疗的重要医疗工具,其常用设备包括功能评定设备、治疗训练设备、康复工程设备。随着科学技术的发展,康复设备也从最初机械化、单一化,逐渐转向自动化、数字化、微机化、智能化及多元化发展,从而大大提高了康复评定及治疗的效果。

(黄 纬)

练习题

以下每道题下面有 A、B、C、D、E 五个备选答案,请从中选择一个最佳答案,并将相应字母填入题干后的括号内。

1. 康复医学的团队成员不包括(　　)
   A. 康复医师　　　　　　　B. 物理治疗师　　　　　　C. 药剂师
   D. 康复护士　　　　　　　E. 作业治疗师

2. 康复治疗方法不包括(　　)
   A. 物理治疗　　　　　　　B. 肉毒毒素注射　　　　　C. 言语训练
   D. 佩带矫形器　　　　　　E. 作业治疗

3. 下列哪些不属于康复医疗机构的组织形式(　　)
   A. 长期照顾中心　　　　　B. 疗养院　　　　　　　　C. 康复医院

D. 康复医学门诊部 E. 康复专科(部)

4. 康复病房每床适宜的使用面积为( )
   A. 5~7 m² B. 8~10 m² C. 10~15 m²
   D. 2~3 m² E. 3~5 m²

5. 康复协作组的组长一般为( )
   A. 物理治疗师 B. 作业治疗师 C. 心理治疗师
   D. 康复医师 E. 康复护士

6. 康复医学的工作方式为( )
   A. 独立完成 B. 一专多能 C. team work 康复小组
   D. 家庭服务 E. 药物治疗为主

7. 康复医师的工作职责哪项错误( )
   A. 接诊患者、采集病史、体格检查 B. 负责住院患者的查房和会诊
   C. 指导、协调各部门的康复治疗 D. 为患者进行物理治疗
   E. 负责并主持召开团队会议

8. 康复护士的职责是( )
   A. 是康复治疗组的组织者和领导者 B. 负责住院患者的临床康复护理
   C. 负责肢体运动功能的康复评定和训练 D. 负责指导患者有针对性地进行作业活动
   E. 对有言语障碍者进行训练,改善其言语沟通能力

9. 不属于康复医疗机构的是( )
   A. 康复中心 B. 康复医院 C. 康复门诊
   D. 福利院 E. 社区康复站

10. 康复医师的职责是( )
    A. 是康复治疗组的组织者和领导者 B. 负责住院患者的临床康复护理
    C. 负责肢体运动功能的康复评定和训练 D. 负责指导患者针对性地进行有目的的作业活动
    E. 对有言语障碍的患者进行训练,改善其言语沟通能力

11. 我国最大的康复中心是( )
    A. 八一康复中心 B. 广东工伤康复中心 C. 上海阳光康复中心
    D. 中国康复研究中心 E. 南京同仁康复中心

12. 三级综合医院康复医学科门诊和治疗室的总面积至少有( )
    A. 500 m² B. 600 m² C. 700 m²
    D. 800 m² E. 1 000 m²

13. 二、三级综合医院康复医学科每床配备医师、护士、治疗师比例为( )
    A. 0.25∶0.30∶0.50 B. 0.30∶0.40∶0.50 C. 0.25∶0.40∶0.50
    D. 0.30∶0.35∶0.40 E. 0.25∶0.30∶0.60

第九章 康复医学科诊疗工作常规

★教学目标
1. 掌握:康复治疗处方及康复治疗记录的内容与要求;康复治疗室工作常规。
2. 熟悉:康复医学科的病历书写特点。
3. 了解:门诊接待工作常规;分级分层管理及转诊常规。
4. 能力目标:能熟练书写康复评定记录、康复治疗记录等;能够培养出具有良好的康复医学诊疗常规的工作习惯。

第一节 康复医学科的病历和治疗处方书写常规

病历和治疗处方是重要的医疗文件,具有技术上、经济上和法律上的重要意义,提高其书写质量是日常诊疗工作的重点。随着治疗处方和病历质量的不断提高,极大地推动了安全合理诊疗工作的进行。

一、病历书写

康复病历是针对康复治疗患者建立的具有专科特点的病历,是对患者进行问诊、体格检查、功能评估、影像学检查、诊断、各种实验室检查、残疾评估和分析以及康复治疗的综合记录。病历主要由康复医师书写,并附有各康复治疗室(运动治疗、物理因子治疗、作业治疗、言语治疗等)的专科记录和其他检查报告,完整的康复病历是医务人员正确地进行疾病诊断、功能评估、残疾分析、制订康复计划、监测康复效果、确定残疾人回归社会等问题的依据,也是进行康复科研、教学和临床经验总结的文字资料,是康复诊疗水平的集中反映。同时,在处理医疗纠纷责任时,康复病历也是重要的文件和依据。

(一)康复病历的特点

康复医学科的诊疗对象主要是有功能障碍、需要全面康复的残疾人,或具有功能障碍的慢性病、老年病患者等。康复病历与其他临床科室的病历不同,有其自身的特点,特别强调以功能障碍和功能评定为中心。

1. 以功能障碍为中心 临床病历是以疾病为中心,而康复病历在明确了疾病的医学诊断后,更加重视疾病所引起的功能障碍。因此,在康复病历中应反映出功能的水平、功能障碍的性质和程度,并分析康复上需要解决的问题,制订康复方案。

2. 以功能评定为中心 临床病历只重视对临床症状和病理体征的描述,康复病历则要对运动、感觉、言语、心理和生活、学习、工作的活动功能作出详细的评定,尤其重视评定残余的功能,以估计康复的潜力,并拟定功能康复的措施。

3. 注重综合评估 康复的目标是要让患者全面地从医学上、教育上、职业上和社会上都得到康复。因此,康复病历的内容应全面反映出患者的生活方式、职业情况、社会生活、心理状态等方面,并对此进行全面、综合的评估,关注疾病或残疾对患者生活、教育或就业的影响。此外,因为残疾者在生活中需要借助于轮椅、假肢等辅助器具,因而对这些用品用具的情况也需加以记录。

4. 重视三期评定　完整的康复病历应包含有三期评定的内容。通常入院者都应接受"三期评定",即初期评定、中期评定和末期评定。主要是对患者进行全面性的功能评定,由康复小组通过分工合作、共同完成对患者的综合评定任务。

(二)康复病历的分类

康复病历有不同的分类方式,按医疗部门分为住院康复病历、门诊康复病历、社区康复病历;按病历性质分为综合康复病历、分科康复病历。见表9-1。

表9-1　康复病历的分类

种类	使用部门	填写人
按医疗部门分类		
住院康复病历	医院、康复中心等住院部	康复医师及治疗组人员
门诊康复病历	康复门诊	康复医师及治疗组人员
社区康复病历	社区康复站	社区康复医务人员
按病例性质分类		
综合康复病历	康复门诊、康复住院部	康复医师及治疗组人员
分科康复病历	PT、OT、ST等康复治疗科室	康复治疗师

(三)康复病历的结构

1. 住院病历　康复医学是一门新兴的综合学科,到目前为止,其病历的书写尚未形成独立的、统一的格式,故一般采用临床医学病历的模式书写。为了提高医疗质量,规范医疗行为,近几年我国陆续出台了综合医院规范化管理标准,进一步规范了病历的书写,对各级医院都有统一的标准与要求。因此,综合医院康复医学科的病历书写与要求,应符合规范化管理的要求。但由于康复医学有其自身特点和要求,所以其病历的书写也要充分反映出康复医学的特点。它主要包括对患者进行问诊、体格检查、功能评定、各种实验室检查、影像学检查、临床诊断、康复诊疗计划等几方面。住院病历书写的具体内容与要求如下。

(1)一般资料:包括姓名、性别、年龄、婚姻、职业、籍贯、民族、住址(或工作单位)、入院日期、记录日期、病史陈述者(如患者不能自述病史时,还要记录陈述者与患者的关系)及可靠性等。

(2)主诉:患者就诊时最主要的症状、功能障碍及主要伴随症状,以及这些症状持续的时间。例如:疼痛或感觉异常(如双下肢疼痛、麻木)、功能障碍(如右侧肢体无力)、形态的改变(如关节肿胀或肌肉萎缩)等,用简明扼要的文字进行概括,通常仅用不超过20个字来表达,如脑卒中偏瘫的患者的主诉是"脑出血后左侧肢体无力、活动困难半个月";腰椎间盘突出的患者主诉是"腰痛伴右下肢疼痛、麻木10 d"。简明扼要的主诉,可以提示是哪个系统的疾病,疾病的性质如何,如有功能障碍往往与慢性病、外伤等有关,产生功能障碍最常见于骨关节与肌肉系统、神经系统及心血管系统。

(3)现病史(病残史):主要包括疾病史及残障史。应围绕主诉,叙述疾病、损伤或残疾发生的时间、诱因和原因、经过、演变、诊治过程及目前状况。与一般病历所不同的是,康复医学科的病历要侧重描述以下几个方面:①身体伤病原发的部位及由此造成功能障碍的部位、时间。②功能障碍的内容、性质和程度。③功能障碍对患者日常生活和社会生活方面产生的影响,包括交流、进食、修饰、洗澡、如厕、穿衣、床上活动、行走、上下楼等内容。从这些方面判断患者日常生活活动能力,从而为制订整个康复治疗计划和判断预后提供可靠依据。④疾病的趋势与以往诊治的情况。病情是否稳定不变、逐渐加重或减轻;是时好时坏还是治愈;以往的临床检查、诊断和功能评定;是否接受过康复治疗,效果如何等。这些对本次的诊断和了解残疾的发展及预后的评定也有帮助。

(4)过去史:指患者过去的健康情况及患过何种疾病,应主要包括神经系统、骨关节与肌肉系统、心血管系统、呼吸系统等。重点记录与现在疾病的病情相关的病史,如外伤史、手术史、中毒及输血史等,以便了解患者之前的基础功能水平。

(5)系统回顾:在标准的系统回顾病史中,康复医学科医师应着重神经系统、心肺系统和肌肉骨骼系统疾病的回顾。

(6)个人史:包括精神状况、生活方式、饮食习惯、嗜好、文化程度、专业、工作经历、收入、居住条件等。详细的个人史有助于了解患者康复治疗的依从性,制订患者康复治疗的计划和康复目标,并有助于对患者是否重返家庭或重返工作岗位等进行咨询和指导。

(7)月经生育史:包括月经史、结婚史和生育史。

(8)家族史:了解家族遗传病史、家族成员的构成、健康情况、经济情况及患者在家庭中承担的责任和义务等。

(9)心理社会史:目的是收集有关患者生活及工作环境的信息来确定社会对疾病的影响。由于病残者往往有不同程度的心理负担,所以掌握患者的心理状态可以为有针对性的心理治疗奠定基础。另外,还应了解在职患者家庭的住房结构、卫生设施、周围环境、交通状况、邻里关系及附近医疗和福利设施等情况。

(10)体格检查:应包括临床体格检查的全部内容,重点注意以下方面。

1)外表及生命体征:如有无畸形,身体的姿势、精神状态、营养发育、体温、脉搏、呼吸、血压是否正常,体重的变化等。

2)皮肤及淋巴结:如皮肤颜色,有无局部红肿、淤血、破溃、压疮、瘢痕等;淋巴结有无肿大,压痛、质地如何;肢体有无淋巴水肿、血管神经性水肿,有无凹陷性水肿等。

3)头部:如有无畸形、瘢痕等。

4)眼部:如视力情况,是否佩戴合适的眼镜,视野是否缺损。良好的视力有利于康复训练和各种技巧的学习。

5)耳:如听力是否正常。

6)口、咽部:如牙齿排列是否整齐、有无义齿、颞下颌关节活动度、舌的运动、发音和吞咽活动是否正常等。

7)呼吸系统:如胸廓有无畸形,呼吸运动及肺通气功能是否正常,咳痰能力等。

8)心血管系统:如心功能是否正常,末梢循环情况,有无静脉曲张及动脉阻塞等。

9)腹部:如腹部有无压痛、包块、腹水等;腹腔内器官有否肿大等。

10)泌尿生殖系统和直肠:如有无大、小便失禁或潴留;括约肌功能是否正常。

11)骨关节与肌肉系统:该部分是康复医学科病历体检的重点。应注意观察骨关节的外形有无异常,是否对称,关节有无红肿疼痛,活动是否受限,有无异常活动;肌肉有无萎缩或肿胀、肢体周径等;如果有残肢,应观察残端皮肤是否正常、残肢长度、水肿、形状、功能状态等;脊柱有无畸形、压痛,坐姿行走时的步态等。

12)神经系统:该部分也是康复医学科体格检查的重点,主要包括患者的神志、高级神经活动、脑神经检查、肌力、肌张力、深浅感觉、平衡功能、共济运动、腱反射病理征、脑膜刺激征等。

13)专科检查:重点说明与此次疾病有关的体征、功能障碍的部位及其相关部位的功能状态。

(11)功能评定:根据不同的疾病和功能障碍进行评定。如脑卒中患者伴有偏瘫和失语症,应进行偏瘫功能评定、日常生活活动能力(Barthel指数)评定、功能独立性测量(FIM)、言语功能评定;骨关节、肌肉或周围神经系统疾病,应进行关节活动度、肌力评定;脊髓损伤应进行感觉功能、运动功能等专项评定。专项评定有助于康复目标与治疗计划的拟订和疗效的评估。进行专项评定,应另外填写评定表格。

(12)康复诊断:目前我国使用比较多的康复诊断是以 ICIDH 的分类标准为依据确定的诊断方法。随着 ICF 的推广和使用,将来的康复诊断方法可能有所变化。目前康复诊断主要包括致残性疾病诊断(如定位、定性)、功能诊断(如残损、残疾和残障)和伴随疾病等内容。目前我国尚无统一的康复医学功能诊断的标准和名称。

(13)康复诊疗计划:根据患者的康复诊断,对存在有临床病症的应作出相应的医疗处理,如高血压患者应进行降压治疗,感染患者应进行抗感染治疗,血糖升高患者需要控制血糖等。但康复患者主要还是针对其主要的康复问题、功能障碍情况及残存的能力,确立短期和长期的康复目标,制订相应的康复治疗计划和治疗方法。

2.门诊病历　按照门诊病历规范要求,其内容应包括主诉、现病史、既往史、查体和专科情况(康复治疗处方应重点描述功能障碍的主要表现)、相关辅助检查的结果、诊断、处理方法(包括临床用药及康复处方)等。

二、治疗处方

(一)治疗处方的意义

康复医师要通过康复评定会的形式统一各专业的治疗目标、原则、方法,以康复治疗处方的形式明确各治疗成员所要完成的康复治疗工作。康复治疗处方就是康复医师向康复治疗师下达的康复治疗医嘱,具有法律效力。康复处方是完成各项治疗的依据,在处方中应有诊断、治疗目的和具体实施方法,如治疗部位、治疗种类、剂量、时间、频度、次数、强度及注意事项等。治疗处方能为治疗和管理提供永久记录,在以后的治疗和疗效评定中作为参考依据。

(二)治疗处方的种类

康复治疗的种类较多,所以康复治疗处方的种类也很多,可归纳为以下几种:①运动治疗处方。②物理因子治疗处方。③作业治疗处方。④言语治疗处方。⑤心理治疗处方。⑥牵引疗法处方。⑦推拿、按摩处方。⑧中医传统疗法处方。⑨假肢、矫形器、支具处方。⑩轮椅处方。

(三)治疗处方的内容

(1)一般项目:如姓名、性别、年龄、病案号等。

(2)病史摘要。

(3)诊断与康复评定的结果。

(4)治疗目的。

(5)疗法名称:用全称或统一代号。

(6)治疗部位:体表部位或器官名称。

(7)治疗方法:如电极面积、形状、放置方法、固定法或移动法等。

(8)治疗剂量:所用剂量大小,如紫外线用生物剂量表示,高频电用无热量、微热量、温热量表示。

(9)治疗时间、频率、次数和疗程。

(10)注意事项。

(11)医师签名。

(12)开具日期。

由于康复治疗的种类各异,治疗的目的和要求也不同,所以各种处方的具体要求也有所不同。

如物理因子治疗处方中的电、光、声、磁、水、蜡疗等治疗,应注明电极大小、电流量、刺激强度、照射距离、声头位置、磁场强度、温度等;牵引疗法应写明牵引的重量方式、时间、角度等;运动治疗、作业治疗、言语治疗等也都有不同的具体要求。

三、康复治疗记录

康复治疗记录是治疗师执行医师处方、医嘱情况的记录。每次给患者治疗后记录能很好地观察患者治疗的情况及治疗后的反应,同时也能反映治疗师的工作量,对科研的基本数据和资料的收集也有非常重要的作用。记录的内容与要求如下。

(1)治疗单上应填写患者的姓名、性别、年龄、科别、床号、病历号等,以便核对、统计和归档等。

(2)记录的内容为治疗次数、日期、部位、方法、剂量、时间、特殊反应(如局部有肿胀、烫伤、过敏反应,以及心率、呼吸、脉搏、血压等全身反应等)。

(3)疗程结束后可进行疗效的评定,同时进行一些专项指标的观察与记录。

(4)治疗师签名。

治疗记录可附于处方的后面或与处方相连,方便执行与观察,也可单独一页。

无论是病历书写,还是康复治疗处方、治疗记录,在国内外均无统一的、规范的格式与表格,某些专著或杂志上所列举的格式也有一定的差异,但内容与要求基本是一致的。因此,各级医院的康复医学科也可按照上述的要求与内容,根据具体情况来设计适合本单位使用的病历、处方与记录。

附:

一、康复科入院病历记录

病室__5__　　　床号__10__　　　病案号__×××××××__

姓名__王××__　　　　　　　　性别__男__

出生日期__1945 年 9 月 6 日__　　年龄__71 岁__

民族__汉族__　　　　　　　　　籍贯__湖北__

婚姻状况__已婚__　　　　　　　文化程度__专科__

职业__教师(退休)__　　　　　入院日期__2020 年 10 月 8 日__

病史陈述者__本人__　　　　　　病史可靠性__可靠__

现在住址__××××××××××__　　工作单位__××××××__

病历采集日期__2020 年 10 月 8 日__

主诉:左侧肢体活动不利 3 个月。

现病史:患者于 2020 年 7 月 5 日 7 时,活动后突感左侧肢体无力、头晕,当时神志清楚,无头痛、恶心、呕吐,无四肢抽搐,无大小便失禁。急送当地医院就诊,测血压 180/110 mmHg,行头颅 CT 检查示"右基底节区出血"。给予脱水降颅压、营养神经等对症支持治疗,病情逐渐稳定,但肢体功能无明显恢复。出院后在家主要以口服药物治疗和自行锻炼为主,一直未行正规系统的康复治疗。目前患者日常生活活动部分自理,肢体功能有轻度的提高,经搀扶可短距离行走,但伴左足下垂、内翻,为进一步康复治疗,于今日来我院要求入院治疗。发病以来,精神欠佳,食欲尚可,大小便正常,体力及体重无明显异常。

既往史:发现高血压病史 10 余年,最高血压 180/110 mmHg,服用硝苯地平缓释片 20 mg,每天一次,平时未监测血压。否认有心脏病、糖尿病病史;否认有肝炎、结核等传染病病史;否认有手术、外伤、中毒、输血史及药物过敏史。

个人社会生活史:出生于湖北武汉,未长期在外地生活,无疫区生活史,偶尔吸烟、饮酒。适龄结婚,育有一儿一女,配偶及儿女均体健。家庭成员关系和睦,经济条件中等,家住楼房,有电梯,家居环境可,邻里关系较好,无特殊业余爱好。

家族史:母亲死于"脑血管病",父亲去世原因不详,兄弟姐妹4人,一姐患高血压,否认其他家族遗传病史。

职业史:大专毕业后一直从事教师工作,无有害物质接触史,11年前已退休在家。

心理史:病前性格急躁、病后性格无明显改变。以上病史记录已经征得陈述者认同。

陈述者签名:王××

时间:2020年10月8日

体格检查:

T 36.2 ℃　P 82次/min　R 18次/min　BP 140/90 mmHg

一般状况:体型(正力型√、无力型、超力型);发育(正常√、畸形);营养(良好、中等√、不良);神志(清晰√、模糊);语言(流利√、不清、失语);利手(左利、右利√、混合利);体位(自动√、被动、借助);查体(合作√、不合作)

皮肤黏膜:正常√　颜色　水肿　弹性　坏死　压疮　瘢痕

淋巴结:正常√　肿大　压痛

头及器官:正常√

头颅:正常√

眼:正常√　眼睑　眼球　结膜　巩膜　瞳孔

耳:正常√　外形　听力

鼻:正常　左鼻唇沟浅

口腔:正常√　齿列　缺齿　唇、腭畸形　舌　口角

颈:正常√　斜颈　前屈　后伸

胸部:正常√　对称　畸形

肺脏:正常√

心脏:正常√

腹部:正常√

肛门、直肠:正常　未查√

尿道外口:正常√　溃疡　留置导尿

外生殖器:正常√

脊柱:正常√　后突　侧弯

骨盆:正常√　倾斜

四肢:骨　正常

关节:左肩关节活动受限

运动:左侧偏瘫

神经系统检查:

意识状态　清楚√　模糊　嗜睡　昏迷　格拉斯哥(Glasgow)总分:15分

语言功能　1.运动性失语:有　无√;2.感觉性失语:有　无√;3.混合性失语:有　无√;4.完全性失语:有　无√;5.感觉性失语:有　无√;6.命名性失语:有　无√;7.经皮质运动性失语:有√无;8.经皮质感觉性失语:有　无√

认知功能　记忆力:近事__遗忘__;远事__正常__

　　　　　定向力:时间__正常__;地点__正常__

　　　　　人物:注意力__正常__;理解力__正常__;解决问题能力__正常__

精神状态　迟滞、淡漠、抑郁、焦虑、兴奋、正常√

情绪行为　稳定　不稳定√喜怒无常
合作程度　合作√不合作
自制力　较强√　一般　较弱
脑神经：
Ⅰ嗅神经　嗅觉：左＿正常＿　右＿正常＿
Ⅱ视神经　视力：左＿正常＿　右＿正常＿　视野：左＿正常＿　右＿正常＿
Ⅲ、Ⅳ、Ⅵ神经　上睑下垂：＿无＿　眼裂：8 mm　眼球：位置：＿居中＿　运动：＿自如＿　震颤：＿无＿　复视：＿无＿　瞳孔：大小：＿3 mm＿；形状：＿圆＿　直接对光反射：＿存在＿
间接对光反射：＿存在＿
Ⅴ神经　面部感觉：＿左面部浅感觉减退＿　三叉神经压痛：＿无＿　角膜反射　直接：＿存在＿　间接：＿存在＿　下颌运动：＿自如＿　咀嚼肌：＿有力＿　颞肌：＿有力＿
Ⅶ神经　皱眉：＿能＿　闭目：＿能＿　示齿：＿左侧差 右侧能＿　鼓腮：＿左侧差 右侧能＿
噘嘴：＿左侧差 右侧能＿
Ⅷ神经　听力：＿正常√ 减退＿　眩晕：＿有 无√＿　耳鸣：＿有 无√＿
Ⅸ、Ⅹ神经　发音：＿正常√＿　构音障碍：＿无＿　吞咽：＿正常√ 呛咳　鼻饲＿
软腭运动：＿自如＿　咽反射：＿正常＿
Ⅺ神经　胸锁乳突肌：肌力＿5级＿　肌萎缩：＿有　无√＿　斜方肌：肌力＿5级＿
肌萎缩：＿有　无√＿
Ⅻ神经　舌运动：＿正常＿　舌肌萎缩：＿有　无√＿　舌肌纤颤：＿有　无√＿
运动功能　双侧：＿正常＿　左侧障碍：＿＿　右侧障碍：＿＿　分离运动　上肢：有　无√
下肢：　有　无√　协同运动　上肢：有　√无　下肢：有√　无
Brunnstrom 分级　上肢：Ⅲ级　手：Ⅲ级　下肢：Ⅲ级　肌力（痉挛者可不测）：＿左侧肢体痉挛＿　右上肢近端屈肌：＿5级＿　近端伸肌：＿5级＿　远端屈肌：＿5级＿
远端伸肌：＿5级＿　右下肢近端屈肌：＿5级＿　近端伸肌：＿5级＿　远端屈肌：＿5级＿
远端伸肌：＿5级＿
肌张力　左上肢：降低　正常　增高√　左下肢：降低　正常　增高√
右上肢：降低　正常√ 增高　右下肢：降低　正常√ 增高
共济运动：＿不能配合完成＿
分指试验：左-　趾背伸试验：左-　平举试验：左-　BarreⅠ试验：左-　BareⅡ试验：左-
Mingazzini 试验：左-
步态分析：＿偏瘫步态＿
综合功能　ADL Barthel 指数得分：＿45分＿
感觉功能　浅感觉：＿左侧肢体减退＿　深感觉：＿左侧肢体减退＿　皮质觉：＿左侧肢体减退＿　神经根牵引痛：＿无＿　神经干压痛：＿无＿
反射　生理反射：消失- 减弱+ 正常++ 亢进+++ 阵挛+++　腹壁反射：＿++＿
桡骨膜反射：＿左+++ 右++＿　肱二头肌反射：＿左+++ 右++＿　肱三头肌反射：＿左+++ 右++＿　膝反射：＿左+++ 右++＿　踝反射：＿左+++ 右++＿
病理反射　吸吮反射：＿阴性＿　掌心下颌反射：＿阳性＿
Hoffmann 征　左：＿阳性＿；右：＿阴性＿　Babinski 征　左：＿阳性＿；右：＿阴性＿
自主神经　异常出汗：＿有　无√＿
大便功能：＿正常√ 便秘　失禁＿　小便功能：＿正常√ 潴留　失禁＿
脑膜刺激征　项强直：＿有　无√＿　下颌距胸骨：＿0横指＿　Kerning 征：＿阴性√ 阳性＿

Brudzinski 征: 阴性√ 阳性

门诊及院外重要辅助检查结果(名称、项目、日期、结果)。

头部 CT(2020 年 7 月 5 日):右基底节区出血。

病史小结:

(1)患者王××,男,71 岁,教师。

(2)左侧肢体活动不利 3 个月,无头痛及呕吐,无大小便失禁。

(3)既往体健,发现高血压病史 10 余年,最高血压 180/110 mmHg,服用硝苯地平缓释片 20 mg,每天一次,平时未监测血压。

(4)查体:一般状况尚可,神清,语利,理解力、定向力正常,计算力尚可,饮水无呛咳,情绪不稳定,易激动。双侧额纹对称,左侧鼻唇沟浅,示齿、噘嘴、鼓腮左侧稍差,左面部浅感觉减退,其他神经未见阳性体征。左侧肢体 Brunnstrom 分期:上肢Ⅲ期、手Ⅲ期、下肢Ⅲ期。辅助手 B,步行能力 2 级。左侧肢体肌张力高,左上肢屈肌张力 Ashworth 2 级,左下肢伸肌张力略高 Ashworth 1+级。左侧偏身深、浅感觉减退,左侧腱反射亢进,左侧病理反射(+),左肩关节半脱位一横指、活动受限,左足下垂、内翻,Barthel 指数 45 分,搀扶下可短距离步行。

(5)辅助检查:头部 CT(2020 年 7 月 5 日)示"右基底节区出血"。

入院诊断:

(1)脑出血恢复期(右基底节区、高血压性)。

(2)左侧偏瘫,左侧感觉障碍,左肩关节半脱位,左足下垂、内翻。

(3)ADL 部分依赖。

(4)社会参与能力减退。

(5)高血压病 3 级(极高危)。

医师签名:张××

2020 年 10 月 8 日

二、三期康复评定会记录

附:

初期康复评定会记录

2020 年 10 月 10 日

参加人员:副主任医师:姜×× 康复医师:张×× 心理治疗师:赵×× OT 师:田×× PT 师:刘×× P&O:许×× 护士:陈××

地点:医师办公室

PT 师:左侧肢体功能 Brunnstrom 分期:上肢Ⅲ期、手Ⅲ期、下肢Ⅲ期。左侧肢体肌张力增高,改良 Ashworth 痉挛评定:左上肢屈肘及屈腕肌群张力 2 级,左下肢伸肌群张力 1+级。左侧偏身深、浅感觉减退。左肩关节半脱位一横指,被动活动时疼痛,VAS 4/10 分。左肩关节 PROM:屈曲 120°,外展 105°,外旋 30°,内旋 35°。站位平衡 1 级,患腿负重约 40%体重,在两人辅助下能够短距离平地行走。

治疗计划如下。

(1)短期目标(4 周):①纠正肩关节半脱位,减轻肩关节疼痛,扩大肩关节活动范围前屈达 150°,外展 120°,内外旋 45°,降低患侧肌张力。②诱发左肢体的分离运动出现,进入 Brunnstrom Ⅳ 期。③站位平衡达到 2 级,患腿负重达 60%体重。

(2)长期目标:独立行走,回归家庭。

(3)治疗措施:①左侧肢体关节活动度训练,刺激肩周围稳定肌的张力和活动,增加感觉输入刺激(牵拉反射、快速刺激、关节挤压等)。②站位平衡训练。③患侧下肢负重训练。④平行杠内步行前的准备训练。

OT师:左手功能 Brunnstrom Ⅲ 期,手的实用性判定为辅助手 B,手指精细活动能力差;BI 45/100 分,ADL 大部分依赖,翻身、起坐、床—轮椅、坐—站需要部分辅助,修饰、穿衣需要少量帮助,洗澡需要大量帮助。

(1)短期目标(4周):①独立完成床-椅转移,ADL部分自理(修饰、穿衣等)。②左手功能达到 Brunnstrom Ⅳ 期,能够手持相机。

(2)长期目标:ADL完全自理,回归家庭。

(3)治疗措施:①上肢及手协调、精细功能训练:沙磨板训练、木钉盘训练、持球、手指阶梯、翻卡片等。②转移训练。③ADL训练。④模拟操作相机训练(抓握住方形物品等)。

心理治疗师:患者轻度焦虑及抑郁,治疗上给予心理支持疗法,主动了解其心理状况,体谅其内心痛苦。指导、鼓励患者正确地表达情感,调整心理平衡。用成功的康复病例帮助患者解除顾虑、树立信心。

P&O:患者左足轻度内翻、足下垂、跟腱轻度挛缩。建议定制踝足矫形器(AFO),矫正足下垂、内翻畸形,预防跟腱挛缩加重。辅助站立和步行,最终改善和提高步行质量。

护士:老年患者,体力差,ADL能力较差,情绪不稳定。针对患者目前病情,近期以指导患者熟悉病房环境、完善床上活动、更衣、个人卫生、排泄、轮椅操作为主,督促患者坐卧、站、行保持良肢位。指导中多提示,多鼓励,以增强患者的自信心,提高主动性和积极性。

姜××副主任医师:患者职业为教师(退休)喜好摄影和旅游。诉求是通过康复治疗提高其洗澡、修饰、穿衣等日常生活自理能力,实现独立步行,提高生活质量。①有利因素:患者及家属康复意愿强烈;患者受教育程度较高,平素喜欢体育锻炼,能积极配合康复治疗;家庭经济条件较好。②不利因素:患者既往有高血压病史,且病程较长,血管病变广泛,有再发脑血管意外的风险。患者病程偏长,发病早期未进行系统康复治疗,目前存在痉挛性瘫痪。有轻度焦虑及抑郁。存在卒中后疲劳,可影响患者的躯体和心理康复以及生存质量。患者3个月前第一次脑卒中发作,有高血压病史10余年,应注意脑卒中二级预防,防止再发,治疗上需循序渐进。

主管医师总结:患者为老龄男性,病程3个月,初次接受康复治疗。存在的主要问题:有一定焦虑、抑郁症状,左上、下肢运动功能障碍,ADL大部分依赖,存在肩关节半脱位及活动受限、足下垂与内翻等二次继发障碍。

(1)短期目标:①4周内纠正肩关节半脱位,改善关节被动活动度,缓解肩关节痛。②左侧肢体运动功能,进入 Brunnstrom Ⅳ 期。③2周内实现床—椅独立转移,4周内实现坐—站独立转移。④站位平衡达到2级,患腿负重达60%体重。

(2)出院目标:①左肩疼痛消失。②能够用左手辅助完成进食、穿脱衣服、洗漱及提裤子等日常生活活动,日常生活自理。③独立步行。

(3)远期目标:回归家庭,并能参加摄影等业余爱好活动。

中期康复评定会记录

2020年11月12日

参加人员:副主任医师:姜×× 康复医师:张×× 心理治疗师:赵×× OT师:田×× PT师:刘××
P&O:许×× 护士:陈××

地点:医师办公室。

PT师:经过1个月的治疗和训练,左肩关节半脱位已纠正,左肩疼痛消失,关节ROM得到改善,左肩屈曲由120°增至150°,外展由105°增至140°,外旋由30°增至60°,内旋可达80°。患侧肢体稳定性改善,左侧肢体出现部分分离运动。Brunnstrom 分期:上肢Ⅳ期、手Ⅳ期、下肢Ⅳ期。左侧肢体肌张力稍高,改良 Ashworth 痉挛评定:左上肢屈肌张力1+级,左下肢伸肌1级。站立平衡2级,患腿负重可达65%体重。穿戴踝足矫形器(AFO)后可在平行杠内行走。

(1)尚存在的问题:肩关节活动范围仍有部分受限。Brunnstrom 分期:上肢Ⅳ期、手Ⅳ期、下肢Ⅳ期,分离运动不充分。患侧下肢负重能力稍差,动态站立平衡稍差,屈髋-屈膝不充分。

(2)康复计划(4周):①肩关节活动可达全范围。②诱发患侧上、下肢分离运动充分出现,增强患侧肢体稳定性。③患肢负重达体重的90%以上,站立平衡达到3级。④穿戴AFO能独立平地步行及上下楼梯。

(3)下一步治疗措施:肩关节被动活动训练以改善关节活动范围,神经易化技术配合功能性电刺激诱发患侧肢体分离运动充分出现,并行患肢负重训练、站立平衡训练、上下阶梯训练及行走训练。

OT师:

(1)治疗进展情况:①左上肢协调性改善,手功能 Brunnstrom Ⅳ期。手实用性判定:辅助手A。②能独立完成翻身、起坐、床—椅转移、修饰、穿脱衣服,能在监护下完成洗澡、如厕。③尚存在的问题为左手能握住物品,但拿相机时,会有抖动;手指精细动作仍差,不能用手指进行相机按键的操作;ADL完成时间较长,影响生活质量。

(2)下一步治疗目标:①独立完成淋浴、如厕活动。②左手能拿住相机,示指能进行相机按键操作。

(3)治疗计划:①日常生活活动技巧指导(如淋浴、如厕),强化训练,直至患者能够熟练完成。②拇指对掌抓握相机,模拟按键活动。③转移木钉活动,上肢及手的协调训练。

心理治疗师:患者焦虑、抑郁症状基本消失,这可能与患者近期康复训练进展良好有关,患者自信心增强,但主动性差,易激动。治疗上可采用行为塑造法及认知疗法,当患者在治疗过程中,出现对某一事件的积极想法和行为时,应及时给予肯定,塑造其正面行为,帮助患者建立自信,更加积极、愉快地训练和生活。

康复护士:患者主动性差,对老伴的依赖性较大。下一步主要针对尚不能自理的日常生活活动进行指导,鼓励患者尽可能自主进食、穿衣、梳洗、排泄等,继续督促患者进行良肢位摆放,加强安全意识教育。

姜××副主任医师:患者经过一个阶段治疗短期目标已实现,下一步诉求为通过康复治疗,达到日常生活完全自理,独立步行及上下楼梯,最好还能继续摄影。①有利因素:患者经过治疗后自觉效果比较满意,康复治疗积极性较高。②不利因素:患者年龄较大,体力稍差,主动性不强。治疗上应循序渐进,注意安全,防止跌倒。

主管医师总结:患者经过1个月的系统康复治疗和训练,情绪较以前稳定,左肩关节半脱位已消失,肩关节 ROM 较以前改善,左侧肢体肌张力较以前减轻,患侧上的协调性、稳定性有所提高,左侧下肢负重能力有所加强,已能独立完成床—椅转移,穿戴AFO后已可在平行杠内行走,生活质量有所改善。①尚存在的问题:肩关节活动范围仍有部分受限,左下肢负重能力差,动态平衡差,步行能力差。②下一步治疗计划:重点加强患侧肩关节活动范围和下肢负重能力训练,提高动态平衡,使患者能够完成扶拐行走和上下楼梯,进一步提高生活质量。

末期康复评定会记录

2020 年 12 月 12 日

参加人员:副主任医师:姜×× 康复医师:张×× 心理治疗师:赵×× OT 师:田×× PT 师:刘×× P&O:许×× 护士:陈××

地点:医师办公室。

PT 师:患者经过 2 个月的治疗和训练,肩关节活动范围已恢复正常,左侧肢体肌张力接近正常。Brunnstrom 分期:左上肢 V 期、手 V 期、下肢 V 期。患者可独立行走和上下楼梯。今后意见:鼓励患者坚持使用左侧肢体参与日常生活活动,保持良好的使用习惯。在做好保护的情况下,每天保持适当的综合功能训练。

OT 师:患者经过训练后,左手功能 Brunnstrom V 期,手实用性判定:实用手 B。左手拇指、示指、中指、无名指能够完成全范围的屈伸活动,日常生活活动自理,能独立穿衣、转移、如厕,上下台阶、淋浴。左手能够拿住相机,简单地进行按键的操作。今后意见:①鼓励患者坚持使用左手参与日常生活活动,在家中进行简单的家务活动,保持良好的用手习惯。②建议对其家庭环境及生活用具进行改造,以利于患者回归家庭。③摄影时可选配相关的支架等物品,帮助固定相机。

心理治疗师:患者焦虑、抑郁症状消失,情绪较稳定,参加训练的积极性较高,但在日常生活中主动性稍差。嘱患者子女及亲友加强对患者的关心、交流、沟通,并给予精神和物质上的支持,鼓励患者积极参与社会活动。

康复护士:患者目前个人卫生、进食、更衣、排泄、床上活动、转移基本完全独立,只是个别项目上速度较正常慢,短距离步行、上下阶梯已可独立完成。下一步护理计划:提醒、督促患者坚持运动训练,在日常生活和训练中注意保护以免发生意外。

姜××副主任医师:患者经过为期 2 个月的康复治疗,左肩关节 ROM 正常,ADL 自理。根据患者目前情况,可以出院回家或者到社区做进一步康复。

主管医师总结:经过 2 个阶段的康复治疗和训练,患者对自己的治疗效果很满意,目前左肩疼痛消失,关节活动范围正常,左上、下肢 Brunnstrom 已达 V 期,Barthel 指数 95 分,达到了入院时我们制订的康复目标,可以出院回家或者到社区进一步康复。患者出院后,保持乐观情绪及良好的生活方式,遵医嘱服用降压药物,监测血压,定期复查,在家人保护下继续加强功能锻炼。

出院建议如下。

(1)风险预防:注意转移、行走安全,上下楼梯或者长距离行走时需要陪护,必要时挂拐辅助,预防跌倒。

(2)二级预防:注意清淡饮食,避免剧烈运动,以不出汗的运动量为宜,每天早中晚运动活动 3 次,每次时间控制在 45 min 内,监测心率以 120 次/min 以下为佳,预防脑出血复发。

(3)用药指导:遵医嘱按剂量服药,定期到门诊复诊调整药物。

(4)社区融入:建议患者出院后可报名参加老年大学或兴趣培训班,培养生活技能,充实自己的生活。

(5)资源管理:可定期参加我科举办的康复病友联谊会,一起学习和交流生活经验与技巧,帮助提升生活质量。

(6)交流沟通:建议患者家属多与患者沟通,耐心倾听患者诉说自己的症状和心理活动,并及时根据情况进行调整和疏导,必要时可咨询专业心理治疗师。

(7)家庭改造:建议转住电梯房,在家中浴室、厕所、厨房、楼梯等易跌倒区域设置扶手及防滑垫。

(8)出院随访:出院 1 个月后病区医师、护士会进行电话随访,3 个月后门诊复查,不适随诊。

三、康复治疗记录

PT首次治疗记录

主观资料：患者诉左肩抬举费力，活动时疼痛，左手不灵活，不能走路。患者期望能够独立行走，生活自理。

客观资料：

(1) 左侧肢体功能障碍 Brunnstrom 分期为上肢Ⅲ期、手Ⅲ期、下肢Ⅲ期。

(2) 左侧肢体肌张力增高，改良 Ashworth 痉挛评定：左上肢屈肘及屈腕肌群张力2级，左下肢伸肌群张力1+级。

(3) 左侧偏身深、浅感觉减退。

(4) 左肩关节半脱位一横指，肩关节被动活动时疼痛，VAS 4/10 分，左肩关节 PROM 受限，屈曲 105°，外展 120°，外旋 30°，内旋 35°。

(5) 站位平衡1级，辅助下能够短距离平地行走。

评定结果：

(1) 左侧肢体活动不利，运动控制差（偏瘫导致患者左侧运动功能障碍，肌张力较高，运动控制较差）。

(2) 左肩关节活动受限（早期制动，左上肢肌张力较高，左肩疼痛导致关节活动受限）。

(3) 平衡、步行障碍（左侧躯干控制差，左下肢负重能力差，左下肢协调性稍差，导致站立平衡差，步行障碍）。

治疗计划：

(1) 长期目标为可独立行走，ADL 基本自理，回归家庭。

(2) 短期目标如下。①4周内纠正肩关节半脱位，减轻肩关节疼痛，VAS 2分以下。②降低患侧肌张力，肩关节活动范围前屈达150°、外展120°、内外旋45°。③诱发左侧肢体分离运动出现，进入 Brunnstrom Ⅳ期。④患腿负重达60%体重，站立平衡2级。

治疗方案：

(1) 矫正肩胛骨的位置，使关节盂位置恢复正常，恢复肩关节原有锁定机制。刺激肩周围稳定肌的张力和活动、增加感觉输入刺激（如牵拉反射、快速刺激、关节挤压等）。在不损伤关节及其周围结构的前提下，保持肩关节能做无痛性的全范围被动活动。

(2) 降低左侧肢体肌张力，诱发患肢分离运动训练。

(3) 平衡训练，患侧下肢负重训练。

(4) 平行杠内步行前的准备训练。

治疗师签名：刘××

2020年10月20日

PT日常治疗记录

今日，患者诉左肩疼痛明显减轻，VAS 3/10 分，可用左手触摸到后背，肩关节内旋可达70°，能独立完成坐—站转移，平行杠内可站立5 min，患侧下肢单腿负重已达50%体重。延伸训练建议患者可在有保护的情况下练习站立，每次5~10 min，根据患者体力适当增强运动频率，余治疗同前不变。

治疗师签名：刘××

2020年11月12日

PT 治疗小结

经过1个月的治疗,患者运动功能改善明显,左肩疼痛消失,左肩关节半脱位已纠正,左肩关节 ROM 得到改善,屈曲由120°增至150°,外展由105°增至140°,外旋由30°增至60°,内旋可达80°。左上肢屈肌张力1+级、左下肢伸肌张力1级,左侧肢体出现部分分离运动。在平行杠内可独立站立,站立平衡2级,患侧下肢负重达65%体重。穿戴踝足矫形器(AFO)后可在平行杠内行走。

1. 下一阶段治疗目标:①进一步改善肩关节活动至全范围。②诱发左侧肢体分离运动充分出现,进入 Brunnstrom Ⅳ期。③患腿负重达90%体重,站立平衡达到3级,能独立平地步行及上下楼梯。

2. 治疗方案:①进一步进行关节活动范围训练,必要时行肩胛骨松动和肩肱关节松动。②诱发患侧肢体出现充分的分离运动训练。③强化屈髋、屈膝运动模式。④加强患肢负重训练。⑤站立平衡训练。⑥行走训练及上下阶梯训练。

治疗师签名:刘××
2020年11月22日

PT 治疗末次小结

入院时主要问题:

(1)左侧肢体功能障碍 Brunnstrom 分期:上肢Ⅲ期、手Ⅲ期、下肢Ⅲ期。

(2)左侧肢体肌张力增高,改良 Ashworth 痉挛评定:左上肢肌张力2级;左下肢肌张力1+级。

(3)左侧偏身深、浅感觉减退。

(4)左肩关节半脱位一横指,肩关节被动活动时疼痛,VAS 4/10分,左肩关节被动 ROM 受限,屈曲105°,外展120,外旋30°,内旋35°。

(5)站立位平衡差,左下肢负重能力差,行走障碍。

治疗经过:

(1)左侧肢体被动及主动关节活动度维持训练,扩大肩关节活动范围训练,刺激肩周围稳定肌的张力和活动、降低左侧肢体肌张力、增加感觉输入刺激(如牵拉反射、快速刺激、关节挤压等)。

(2)神经生理学疗法的应用,促进患肢分离运动训练。

(3)肌力恢复、维持、强化训练。

(4)站位平衡训练,患腿负重训练,重心转移训练。

(5)平行杠内步行前的准备训练,行走训练,上下阶梯训练。

目前情况:

(1)Brunnstrom 分期为左上肢Ⅴ期、手Ⅴ期、下肢Ⅴ期。

(2)肩关节活动范围正常,被动活动时无疼痛,左侧肢体肌张力接近正常。

(3)站立平衡3级,患者可独立行走和上下楼梯,日常生活自理。

出院建议:

(1)鼓励患者坚持使用左侧肢体参与日常生活活动,保持良好的使用习惯。

(2)在保护的情况下,每天保持适当的综合功能训练,以维持及提高步行能力和协调能力,避免异常运动模式。

(3)不适随诊。

治疗师签名:刘××
2020年12月20日

四、治疗处方

PT 处方

病案号:×××

姓名:王××   性别:男   年龄:71岁   病房:5   床号:10
诊断(疾病):脑出血恢复期——左侧偏瘫

PT 师:刘×××

病历摘要:
2020年7月突发左侧偏瘫,当时神清。头部CT报告"右基底节出血",目前左侧肢体活动受限。既往有高血压病史10余年。

主要问题:
1. 左肩关节半脱位伴疼痛、活动受限。
2. 左侧肢体运动功能障碍,左足下垂、内翻明显,站立位平衡差。
3. 左侧偏身深、浅感觉减退。
4. 行走障碍。

运动治疗:具体方法如下。
1. 关节运动范围维持、扩大训练:被动关节活动训练,2次/d,10 min/次,双手握手上举,每日多次,每次3~5组,每组20个。
2. 起立训练(起立、肋木):电动起立床1次/d,30 min/次;利用肋木起立训练2次/d,5~10 min/次。
3. 平衡训练:立位平衡训练,2次/d,5~10 min/次。
4. 平行杠内训练:平行杠内辅助站立及步行训练,2次/d,10 min/次。
5. 神经生理学疗法:1~2次/d,20 min/次。

目的及注意事项:
诱发左侧肢体分离运动出现,扩大关节运动范围,改善平衡能力,为步行训练打好基础。训练中防止跌倒。

医师签名:张××
2020年10月10日

第二节 康复医学科工作常规

门诊和治疗室工作人员的行为规范,需要按照门诊和治疗室的管理制度去规范。这些制度可以确保康复医学科门诊和治疗室日常诊疗工作的顺利实施。

一、门诊接诊工作常规

康复医学科门诊医师接待门诊或转诊患者,应认真询问病史、进行相应的体格检查、必要的实验室检查和影像学检查,经过分析作出明确诊断后,确定康复治疗方案。按上述的步骤在门诊病历上书写和记录,包括处置方法和治疗项目。然后填写治疗单、治疗证,请患者交费后到相关治疗室进行治疗。需要住院的患者予以办理相关手续收入病房。对不适宜进行本科治疗的患者应介绍可就诊的其他相关科室。

康复医学科门诊也可以接受临床各科医师确诊后需要进行康复治疗的患者,一般由该科医师在门诊病历上写明诊断和转诊意见,嘱患者挂号后到康复医学科就诊,经康复医学科医师接诊作出相应的检查与诊断后,确定康复治疗方案,到相应治疗室治疗等(图9-1)。

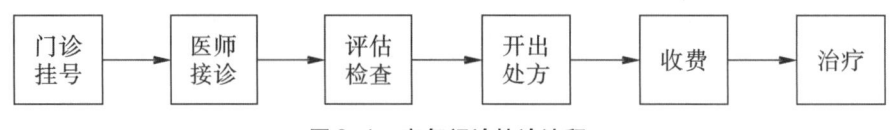

图9-1 康复门诊接诊流程

门诊患者若中途停止治疗1周以上,须经本科医师复查,确定是否按原方案或重新制订治疗方案进行。治疗师接到治疗单后作出相应的记录,安排具体治疗时间,给患者进行治疗。

疗程完成后,治疗师应对治疗效果进行初步的评定,并请患者到本科门诊医师处复查,以决定是否继续进行治疗。

本科医师应对接受治疗的患者定期复查、了解治疗效果及病情变化等,修改治疗方案,并将复查情况作出记录。

二、治疗室工作常规

(1)治疗师应按时上班、做好治疗前准备工作,如打开评定或治疗用的仪器设备、电极、衬垫、用具与材料、打开设备的预开关等。

(2)治疗前检查机器电源是否正常、电流表和各输出旋钮是否处于零位、输出导线有无破损等。

(3)治疗前应仔细核对患者姓名、治疗种类、方法、部位、剂量、按照医嘱及治疗要求进行治疗;向患者交代治疗过程中可能出现的感觉、反应及注意事项;治疗过程中应注意观察患者的反应;理疗过程中要经常巡视、了解情况、发现问题及时停止。

(4)小儿治疗注意事项:①消除小儿的恐惧心理,使患儿安静,取得合作、必要时先示范诱导。②治疗时间、强度要适宜,治疗部位需用固定带或绷带固定。③操作要细致,注意患儿表情与不适。④小儿电疗剂量略小于成人。

(5)严格执行各种治疗操作常规、防止医疗事故或医疗差错发生。

(6)患者治疗结束后,作好各种治疗记录。

(7)工作完毕、下班前,应关好仪器设备,切断电源,并注意关好门窗、水电等设备。

(8)对各种仪器与设备、用品、药品应分工负责管理,定期检查、领取、更换、维修与保养和报废等。

第三节 分层分级管理及转诊

2006年,原卫生部提出:要在全国范围内推广"双向转诊制度",鼓励社区医院实行"首诊制",实现"小病不出社区,大病及时转诊"。在康复医疗工作中建立分层分级诊疗和双向转诊制度,才能构建有序就医,合理利用康复医疗资源,解决高层次康复医疗机构"人满为患",而基层康复医疗机构"门可罗雀"的矛盾,为残疾者最终最大可能地参与和重返社会创造制度保障。

一、分层分级管理

2012年原卫生部印发《"十二五"时期康复医疗工作指导意见》,指出在"十二五"期间要初步建立层级、分阶段的康复医疗体系,逐步实现患者在综合医院与康复医院、基层医疗卫生机构间的分级医疗、双向转诊。明确不同层级康复医疗卫生机构定位、实现分层级医疗、分阶段康复。

(一)分层管理

分层管理包括综合医院的康复医学科管理、康复中心管理、社区管理三层。

1.康复医学科　为综合医院或专科医院的一个独立的临床科室,设有康复病房、康复治疗室和康复门诊。任务是接受转诊患者、如来自临床各科室和社区的患者、康复门诊还需随访康复病房出院的患者。

当急性病或术后患者的生命体征稳定时,应及时开展早期康复,所以综合医院的康复医学科主要工作是开展急性伤病的早期康复。康复医学科一方面将符合指征的患者收入康复医学科病房,另一方面与其他临床科室合作,派出康复医学治疗组到其他科室病房开展早期康复。康复医学科开展评定与治疗,应具有较完善的功能评定设备和功能训练的设施。康复医学科与康复医疗中心、社区卫生服务中心建立起康复医学网络,及时把完成早期康复的患者送入康复中心或社区,使患者能继续得到康复服务。

康复医学科既要承担教学、科研的各项任务,还要负责指导和培训康复医疗中心和社区卫生服务中心的康复医学工作人员。

2.康复医疗中心　为一独立的康复医疗机构,设有门诊部和康复病房。康复医疗中心设施较完善,包括系统的功能测试设备、康复治疗设备和各康复治疗室。由康复医师、物理治疗师、作业治疗师、心理治疗师、言语治疗师、康复工技术人员和相关学科的临床医师等组成康复治疗团队,为患者进行临床诊断,功能评定,制订康复计划,进行综合康复治疗。同时,部分康复医疗中心也承担着康复医学的教学和科研任务。

康复医疗中心可分为综合性和专科性两种类型。例如:收治各类患者的综合性康复医疗中心;以收治专科疾病的脑瘫康复中心、骨科康复中心、脑血管康复中心、心肺疾病康复中心、脊髓损伤康复中心、精神病康复中心等。康复医疗中心与综合医院各临床科室及社区卫生服务中心紧密合作,其绝大多数康复患者都来自综合医院和社区卫生服务中心的转诊患者。

3.社区康复　社区是指生活在同一地理区域内、具有共同意识和共同利益的社会群体。如农村的乡镇、村二级地区,城市中的街道、居委会。社区康复是指"在社区层面上采取的康复措施,这些措施是利用和依靠社区的人力资源而实施的,包括依靠有病损、弱能、残障的人员本身,以及他们所在的家庭和社区"。无论是综合医院或是康复医疗中心出院的患者,仍有相当一部分需要到社区层次的康复机构继续治疗。

(二)分级康复

分级康复包括一级康复、二级康复和三级康复。

1.一级康复(疾病的早期康复)　一级康复是指患者早期在医院急诊室或相关科室的常规治疗及早期康复治疗。例如:脑卒中发病后急性期康复治疗按治疗指南进行,在急性期预防脑卒中再发和并发症是最重要的,鼓励患者建立信心,重新开始自理活动。初期评定侧重于病情的严重程度、并发症及预防、功能残疾的评定等。

早期康复多在发病后2周以内开始。如脑卒中患者卧床期,应进行关节被动活动,良肢位摆放,保持早期床边坐位和坐位平衡训练。治疗后如果患者能够痊愈,或者出院后需康复指导,可在家庭或社区内进行康复训练。当患者生活自理困难,日常生活大部分需要其他人帮助时,或者出院后得不到康复指导或社区康复训练,建议患者转移至康复医学科或专门的康复中心继续进行康复。图9-2即为以脑卒中为例的一级康复示意图。

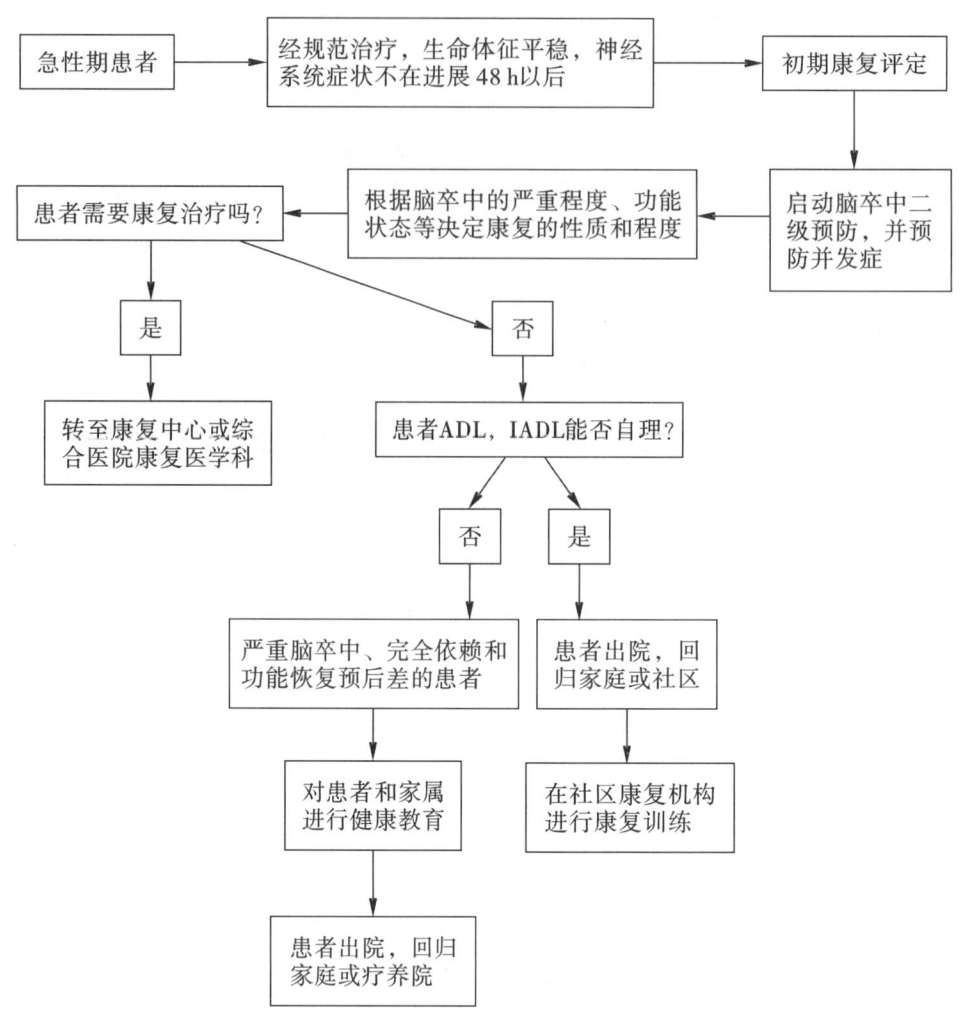

图9-2 脑卒中一级康复

2.二级康复(恢复期的康复) 二级康复一般是指在综合医院的康复医学科或康复医疗中心进行。患者转综合医院康复医学科或康复医疗中心后,由康复医师对患者进行病史采集,体格检查和功能评定(如运动、感觉、交流、认知、ADL等)。根据检查和评定结果决定参与康复小组的成员,召开康复小组评定会,制订康复计划,康复小组成员各司其职,各负其责,开始实施康复治疗。如脑卒中患者二级康复的训练内容主要是坐位平衡、体位转移、重心转移、跨步走、日常生活活动能力(如进食、更衣、排泄等)以及协调性训练、站位平衡、实用步行、手杖使用及上下楼梯等。经过一段时间功能训练后,再次对患者进行康复效果评价。如果效果不明显或无效,要查找原因和再次评定,对治疗方案进行调整和完善并继续治疗。如果患者治疗有效,且已为回归社区做好了准备,即可转入社区进行康复。如果仍不能回归社区,建议继续住院康复治疗。图9-3为以脑卒中为例的二级康复示意图。

3.三级康复(社区康复) 三级康复是指在社区或家庭中继续进行的康复治疗。患者经过一段时间专业康复治疗后,如果可以进行社区生活,即可以考虑让患者出院。由社区康复医师对出院患者进行末期评定,确定出院后的康复训练方案。社区康复医师在二级康复的基础上,根据患者居住环境条件制订康复计划,并负责实施治疗。恢复到平台期的患者,要求其在家中继续进行常规的锻炼以维持现有的功能。如果患者功能仍有改善的空间,需要再次对患者进行功能评定,重新制订康复治疗计划并继续治疗。图9-4为以脑卒中为例的三级康复示意图。

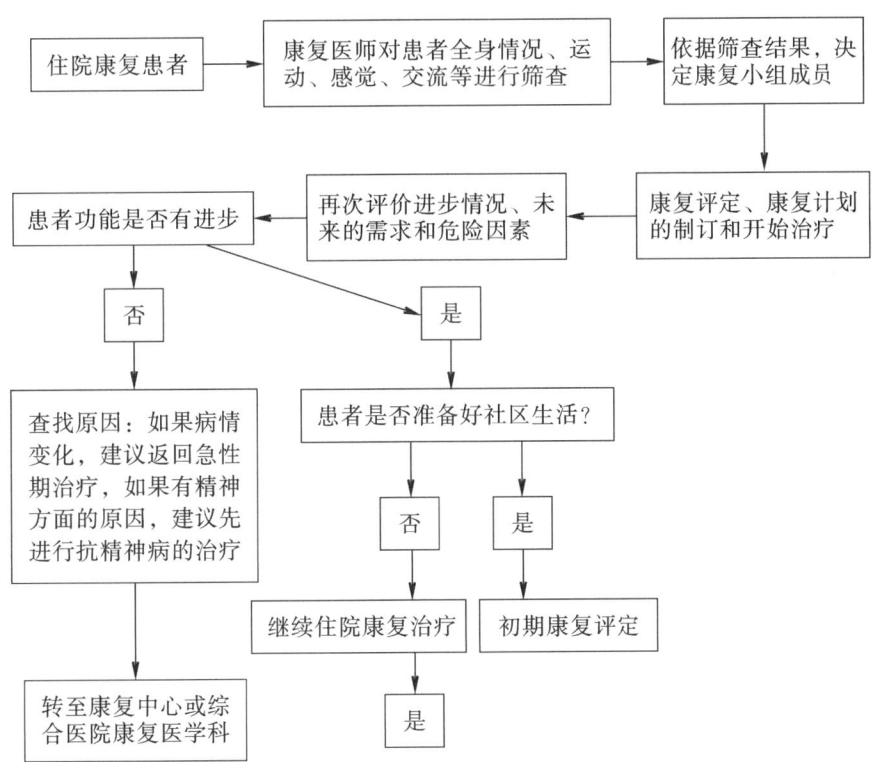

图9-3 脑卒中二级康复

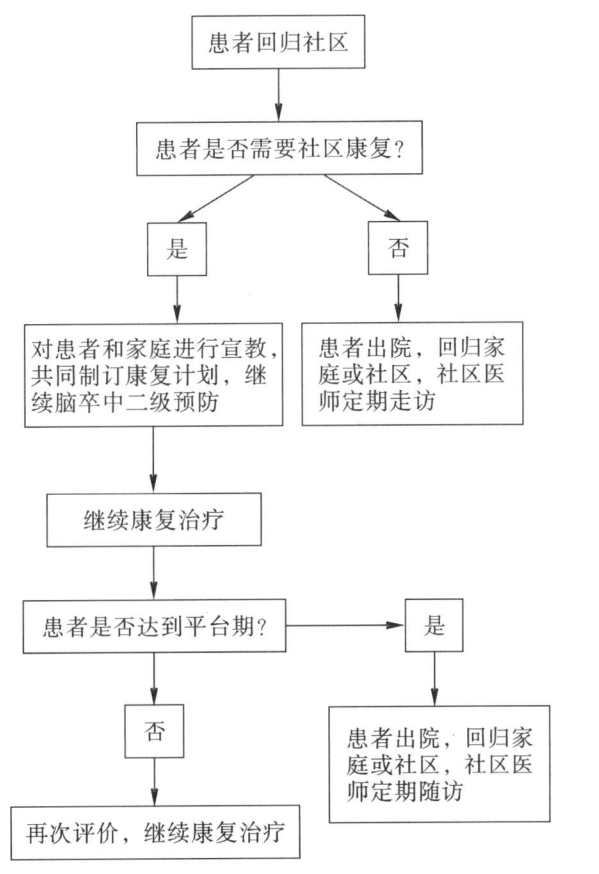

图9-4 脑卒中三级康复

二、转诊

(一)转诊流程

我国的分级诊疗制度,既要发挥大医院的作用,也要重视社区卫生服务的重要性。要做到小病在社区,大病进医院,康复回社区,这就需要建立方便可行的双向转诊制度。三级甲等医院作为社区卫生服务中心的对口支援单位,建立双向转诊制度为社区康复提供技术支持。使在三甲医院经过康复治疗的患者能够及时转回社区康复中心,继续得到后续的康复治疗,同时社区中心的疑难康复患者也能够及时转诊至三甲医院进行有效治疗。三级甲等医院康复医学科派遣康复专家到对口社区中心出诊、会诊、指导工作,承担该社区中心康复医护人员的进修和业务学习,帮助其提高理论知识和实践操作技能,在社区康复中发挥其应有的作用。图9-5为医院与社区医疗康复双向转诊流程图。

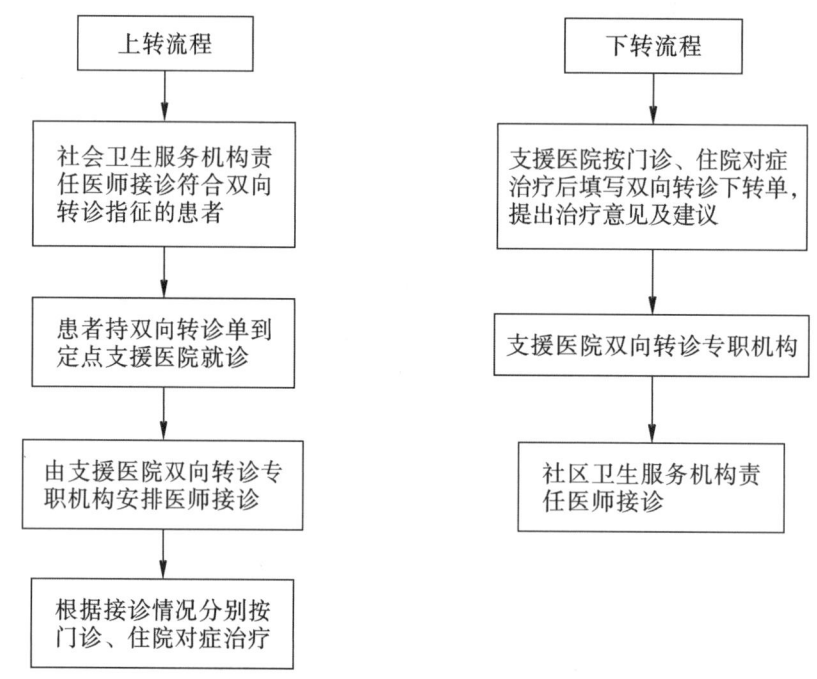

图9-5 医院与社区医疗双向转诊流程

(二)转诊中所涉及的问题

1. **提高居民的社区康复意识** 许多居民不愿意到社区进行康复,其中部分原因是他们对于康复医疗服务的认知程度不高,所以应扩大宣传以提高社区康复的知晓率。

各社区中心和社区卫生服务站要充分利用"全国助残日""全国残疾预防日""世界精神卫生日"等宣传日,请有关专家到社区开展相关康复知识讲座,如脑卒中、骨关节病、精神心理卫生、慢性疾病保健等常见疾病的防治。利用社区老年大学、健康教育大讲堂、社区沙龙、公众号和抖音等平台,向社区居民普及和宣传有关脑卒中、骨关节病、颈肩腰腿痛、抑郁症的自我保健与康复治疗知识。同时,各社区中心和社区卫生服务站也应定期进行康复治疗训练的指导与培训,内容主要包括康复器材的使用、良肢位的摆放、颈椎病的预防与康复训练、颈肩腰腿痛的康复训练、脑卒中的预防及康复等。

2. **康复网络信息共享平台不可缺少** 在社区康复的发展过程中,网络信息化的快速发展起到了重要的推动作用。康复网络信息共享平台既便于各社区卫生服务中心和社区卫生服务站对辖区内的患者进行疾病分类管理、流行病学调查、健康宣教等,同时也可以进行各康复医疗机构之间的实时信息交流、远程会诊、疑难病例讨论等,为快速地进行疾病的诊断及制订合理的治疗方案、提高专业人员的知识水平以及双向转诊创造了便利条件。

在信息共享平台开展的同时,还应当开设健康咨询平台,由相关专业人员与患者进行互动交流。这样可以有效简化患者的就诊程序,减少患者转移至大医院的交通成本,提高便利性,减少医疗费用,特别是对于生活在农村地区的有康复需求的人群尤为重要,可以加强患者的自我管理意识。

本章小结

康复病历是针对康复治疗患者建立的具有专科特点的病历,特别强调以功能障碍和功能评定为中心,注重综合评估及三期评定。其病历的书写,要充分反映出康复医学的特点。康复治疗处方是康复医师向康复治疗师下达的康复治疗医嘱。治疗师要做好执行医师处方医嘱后的记录。加强门诊、治疗室工作程序和内容,需遵守门诊、治疗室的工作规范。康复医学科分别遵循门诊接诊工作常规和病房管理工作常规。

(黄 纬)

练习题

以下每道题下面有 A、B、C、D、E 五个备选答案,请从中选择一个最佳答案,并将相应字母填入题干后的括号内。

1. 按照《综合医院康复医学科基本标准(试行)》独立设置科室开展康复医疗服务,科室名称统一为(　　)
   A. 康复理疗科　　　　　　B. 中医康复科　　　　　　C. 传统康复科
   D. 运动康复科　　　　　　E. 康复医学科

2. 国家鼓励有条件的综合医院可以开展(　　)工作
   A. 职业康复咨询　　　　　B. 辅助器具制作　　　　　C. 心理康复咨询
   D. 社会矫正　　　　　　　E. 教育康复

3. 康复医学科的功能与作用,哪项除外(　　)
   A. 提供全面系统的康复服务　　B. 提供早期专业的康复服务　　C. 提供康复技术指导
   D. 提供疾病诊治服务　　　　　E. 提供康复人才培养服务

4. 康复工作程序不包括(　　)
   A. 建立社区康复工作站　　B. 普查和功能评估　　C. 建立康复对象的专门档案
   D. 制订康复计划　　　　　E. 具体训练患者

5. 对前来康复的患者,首先要做的是(　　)
   A. 确定功能受限的性质及其严重程度　　　　　　B. 确定功能受限制因素
   C. 确定现存的和康复所要求的功能水平　　　　　D. 确定残疾的程度
   E. 以 ICF 体系作为功能障碍评定的基本框架

6. 关于康复医疗的流程,下面说法正确的是(　　)
   A. 初期评定→中期评定→末期评定　　　　　　　B. 康复科门诊→接诊→制订治疗计划

C. 治疗一段时间后→再次评价→出院后安排　　D. 中期评定→初期评定→末期评定
E. 出院建议→继续门诊治疗→社区治疗→医院复诊

7. 中期评定记录中不包括哪一项（　　）
   A. 一般项目　　　　　　B. 进展情况　　　　　　C. 尚存问题
   D. 出院指导　　　　　　E. 治疗措施

8. 末期评定记录中不包括哪一项（　　）
   A. 一般项目　　　　　　B. 入院情况　　　　　　C. 出院指导
   D. 目前情况　　　　　　E. 尚存问题

9. 哪一项不属于康复治疗处方（　　）
   A. 运动治疗处方　　　　B. 作业治疗处方　　　　C. 言语疗法处方
   D. 轮椅处方　　　　　　E. 药物处方

10. 属于住院病历书写的内容有哪些（　　）
    A. 主诉　　　　　　　　B. 现病史　　　　　　　C. 功能评定
    D. 康复诊断　　　　　　E. 以上都是

11. 初期评定记录包括哪些（　　）
    A. 以下都是　　　　　　B. 病情摘要　　　　　　C. 主要问题
    D. 治疗目标　　　　　　E. 治疗计划

练习题 参考答案

第一章

1. D 2. D 3. C 4. A 5. E 6. C 7. E 8. D 9. E 10. B

第二章

1. D 2. C 3. E 4. A 5. C 6. E 7. D 8. A 9. E 10. C
11. D 12. C 13. D 14. C 15. E

第三章

1. A 2. D 3. C 4. B 5. E 6. A 7. D 8. B 9. B 10. C
11. B 12. D 13. D 14. A

第四章

1. B 2. D 3. C 4. C 5. D 6. D 7. B 8. C 9. B 10. A
11. E 12. E

第五章

1. E 2. E 3. A 4. A 5. E 6. E 7. B 8. A 9. A 10. A

第六章

1. C 2. D 3. E 4. C 5. A 6. C 7. E 8. B 9. D 10. B

第七章

1. C 2. E 3. B 4. B 5. E 6. D 7. E 8. D 9. B 10. A

第八章

1. C 2. B 3. A 4. B 5. D 6. C 7. D 8. C 9. C 10. B
11. B 12. E 13. C

第九章

1. E 2. C 3. D 4. A 5. C 6. B 7. A 8. B 9. E 10. E
11. A

参考答案及解析

第一章

1. D　康复治疗技术常用治疗方法与手段包括物理治疗、作业治疗、言语治疗、文体治疗、中国传统治疗、康复工程、康复护理和社会服务等。

2. D　康复医学主要的服务对象是残疾者、老年人、慢性病患者、疾病或损伤急性期及恢复早期的患者、亚健康人群。各种疾病患者是临床医学的服务对象。故选 D。

3. C　医疗康复是指应用医学技术和方法对病伤者和残疾人进行康复诊断、功能评估及康复治疗护理，促进其身心康复。

4. A　康复的最终目标是指运用医学及其相关技术，最大限度地促进残疾人或患者的身心、精神和社会等方面的潜能，促使他们重返社会。

207

5. E 康复医学的三大基本原则是"功能训练、全面康复、回归社会",同时强调早期康复评定、多学科协同和综合性治疗,鼓励患者主动参与康复训练而不是被动地接受治疗。

6. C 康复功能评定的内容包括躯体功能、步态分析、电生理学、心肺功能、环境评定等,听力测试不属于康复评定范畴,故选C。

7. E 团队会议是由学科内团队成员参与。

8. D 心理治疗是由经过专业训练的治疗者,运用心理治疗的有关技术和理论对患者进行帮助的过程。因此,心理治疗必须由专业人员进行。

9. E 活动分析是指在治疗过程中,评估治疗性活动中患者的主动性和行为构成,是对治疗性活动的基本行为构成,以及患者能够完成该活动所应具备的功能水平的一个分析认识的过程。

10. B 康复工程是在康复医学临床实践中,利用工程学的原理和手段,通过功能代偿和适应的途径来矫治畸形,弥补功能缺陷和预防功能进一步退化,使患者能最大限度地实现生活自理和回归社会。

第二章

1. D 我国1987年的抽样调查表明,言语、智力、视力、肢体和精神残疾者占总人口的4.9%。但是这一调查未包括慢性病、内脏病、老年退行性病变而致严重功能障碍者。

2. C 据初步统计,本次调查的60岁及以上的肢体残疾人占肢体残疾人总数的44.7%,而1987年时这个比例只有29.5%,呈大幅度增加趋势。

3. E 发展中国家致残较多的主要原因有营养不良、传染病、孕期感染、产科疾病和慢性病等,老年病不是主要因素,故选E。

4. A 残疾的预防分为三级。一级预防是尽量采取措施避免原发性的残疾发生,是最基础,也是最重要的一项措施,可以防患于未然。做好一级预防可以采取加强运动,养成良好的生活方式,定期检查身体等措施,预防各种损伤或疾病的发生。

5. C 此题主要考察对流行病学基本概念的理解。流行病学是从群体水平认识疾病和健康的,是研究疾病与健康状况的分布及其影响因素,研究如何采取策略和措施防治疾病及促进健康等。

6. E 流行病学是研究人群中的疾病现象与健康状态,而不是仅考虑个人的患病与治疗问题。故选E。

7. D 此题主要考查对流行病学研究方法的掌握程度。流行病学研究的三种基本方法包括观察法(描述性研究、分析性研究)、实验法和数理法。

8. A 群体观点是流行病学本身的性质决定的,是学习和应用流行病学的最基本观点。流行病学是从宏观和群体的角度认识疾病和健康状态,研究疾病的发生及动态分布,这是流行病学区别于其他医学学科最显著的特点之一。群体和分布是流行病学中两个最基本的概念。流行病学的研究内容是"群体诊断",是对人群疾病和健康状态的概括。

9. E 流行病学研究主要解决的问题是疾病分布及影响分布的因素、疾病的防治措施、疾病病因以及增进人群健康的策略。流行病学是预防医学的一个重要组成部分,是预防医学的基础。

10. C 患病率是指在特定时间内,一定人群中某病新旧病例数所占的比例,当某一新疗法可防止死亡,但不能促其疾病恢复时,使得人群中该病的新旧病例数增加,导致该病患病率增加。

11. D 此题主要考查对发病率基本概念的理解和应用。发病率是表示在一定期间内(一般为1年),某人群中发生某病新病例的频率。发病率为一重要和常用的指标。常用来描述疾病的分布,探讨发病因素,提出病因假设和评价防疫措施效果。发病率也是队列研究的常用指标,用来比较不同队列(群组)的发病率,以验证假设。

12. C　在流行病学中,较常用的发病统计指标有罹患率、患病率、发病率和续发率。

13. D　主要考查对流行病学患病率的理解。患病率也称现患率,是指某特定时间内一定人群中某病新旧病例所占的比例。

14. C　此题主要考察季节性的基本概念和应用。

15. E　主要考查对流行病学发病率的理解。发病率是指一定期间内,一定人群中某病新发生的病例出现的频率。

第三章

1. A　不属于肢体残疾范围的有:①一侧保留拇指和示指(或中指)而失去另外三指者;②保留足跟而失去足的前半部者;③双下肢不等长,差距小于5 cm者;④小于70°的脊椎后凸或小于45°的脊椎侧凸。单手拇指以外其他四指全缺失,属于肢体残疾。

2. D　单眼盲或独眼,不属于视力残疾;单耳失聪,不属于听力残疾;言语残疾评定标准仅适用于3岁以上儿童或成人;一侧保留拇指和中指而失去另外三指不属于肢体残疾;单小腿缺失属于四级肢体残疾。

3. C　ICIDH将残疾分为3个类别:残疾、残损和残障;残疾不只是医学问题,更是社会问题;残疾是可以预防的。

4. B　ICIDH将残疾分为3个类别:残疾、残损和残障,不适用于健康人。故选B。

5. E　中国残联成立于1988年。

6. A　疾病是导致残疾的重要原因,除疾病外,先天因素、后天的意外事故等都可导致残疾,所以残疾可以与疾病同在,也可以与疾病无关;精神残疾属于残疾的一种。

7. D　致残原因包括先天因素:遗传因素、孕产因素。后天因素:疾病、意外事故、理化因素、营养失调、社会心理因素等。

8. B　关于疾病的三级预防:一级预防亦称病因预防,二级预防亦称三早预防或临床前期预防,三级预防亦称临床预防。

9. B　残疾的一级预防,又称病因预防,是指预防各种导致残疾的疾病、损伤、发育畸形、精神创伤的发生,是预防残疾发生最有效的手段。

10. C　《残疾人残疾分类和分级》国家标准于2011年5月1日起实施,本分类主要根据残疾部位,分为视力残疾;听力残疾;言语残疾;智力残疾;肢体残疾;精神残疾;多重残疾七大类。

11. B　残疾是指由于疾病、意外伤害等各种原因所致的人体解剖、生理功能的异常或缺失,从而导致部分或全部丧失正常人的生活、工作和学习的能力,无法担负其日常生活和社会职能。残疾按照残疾部位可以分为七大类,主要包括视力残疾、听力残疾、言语残疾、智力残疾、肢体残疾、精神残疾和多重残疾。

12. D　ICF由两大部分组成,第一部分是功能和残疾,包括身体功能(以字母"b"表示)和身体结构(以字母"s"表示)、活动和参与(以字母"d"表示);第二部分是背景性因素,主要指环境因素(以字母"e"表示)。故选D。

13. D　我国法定视力残疾标准是,好眼最佳矫正视力<0.3(不包括0.3)或视野半径<10°。

14. A　残损是指身体结构或功能(生理、心理)有一定程度缺损,身体或精神与智力活动受到不同程度的限制,对独立生活或工作和学习有一定程度的影响,但个人生活仍然能够自理,是生物器官系统水平上的残疾,又称结构功能缺损。

第四章

1. B　康复评定不同于疾病诊断,康复评定重点在于评定病、伤、残患者的功能障碍及其水平,并对其结果做出合理解释。康复评定可以评估治疗效果、确定康复目标并制订康复治疗计划。

2．D　康复治疗的目的是最大程度促进功能恢复,帮助功能障碍者尽量适应其受限的状态,尽可能减少内在和外在的限制因素,充分利用各种必要的辅助条件和资源,因地制宜,使其完成尽可能多的功能活动。

3．C　见功能障碍定义。

4．C　残损是指各种原因导致身体结构或功能出现问题,是心理、身体或解剖结构及功能异常或缺乏,并影响组织、器官的水平。

5．D　活动受限指个体在进行活动时可能遇到的困难。

6．D　功率自行车是用于评定心肺功能的器械,它可以通过增加转速和阻力逐步增加被评定者的运动负荷。

7．B　见表4-2,脑卒中康复评定。

8．C　见表4-1,脊髓损伤康复评定。

9．B　功能障碍康复治疗计划主要包括康复目标、治疗方法、治疗时间、治疗内容、适应证、禁忌证、注意事项等。

10．A　在ICF分类体系中,将影响健康状况及造成功能和残疾结果的背景性因素分为环境因素和个人因素。外在因素即环境因素,包括自然环境、社会环境、与个体有不同关系和作用的其他人员的态度和价值观、社会体制和服务、经济情况以及政策、法规和法律。

11．E　康复治疗基本原则主要包括明确临床症状的处理与功能障碍恢复的关系;减少内在与外在影响因素;辅助器具的合理介入;ICF指导下功能障碍康复计划的制订等。

12．E　ICF针对功能、残疾与健康分类,提供了一种新的理论和应用模式,即整合生物-心理-社会-环境因素,形成了现代综合模式,故选E。

第五章

1．E　康复治疗的核心是促进患者功能最大可能恢复,达到重返社会的最终目的。

2．E　频率大于100 kHz的交流电称为高频电流。

3．A　小剂量紫外线照射可刺激DNA的合成和细胞分裂,促进肉芽和上皮的生长,加速伤口愈合。脱敏、促进肉芽及上皮生长、防治佝偻病等临床应用亚红斑量。

4．A　运动治疗适应证包括以下几种。①神经系统疾病:脑卒中、脑缺血、脑梗死、脑瘫、脊髓损伤、脊髓灰质炎、帕金森病、多发性硬化以及其他周围神经损伤疾病。②骨科疾病:骨折、关节炎、关节置换术后、截肢、运动外伤、颈椎病及腰椎疾病等。③内科疾病:高血压、糖尿病、慢性阻塞性肺疾病、冠心病、肥胖症等;④其他。

5．E　①摆动;②滚动;③滑动;④旋转;⑤分离和长轴牵引。

6．B　收缩时肌肉起、止点相互靠近,肌肉缩短为向心性收缩。

7．B　插花训练主要锻炼患者上肢的协调训练以及手部的精细运动。

8．A　物理因子治疗属于物理治疗技术的范畴。

9．A　假肢通常由接受腔、连接部件、人造关节、仿真假手(脚)4部分组成。

10．A　人体的正常运动发育过程是由头到脚、由近端到远端。

第六章

1．C　社会康复工作是对残疾人所做的社会工作,它不同于一般的残疾人社区服务,而是社会工作者运用社会工作方法帮助残疾人补偿自身缺陷,克服环境障碍,使他们平等地参与社会生活、分享社会发展成果的专业活动。

2．D　社会康复是指在社会康复学的理论指导下,从致残原因的社会因素来考虑,从解决社会问题入手,调动社会各方面的力量,以解决患者在家庭伦理、社会意识、社会福利、经济和生活质量为目的的。

3．E 社会康复是社会工作者从社会的角度,运用社会工作方法帮助残疾人补偿自身缺陷,克服环境障碍,采取各种有效的措施,为残疾人创造一种适合其生存、创造性发展、实现自身价值的环境,使他们平等地参与社会生活、分享社会发展成果的专业活动。

4．C 社会康复是康复医学领域中的重要内容,也是全面康复中临床实践不可缺少的工作环节。以上内容是社会康复工作的内涵与特点,都会在医疗机构和社区医疗卫生服务中共同体现出来。

5．A 目前所说的社会康复,主要是指康复医学领域中的医务社会工作,康复对象以残疾人为主体,一般不包括药物依赖者、酒精依赖者和青少年犯罪者的社会康复。

6．C 社区康复是机构康复对象在社区继续进行康复治疗的场所,参加社区康复的病、伤、残者、慢性病患者和老年人,面临最大的、共同的障碍即是运动能力障碍,也是社区康复的主要服务对象。

7．E 社区康复是属于社区发展范畴内的一项战略性计划,目的是促进所有伤、残者得到康复,享受均等的机会,成为社会的平等一员。社区康复的实施,要依靠伤、残者自己和其家属、所在社区,以及相应的卫生、教育、劳动、就业和社会服务部门等的共同努力。

8．B 社区康复定义;机构康复定义。

9．D 虽然医务社会工作者属于医疗团队中的一员,但其专业价值的要求决定了医务社会工作者需要为患者服务,在医患关系的处理上要充分考虑患者的需求和利益。因此,由医务社会工作者扮演调解者的角色来处理医患关系,这样的安排会更加恰当,更能保证患者的利益。

10．B 医务社会工作的服务领域和工作范围,主要包括公共卫生与预防医学、生物医学与临床医疗、精神疾病与精神健康、康复服务、家庭医学与社区健康服务。

第七章

1．C 亦称道德哲学。是指在系统反思人类道德生活的基础上,逐渐形成的一套关于善恶、义务、行为准则和价值等的范畴和概念体系,对道德观实现了理论化和系统化。

2．E 医德意识现象、医德规范现象和医德活动现象属于医学道德现象范畴。医德意识现象主要包括医德观念、情感、意志和信念理论等。

3．B 医德评价是人们对医务人员的医疗行为表明褒贬态度的活动;医德教育是对医务人员进行的有组织、有计划地传授医德原则和规范的系统教育活动;医德修养是指医务人员自觉地进行道德教育的过程及其达到的目标。故不包括B。

4．B 不伤害原则又叫"无伤原则",基于医学的特殊性质首先考虑的是要最大限度地降低对患者或研究对象的伤害。在生物医学中"伤害"主要指身体上的伤害,包括疼痛和痛苦、残疾和死亡、精神上的伤害以及其他损害,如经济上的损失。

5．E 医患关系是医疗机构与患者及其亲属之间因诊疗、护理行为等而产生的权利与义务关系,属于一种民事法律关系,也是一种合同关系,即医疗服务合同关系。互相信任是维持和谐医患关系的基础。

6．D 不伤害原则是指在诊治过程中不使患者的身心受到损伤,这是医务工作者应遵循的基本原则。一般地说,凡是医疗上必需的、符合适应证的诊治手段,都属于遵循不伤害原则的。相反,如果诊治手段对患者是无益的、不必要的,甚至是禁忌的,有意或无意地强迫实施,使患者受到伤害,就违背了不伤害原则。

7．E 不伤害原则是指在诊治过程中不使患者的身心受到损伤,这是医务工作者应遵循的基本原则。一般地说,凡是医疗上必需的、符合适应证的诊治手段,都属于遵循不伤害原则的。

8. D 医生尊重患者的自主性,保证患者自己做主、理性地选择诊疗方式和手段,实质上是对患者自主权利的尊重和维护。但当遇到以下情况时,则可以实施必要的医疗干涉:患者病情十分危急,需要立即进行处置和抢救,因而来不及知情同意;患者患有对他人、社会有危害的疾病而又有不合理要求和做法;患者或其家属错误地行使自主权,所做的错误决定明显对患者的健康和生命有严重危害等情况时。医生有权加以抵制与纠正,即可以行使干涉权。

9. B 医学伦理学的基本原则是调节各种医学道德关系都必须遵循的根本准则和最高要求,而医学伦理学研究的重点对象与核心内容就是行为准则。

10. A 《希波克拉底誓言》全文论述的医德思想内容十分丰富,它的精髓是为患者谋利益,绝不伤害患者。

第八章

1. C 康复医学的团队成员包括:康复医师、康复护士、物理治疗师、作业治疗师、言语治疗师,以及从事传统康复治疗的中医师、针灸师、按摩师等,在规模较大的功能齐全的康复医学科或康复中心应配备有心理治疗师、支具与矫形器师、文娱治疗师、社会工作者等。

2. B 康复治疗方法包括:运动治疗、物理因子治疗、作业治疗、日常生活活动训练、言语治疗、吞咽治疗、认知治疗、文娱治疗及传统康复治疗等。

3. A 康复医学机构的组织形式有:医院康复、康复科、康复医学门诊、疗养院、长期照顾单位、群体康复。

4. B 康复病房每床适宜的使用面积为不少于 $6 \, m^2$。

5. D 康复协作组的组长一般为康复医师。

6. C 康复医学的工作方式为康复小组。

7. D 康复医师的工作职责:①接诊患者,收集病史及完成体格检查。②对住院患者负责查房或会诊,及时开出临床康复医嘱或作康复处理。对门诊患者进行复查及处理。③作为康复协作组组长,指导、监督、协调各部门康复治疗工作。④主持病例讨论会、出院前病例分析总结会(决定能否出院及出院后的康复计划)。⑤高级职称医师主持康复治疗组,负责领导本专业专科领域的康复医疗、科研、教学工作。

8. B 康复护士的职责是:①执行基本护理任务。②执行康复护理任务。③对患者及其家属进行康复健康宣教。④进行医学社会工作,作为患者与其家庭之间、患者与其工作单位之间、患者与其社区之间的桥梁,反映患者的思想情绪、困难和要求。⑤保持病区整齐、清洁、安静,有秩序,保证患者有良好的生理、心理康复环境。

9. C 康复医疗机构有医院康复、康复科、康复医学门诊、疗养院等。

10. B 康复医师的职责是:①接诊患者,收集病史及完成体格检查。②对住院患者负责查房或会诊,及时开出临床康复医嘱或作康复处理。对门诊患者进行复查及处理。③作为康复协作组组长,指导、监督、协调各部门康复治疗工作。④主持病例讨论会、出院前病例分析总结会(决定能否出院及出院后的康复计划)。⑤高级职称医师主持康复治疗组,负责领导本专业专科领域的康复医疗、科研、教学工作。

11. B 我国最大的康复中心是中国康复研究中心,又名北京博爱医院。

12. E 三级综合医院康复医学科门诊和治疗室的总面积至少是 $1\,000 \, m^2$。

13. C 二、三级综合医院康复医学科每床配备医师、护士、治疗师至少是 0.3 名、0.4 名、0.5 名。

第九章

1. E 根据原国家卫计委《综合医院康复医学科建设与管理指南》规定,二级以上(含二级)综合医院应当按照《综合医院康复医学科基本标准(试行)》独立设置科室开展康复医疗服务,科室名称统一为康复医学科。

2．C 根据原国家卫计委《综合医院康复医学科建设与管理指南》规定,二级以上（含二级）综合医院应独立设置科室开展康复医疗服务,鼓励有条件的综合医院开展心理康复咨询工作。

3．D 康复医学科主要开展康复功能评定、功能训练、康复治疗、康复专业技术人员培养、基层康复技术指导等工作;疾病诊治服务是临床医学相关科室的主要功能和作用。故选D。

4．A 康复病房工作程序:患者从入院到出院按照康复规律进行工作。其康复流程包括以下几个阶段:入院→信息采集→建立病案→初期评定→制订计划→实施计划→中期评定→实施修订计划→末期评定→出院。

5．C 首先做康复评定,而评定的目的就是确定现存的功能水平。

6．B 接诊包括:信息采集→建立病案→初期评定。

7．A 中期评定记录中不必记录一般项目。

8．B 末期评定记录中不包括入院情况记录。

9．E 康复治疗处方的种类有:①运动治疗处方。②物理因子治疗处方。③作业治疗处方。④言语治疗处方。⑤心理治疗处方。⑥牵引疗法处方。⑦推拿、按摩处方。⑧中医传统疗法处方。⑨假肢、矫形器、支具处方。⑩轮椅处方。

10．E 住院病历书写的内容有:①患者一般情况。②主诉是指促使患者就诊的主要症状(或体征)及持续时间。③现病史是指患者本次疾病的发生、演变、诊疗等方面的详细情况等。

11．A 初期评定记录包括:①病情摘要。②临床诊断。③主要问题。④治疗目标。⑤治疗计划。

参考文献

[1] 王左生,冯晓东.康复医学[M].郑州:郑州大学出版社,2020.
[2] 章稼,王于领.运动治疗技术[M].3版.北京:人民卫生出版社,2020.
[3] 肖晓鸿,李古强.康复辅助器具技术[M].2版.北京:人民卫生出版社,2020.
[4] 王俊华,杨毅.康复医学导论[M].北京:人民卫生出版社,2019.
[5] 李雪斌,李雪萍.康复医学[M].南京:江苏科学技术出版社,2018.
[6] 冯宪.残疾人基本公共服务实用读本[M].南宁:广西人民出版社,2018.
[7] 王宁华.康复医学概论[M].3版.北京:人民卫生出版社,2018.
[8] 王明旭,赵明杰.医学伦理学[M].5版.北京:人民卫生出版社,2018.
[9] 王刚.临床康复学[M].武汉:湖北科学技术出版社,2017.
[10] 严兴科.康复医学导论[M].北京:中国中医药出版社,2017.
[11] 吴敏.康复护理[M].上海:同济大学出版社,2015.
[12] 王玉龙,张秀花.康复评定技术[M].2版.北京:人民卫生出版社,2014.
[13] 王俊华,周立峰.康复治疗基础[M].2版.北京:人民卫生出版社,2014.
[14] 宋为群,王晓臣.康复医学[M].3版.北京:人民卫生出版社,2014.
[15] 闵水平,孙晓莉.作业治疗技术[M].2版.北京:人民卫生出版社,2014.
[16] 王左生.言语治疗技术[M].2版.北京:人民卫生出版社,2014.
[17] 杨毅.康复医学概论[M].上海:复旦大学出版社,2009.
[18] 丘祥兴.医学伦理学[M].2版.北京:人民卫生出版社,2005.
[19] 刘俊荣.医患冲突的沟通与解决[M].广州:广东高等教育出版社,2004.
[20] 马洪路.社会康复学[M].北京:华夏出版社,2003.
[21] 郭照江.医学伦理学新编[M].北京:人民军医出版社,2003.
[22] 马洪路.中国残疾人社会福利[M].北京:中国社会出版社,2002.
[23] 郑秉文,单春雷.社会保障分析导论[M].北京:法律出版社,2001.
[24] 王玉龙.康复评定学[M].北京:人民卫生出版社,2000.
[25] 李永安.康复医学基础与临床[M].长春:吉林科学技术出版社,2000.
[26] 马洪路.如何开展社会康复[M].北京:华夏出版社,2000.
[27] 孙光德,董克用.社会保障概论[M].北京:中国人民大学出版社,2000.
[28] 王思斌.社会工作概论[M].北京:高等教育出版社,1999.
[29] 周士枋,范振华.实用康复医学[M].南京:东南大学出版社,1998.
[30] 卓大宏.康复医学[M].成都:四川科学技术出版社,1988.